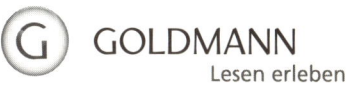

GOLDMANN
Lesen erleben

Buch

Schluss mit dem Diätwahn und zurück zu einem natürlichen Körpergefühl und Essgenuss ohne schlechtes Gewissen – diese Botschaft vermitteln die beiden Autorinnen in ihrem Buch *Intuitiv abnehmen*. Denn wer bewusst isst und genau auf die Signale seines Körpers hört, der wird schnell ein natürliches Verhältnis zum Essen entwickeln. So fällt es ganz leicht, stressfrei und auf natürliche Weise abzunehmen.

Autorinnen

Elyse Resch ist seit 30 Jahren als Ernährungstherapeutin mit eigener Praxis tätig. Ihr Spezialgebiet sind Esstörungen, intuitives Essen und präventive Ernährung. Sie lebt in Beverly Hills, Kalifornien.

Evelyn Tribole ist Ernährungswissenschaftlerin mit eigener Praxis. Sie war Ernährungsexpertin bei »Good Morning America« sowie nationale Sprecherin der American Dietic Association. Sie lebt in Newport Beach, Kalifornien.

Elyse Resch
Evelyn Tribole

Intuitiv abnehmen

Zurück zu natürlichem
Essverhalten

Aus dem Amerikanischen
von Gabriele Lichtner

GOLDMANN

Alle Ratschläge in diesem Buch wurden von den Autorinnen und vom Verlag sorgfältig erwogen und geprüft. Eine Garantie kann dennoch nicht übernommen werden. Eine Haftung der Autorinnen beziehungsweise des Verlags und seiner Beauftragten für Personen-, Sach- und Vermögensschäden ist daher ausgeschlossen.

Dieses Buch ist eine Empfehlung, kein medizinisches Handbuch. Es ist kein Ersatz für eine Behandlung, die Ihnen vielleicht vom Arzt verordnet wurde. Falls Sie den Verdacht hegen, ein gesundheitliches Problem zu haben, raten wir Ihnen dringend, kompetente medizinische Hilfe zu suchen. Beachten Sie, dass der Nahrungsbedarf von Person zu Person verschieden ist, je nach Alter, Geschlecht und Gesundheitszustand. Die hier dargestellten Informationen sollen Ihnen dabei helfen, fundierte Entscheidungen zu Ihrer Ernährung und Ihrer Gesundheit selbst zu treffen.

Anmerkung der Autorinnen: Die Namen und Berufe unserer Klientinnen und Klienten haben wir in diesem Buch zur Wahrung ihrer Anonymität geändert. Wenn wir uns auf unsere Arbeit mit einzelnen Klientinnen oder Klienten beziehen, benutzen wir die Pronomen »wir« und »uns«, anstatt jedes Mal anzugeben, wer von uns beiden mit einer speziellen Klientin gearbeitet hat. Wir haben jedoch beide unsere eigene Klientel und arbeiten in unseren Praxen nicht als Team.

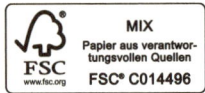

MIX
Papier aus verantwortungsvollen Quellen
FSC® C014496

Verlagsgruppe Random House FSC® N001967
Das für dieses Buch verwendete FSC®-zertifizierte Papier
Classic 95 liefert Stora Enso, Finnland.

1. Auflage
Deutsche Erstausgabe September 2013
Wilhelm Goldmann Verlag, München,
in der Verlagsgruppe Random House GmbH
Copyright © 2013 der deutschsprachigen Ausgabe
Wilhelm Goldmann Verlag, München, in der Verlagsgruppe Random House GmbH
Copyright © 1995, 2003, 2012 Evelyn Tribole/Elyse Resch
Originaltitel: Intuitive Eating
Originalverlag: St. Martin's Press, New York
Umschlaggestaltung: Uno Werbeagentur, München
Umschlagillustration: © FinePic, München
Satz: Uhl + Massopust, Aalen
Druck und Bindung: GGP Media GmbH, Pößneck
BK · Herstellung: IH
Printed in Germany
ISBN 978-3-442-17386-0

www.goldmann-verlag.de

Für unsere Klientinnen und Patientinnen,
von denen wir so viel gelernt haben.

Inhalt

Vorwort

Intuitiv abnehmen erschien in englischer Sprache unter dem Titel *Intuitive Eating* zum ersten Mal im Jahr 1995. Im Laufe der Jahre haben Tausende Menschen dieses Buch gelesen. Während des Lesens hatten sie im Innersten das Gefühl, genau zu verstehen, was wir meinten. Wir haben viele Briefe und E-Mails bekommen, in denen stand: »Sie schreiben über mich« oder »Woher wissen Sie, dass ich mich so fühle?« oder »Endlich versteht es jemand.« Aber während viele das Buch verstanden haben, gibt es andere, die fragten, was intuitives Abnehmen wirklich bedeutet. Werden wir von unserem Instinkt geleitet? Wissen wir einfach, was und wie viel und wann wir essen sollen? Bei der Vorstellung dieser dritten Ausgabe möchten wir daher die Gelegenheit ergreifen und so klar wie möglich beantworten, was intuitives Abnehmen wirklich ist. Intuitiv abnehmen bedeutet intuitiv essen. Um zu verstehen, warum wir mit all der für einen intuitiven Esser nötigen Weisheit geboren wurden, sind ein paar Grundkenntnisse über das menschliche Gehirn hilfreich. Wir können uns dann besser vorstellen, wie wir das Leben eines intuitiven Essers führen können, obwohl wir täglich mit schier unendlichen Wahlmöglichkeiten natürlicher und verarbeiteter Nahrungsmittel bombardiert werden – und mit den unerbittlichen Diätbotschaften, von denen es nur so wimmelt.

Wir Menschen funktionieren über das dynamische Zusammenspiel von Instinkt, Fühlen und Denken, zwischen denen das Gehirn der Vermittler ist und die zusammenarbeiten, um unser Leben zu dirigieren. Der Psychiater und Achtsamkeitsexperte Daniel Siegel nennt diesen Prozess »Mindsight« (innere Sicht). Es gibt drei Gehirnregionen, die für diese machtvolle Integration verantwortlich sind:

Die erste Region, der Hirnstamm, wird auch Reptilienhirn genannt, denn als die frühen Reptilien die Erde bevölkerten, agierten und reagierten sie ausschließlich nach ihrem Instinkt, der von diesem Teil gesteuert wird. Sie überlegten nicht und fühlten nicht – sie agierten einfach. Im Verlauf der Evolution entwickelte sich mit der Entstehung der Säugetiere auch eine andere Ebene der Hirnfunktion, das limbische System. Es ist verantwortlich für die Emotionen und soziales Verhalten. Die hier entstehenden Gefühle überlagern die instinktiven Reaktionen des Reptilienhirns. Die Instinkte, die im Stammhirn entstehen, werden zum limbischen System gesandt, wodurch die Wahrnehmung erweitert wird (Levine 1997). Schließlich entwickelte sich die dritte Hauptregion des Gehirns, das rationale Gehirn oder der Cortex. Das rationale Gehirn führt die Instinkte und Gefühle der anderen beiden Gehirnregionen zusammen, kontrolliert diese aber nicht, sondern nimmt die instinktiven und gefühlsmäßigen Teile unseres Wesens wahr und wägt sie ab. Im rationalen Gehirn entstehen Gedanken und Sprache.

Intuitives Essen umfasst alle drei Teile des menschlichen Gehirns. Bis zum Kleinkindalter folgen wir diesem Prozess der Ernährung unwillkürlich. Wenn wir älter werden, entscheiden wir häufiger auch aufgrund von Gedanken und Gefühlen, was und wie wir essen. Unseren Klientinnen erklären wir oft, dass wir nicht nur aus Zunge und Magen, sondern auch aus unserem Geist bestehen – unserem Verstand und unserer Psyche. Häufig hören wir: »Ich dachte, dass ich als intuitiver Esser alles essen könnte, was ich will. Also esse ich jetzt, was ich möchte und so viel wie ich möchte, wann immer ich mich danach fühle!« Diese Auffassung verzerrt den Grundsatz des intuitiven Essens. Es stimmt schon: Schließen Sie Frieden mit dem Essen und essen Sie, was Ihrem Gaumen gefällt. Geben Sie sich die Freiheit, ohne Bedingungen zu essen, und essen Sie so viel, wie Sie brauchen, um Ihren Körper zufriedenzustellen. Aber immer zu essen, wenn Sie gerade Lust dazu haben, ohne auf Ihren Hunger oder auf Ihr Sättigungsgefühl zu achten, wäre sicher keine sehr befriedigende Erfahrung und könnte Ihnen körperliches Unwohlsein bereiten. Sich auf die Sättigungshinweise Ihres Körpers einzustellen, ist ein wichtiger Teil des intuitiven Essens.

Als intuitiver Esser vertrauen Sie Ihrem Gehirn, denn es ist Teil Ihres Körpers. Während Sie die Prinzipien des intuitiven Essens anwenden, legen Sie Informationen in den Gedächtnis-»Ordnern« ab, die in Ihrem Gehirn gelagert sind. Wenn Sie Hunger haben, müssen Sie für die Entscheidung, was Sie essen, einige dieser Ordner hervorholen. Sie werden einschätzen, wie hungrig Sie sind, und dann überlegen, welche Nahrungsmittel Ihren Hunger und Ihre Geschmacksknospen zufriedenstellen können. Vielleicht stellen Sie sich auch verschiedene Nahrungsmittel bildlich vor, ihren Geschmack, ihre Konsistenz, ihre Temperatur. Vielleicht öffnen Sie ebenfalls den Ordner, in dem vergangene Essenserfahrungen abgelegt sind, und fragen sich, ob das, was Sie gerade wählen wollen, ein anderes Mal gut für Sie war. Hat das Essen lange vorgehalten? Hat es Ihren Blutzucker hochgepusht, nur damit Sie bald darauf schon wieder Hunger bekamen? Hatten Sie nachher Verdauungsprobleme? Oder haben Sie dieses Essen voll und ganz genossen und wollen Sie es nun wieder haben? Auch Ihre Gefühle können ins Spiel kommen, wenn Sie Lust haben zu essen. Sind Sie vielleicht emotional aufgewühlt und wollen essen, um sich zu trösten und zu beruhigen? Oder haben Sie Langeweile und denken an bestimmte Nahrungsmittel, um sich zu zerstreuen? All dies könnte Ihre Entscheidung beeinflussen, was Sie essen und ob Sie überhaupt essen.

Am Anfang Ihrer Reise mit dem Ziel, wieder ein intuitiver Esser zu werden, werden Ihnen Hunger, Sättigung, Zufriedenheit, Gedanken und Gefühle rund ums Essen wahrscheinlich in extremem Maß bewusst werden. Ihr Gehirn muss dauernd mit Zunge und Magen in Einklang gebracht werden. Aber während Sie geübter darin werden, Ihre inneren Signale wahrzunehmen, übernehmen die Instinkte und Ihre intuitive Weisheit nach und nach eine größere Rolle im Essensprozess. Beim intuitiven Essen geht es also darum, dass Sie darauf zurückkommen, die für Sie nötigen Informationen abzurufen – Ihre Reptilien-Instinkte, Ihre Emotionen und Ihre rationalen Gedanken.

Wir können kaum glauben, dass es schon siebzehn Jahre her ist, dass *Intuitiv abnehmen* zum ersten Mal erschien. Auch wenn uns diese Zeit schnell vergangen ist, war sie angefüllt mit vielen wichtigen Erfahrungen. Wir haben unzählige Anrufe, E-Mails und Briefe von Menschen aus allen Teilen der USA und aus der ganzen Welt erhalten. Dadurch sind wir in Kontakt mit Menschen gekommen, die wir ohne dieses Buch niemals kennengelernt hätten. Wir haben viele Geschichten darüber gehört, wie *Intuitiv abnehmen* Leben verändert und Beziehungen zum Essen und zum Körper geheilt hat. Wir haben mit Menschen gesprochen, die am Anfang ihrer Reise waren und sich an uns wandten, weil sie einen stärker auf sie zugeschnittenen Prozess brauchten – in persönlichem oder telefonischem Kontakt. Viele haben uns ihren Dank ausgedrückt, für die das Buch der Einstieg zur Heilung war, mit dem sie den Prozess erfolgreich allein durchführen konnten.

Nicht selten wurden wir gefragt, ob wir in anderen Landesteilen Ernährungstherapeuten empfehlen können, die mit intuitivem Essen vertraut sind. Wir haben Vorträge gehalten, sind im Fernsehen aufgetreten und wurden im Hörfunk interviewt. In Zeitungs- und Zeitschriftenartikeln und im Internet sind wir zitiert worden. In den USA wurde *Intuitiv abnehmen* im ganzen Land in zahlreichen Programmen zur Beseitigung von Essstörungen eingesetzt. Kollegen haben uns um Erlaubnis gebeten, *Intuitiv abnehmen* zur Grundlage von College-Vorlesungen, Workshops und Seminaren zu machen.

Diese Erfahrungen waren für uns sehr wichtig. Wir konnten unsere Arbeit, die wir vorher nur in unseren Praxen oder übers Telefon durchgeführt hatten, ausweiten. Wir konnten die Philosophie von *Intuitiv abnehmen* denjenigen weitergeben, die wir nie erreicht hätten, wenn es das Buch nicht gegeben hätte.

Es hat uns sehr berührt zu erfahren, dass *Intuitiv abnehmen* das Leben so vieler Menschen verändert hat. Nicht wenige waren nach Jahren gescheiterter Diäten verzweifelt und schöpften nach dem Lesen von *Intuitiv abnehmen* zum ersten Mal wieder Hoffnung. Manche erzählten uns, dass sie ihren

Kopf von den strafenden und obsessiven Gedanken über ihr Essverhalten und ihre Körperwahrnehmung befreien konnten, und dass diese Klärung Platz für positives Denken und den Entschluss schuf, tiefgreifende Veränderungen in ihrem Leben anzugehen. Viele berichteten von einem neuen, starken Gefühl der Selbstachtung, weil die Arbeit an einem Prozess, der den Wert ihrer inneren Stimme anerkennt, ihnen Stärke verlieh. Durch *Intuitiv abnehmen* haben sie gelernt, der Weisheit zu vertrauen, die immer in ihnen vorhanden, aber durch Jahre des Selbstzweifels verschüttet worden war. Der Zweifel an den ihnen angeborenen Essenssignalen hatte dazu geführt, dass sie auch an ihren Einstellungen zu vielen anderen Aspekten ihres Lebens gezweifelt hatten.

Wir haben Geschichten von Menschen gehört, die sich aus von Missbrauch geprägten Beziehungen lösten, von Menschen, die sich mit ihnen Nahestehenden, mit denen sie zerstritten waren, wieder versöhnten, und von Menschen, die bedeutende berufliche Veränderungen in Angriff genommen haben, nachdem sie ihren ständigen Kampf mit dem Essen und ihrem Körper nicht mehr zu führen brauchten. Uns wurde auch von Liebesbeziehungen berichtet, die für einige nicht möglich gewesen wären, solange sie mit Sorgen um ihren Körper und dem neuesten, zum Scheitern verurteilten Diätversuch beschäftigt waren. *Intuitiv abnehmen* hat all diesen Menschen die Freiheit gegeben, mit ihrem eigentlichen Leben fortzufahren, weil sie Selbstzweifel und Verzweiflung hinter sich lassen konnten.

Intuitiv abnehmen hat auch das Leben vieler unserer Berufskolleginnen und -kollegen verändert. Bei jeder Konferenz, an der wir teilnehmen, hören wir von Ernährungstherapeuten und Psychotherapeuten, wie dankbar sie sind, dieses Buch zu haben, um es ihren Patienten weiterzugeben. Auch wir selbst haben festgestellt, wie hilfreich es ist, ein Buch zur Hand zu haben, das wir unseren Patienten mit nach Hause geben können, damit sie jederzeit darin nachschlagen können. Manche haben uns sogar gesagt, dass es ihnen hilft, sozusagen einen Teil von uns mit sich nehmen zu können, falls sie Unterstützung brauchen!

In dieser dritten Ausgabe von *Intuitiv abnehmen* haben wir einige Teile hinzugefügt, durch die wir hoffen, eine breitere Leserschaft zu erreichen und allen noch mehr Werkzeuge zur Verfügung zu stellen. Wir haben ein Kapitel neu aufgenommen, in dem wir intuitives Essen bei Kindern und Jugendlichen behandeln. Damit wollen wir Eltern helfen, die angeborene innere Essensweisheit ihrer Kinder zu bewahren. Und wir möchten Eltern dabei helfen, eine schwierige Beziehung wieder zu heilen, die sich vielleicht bei ihren Kindern rund ums Essen entwickelt hat. Wie schön wäre es, wenn alle Kinder das ihnen angeborene intuitive Essen ihr ganzes Leben lang beibehalten könnten!

In einem weiteren neuen Kapitel geht es um die Forschung, die sich mit der Wirkung von intuitivem Essen beschäftigt. Als wir das Konzept des intuitiven Essens entwickelten, haben wir Hunderte Untersuchungen durchgesehen, die zusammen mit unserer klinischen Erfahrung die Grundlage für die Prinzipien des intuitiven Essens bildeten. Auch wenn unser Konzept auf Annahmen beruht, die durch Untersuchungen abgesichert sind (oder genauer gesagt davon angeregt sind), ist das nicht dasselbe, als wenn wir sagen: »Untersuchungen zeigen, dass intuitives Essen tatsächlich wirkt.« Nun können wir das.

Als *Intuitiv abnehmen* zum ersten Mal erschien, hatten wir keine Ahnung, dass unser Konzept so viele Untersuchungen anregen würde. Heute gibt es bereits mehr als fünfundzwanzig allein zum intuitiven Essen, und darüber hinaus werden zurzeit einige weitere durchgeführt.

Das Kapitel über Essstörungen haben wir auf den neuesten Stand gebracht und schildern dort, wann und wie die Prinzipien des intuitiven Essens bei der Behandlung von Essstörungen eingesetzt werden können. Außerdem haben wir uns stärker darauf konzentriert, wie man durch Essen Zufriedenheit erlangt, und sehen diesen Aspekt als treibende Kraft beim intuitiven Essen.

Sie werden sehen, wie tiefgreifend die durchs Essen zu erlangende Zufriedenheit durch alle anderen Prinzipien in diesem Buch beeinflusst wird. Darüber hinaus haben wir im ganzen Buch an vielen Stellen Aktualisierungen vorgenommen. Zum Beispiel sind wir im Laufe der Jahre sensibel dafür geworden, welche Wirkung die Erwähnung von Zahlen auf unsere Leser hat. Ob sich diese auf ihr Körpergewicht, ihre Körpergröße oder auf Portionsgrößen beziehen, diese Zahlen können zu Vergleichen und negativen Gefühlen führen. Daher haben wir so weit wie möglich auf die Angabe von Zahlen verzichtet.

Im aktualisierten Anhang finden Sie wichtige Adressen und Informationen. Die »Schritt-für-Schritt-Anleitung« im Anhang haben wir beibehalten. Diese Übersicht ist eine Wohltat für alte und neue Leser auf ihrer Reise zum intuitiven Essen. Wenn Sie das Buch zum ersten Mal in der Hand haben, können Sie wählen: Vielleicht möchten Sie zunächst das ganze Buch lesen und dann die Übersicht, um sich den Prozess zusammengefasst in Erinnerung zu rufen. Oder Sie lesen ein Prinzip nach dem anderen und nutzen gleich anschließend die Übersicht, um zu sehen, ob Sie auf dem richtigen Weg sind.

Schließlich möchten wir den vielen Menschen danken, die wir im Laufe der Jahre kennenlernen und mit denen wir arbeiten durften – sie waren unsere Lehrer und Inspiration. Danke!

Einleitung

Wenn man für jede Diät wie bei einem Vielfliegerprogramm Punkte bekäme, hätte sich manch einer schon eine Reise zum Mond und zurück verdient. Die boomende Abnehmindustrie verdient in den USA fast 60 Milliarden Dollar im Jahr und könnte davon diese Reise für mehrere Generationen finanzieren (Bacon und Aphramor 2011). Wir scheinen unsere Autos mehr zu respektieren als unseren Körper. Stellen Sie sich vor, Sie bringen Ihr Auto regelmäßig zum Mechaniker, damit dieser es neu einstellt; doch nachdem Sie viel Geld und Zeit investiert haben, funktioniert es immer noch nicht. Dafür würden Sie sich ganz sicher nicht selbst verantwortlich machen! Doch trotz der Tatsache, dass 90 bis 95 Prozent aller Diäten erfolglos sind, machen die meisten Menschen sich selbst dafür verantwortlich, nicht jedoch die Diät. Ist es nicht merkwürdig, dass wir bei einer so hohen Misserfolgsrate von Diäten nicht das *Verfahren an sich* in Frage stellen?

Als wir beide uns selbstständig gemacht und begonnen haben, als Ernährungsberaterinnen zu arbeiten, kannten wir uns noch nicht. Doch wir haben unabhängig voneinander erstaunlich ähnliche Beratungserfahrungen gemacht, die uns unsere Arbeit überdenken ließen. Das brachte uns dazu, unsere Arbeitsweise grundlegend anders zu gestalten, und war Jahre später der Auslöser für dieses Buch.

Obwohl wir unabhängig voneinander praktizierten, schwo-
ren wir uns beide das Gleiche: Wir wollten nicht mehr mit
Gewichtskontrolle arbeiten, was wir als Falle ansahen. Doch
während wir versuchten, die Beratung zur Gewichtsabnahme
zu vermeiden, bekamen wir von Ärzten weiterhin Patienten
überwiesen. Normalerweise hatten sie zu hohen Blutdruck
und einen zu hohen Cholesterinspiegel. Was auch immer ihre
medizinischen Probleme waren, Gewichtsabnahme wurde als
Schlüssel zu ihrer Behandlung angesehen. Wir aber wollten
es anders machen. Unsere Patienten sollten erfolgreich sein,
sie sollten zu der kleinen Gruppe von fünf bis zehn Prozent
gehören, die tatsächlich abnehmen.

Wir entwarfen Essenspläne, angepasst an die Vorlieben und
Abneigungen, den Lebensstil und die besonderen Notwendig-
keiten unserer Patienten. Diese Pläne beruhten auf dem weit-
hin anerkannten »Austauschsystem«, das von vielen für dia-
betische Essensplanung und Gewichtskontrolle benutzt wird.
Wir sagten unseren Patienten, dass es sich nicht um eine Diät
handelte, denn auch damals wussten wir schon, dass Diäten
nicht funktionieren. Wir machten uns mit scheinbar vernünftigen Argumenten selbst vor, dass diese Essenspläne keine
Diäten waren; schließlich konnten unsere Klienten zwischen
Huhn, Pute, Fisch oder magerem Fleisch wählen. Sie konnten einen Bagel oder einen Muffin oder ein Toastbrot essen.
Wenn sie unbedingt einen Keks wollten, konnten sie einen
haben (nicht fünf!). Sie mussten sich niemals hungrig fühlen.
Wenn sie ein unstillbares Verlangen nach einem bestimmten
Nahrungsmittel hatten, dann sollten sie es ohne Schuldgefühl
essen. Zugleich sagten wir ihnen sanft, aber bestimmt, dass es
beim Erreichen ihres Ziels hilfreich sei, sich an ihre Pläne zu

halten. Jede Woche wurde gewogen, und schließlich erreichten sie ihr Zielgewicht.

Doch nach einiger Zeit riefen uns dieselben Patientinnen und Patienten an und baten erneut um Hilfe. Sie hatten wieder zugenommen. Sie entschuldigten sich dafür, aber aus irgendeinem Grund könnten sie sich nicht mehr an den für sie ausgearbeiteten Plan halten. Vielleicht bräuchten sie jemanden, der sie überwachte? Sie fühlten sich schuldig und demoralisiert.

Obwohl es *unser* Plan war, der nicht funktioniert hatte, nahmen unsere Patienten alle Verantwortung für das Scheitern auf sich. Sie vertrauten uns – wir waren die »großen Ernährungsexpertinnen«, die ihnen geholfen hatten abzunehmen. Daher hatten *sie* etwas falsch gemacht, nicht wir. Mit der Zeit wurde klar, dass irgendetwas mit unserem Ansatz nicht stimmte. All unsere guten Absichten verstärkten nur einige sehr negative, minderwertige Vorstellungen, die unsere Patienten von sich selbst hegten – dass sie nicht genügend Selbstdisziplin hätten, dass sie es nicht schaffen könnten und daher schlecht wären. Das führte zu einer Anhäufung neuerlicher Schuldgefühle.

Das war ein Wendepunkt. Wie konnten wir es moralisch vertreten, unseren Patienten Dinge beizubringen, die ernährungstechnisch und logisch betrachtet gesund zu sein schienen, aber gleichzeitig einen so emotionalen Aufruhr verursachten? Andererseits – wie konnten wir etwas unberücksichtigt lassen, das eine so tiefgreifende Wirkung auf die zukünftige Gesundheit der Patienten hatte?

Während wir uns mit diesen Fragen herumschlugen, arbeiteten wir uns durch Literatur, die eine völlige Abkehr von

Diäten empfahl. Dort wurde eine Art zu essen vorgeschlagen, bei der die Wahl völlig freigestellt wurde, ohne Rücksicht darauf, welche Nährwerte man zu sich nahm. Zunächst waren wir sehr skeptisch, wenn nicht sogar ablehnend. Wir reagierten mit selbstgerechter Empörung. Wie konnten wir als Ernährungswissenschaftlerinnen (offiziell registrierte Diätberaterinnen), die den Zusammenhang zwischen Ernährung und Gesundheit studiert hatten, eine Art zu essen gutheißen, die die Grundlage unseres Wissens und unserer Philosophie zu negieren schien?

Allerdings: Die gesunden Essenspläne halfen den meisten unserer Klienten nicht, ihr Gewicht auf Dauer zu kontrollieren. Trotzdem erschien uns der Ansatz, diese Art der Ernährung über Bord zu werfen, gefährlich.

Schließlich lösten wir den Konflikt, indem wir das Konzept des intuitiven Essens entwickelten. Es ist eine Brücke zwischen der wachsenden Anti-Diät-Bewegung und der Gesundheitsgemeinde. Während die Anti-Diät-Bewegung Diäten ablehnt und eine Akzeptanz des Körpers begrüßt (dankenswerterweise), wird oft versäumt, auf gesundheitliche Risiken aufmerksam zu machen. Wie kann man gleichzeitig eine Versöhnung mit verbotenen Themen rund ums Essen herbeiführen und gesund essen, ohne jedoch eine Diät zu machen? In diesem Buch sagen wir Ihnen, wie es geht.

Die meisten unserer Klientinnen fühlen sich in ihrem Körper nicht wohl, wissen aber nicht, wie sie das ändern sollen. *Intuitiv abnehmen* bietet Ihnen eine neue Art zu essen, bei der Sie nicht kämpfen müssen und die gesund für Körper und Geist ist. Es handelt sich um eine Vorgehensweise, die Sie von den Fesseln einer Diät befreit (die nur zu Entbehrung, Rebellion und neuerlicher Gewichtszunahme führen). Es bedeutet, dass Sie zurück zu Ihren Wurzeln gehen und Ihrem Körper und seinen Signalen vertrauen.

Wir hoffen, dass Ihr Leben durch intuitives Essen eine positive Wendung nimmt – bei unseren Klientinnen hatte es diese Wirkung.

»Sagen Sie Ihren Leserinnen auf jeden Fall Folgendes: Wenn sie einen Essanfall haben, kann sich das als eine großartige Erfahrung herausstellen, weil sie in der Folge dieses Anfalls viel über ihre Gedanken und Gefühle lernen.«

»Wenn Sie eine Zeit lang abwarten, um herauszufinden, ob Sie wirklich Hunger haben, heißt das nicht, dass Sie nicht essen dürfen, wenn Sie merken, dass Sie *keinen* Hunger haben. Es ist nur eine Pause, um sicherzugehen, dass Sie nicht automatisch essen. Wenn Sie trotzdem essen wollen, können Sie das tun!«

»Wenn ich zu einer Beratungsstunde komme, fühle ich mich, als ob ich zum Beichten zu einem Priester gehe. Das kommt von all den Malen, die ich zu einem Diätberater gegangen bin und ihm nach dem Wiegen sagen musste, dass ich gesündigt hatte. Das Gefühl hat nichts mit Ihnen zu tun, es kommt von meiner inneren Essenspolizei.«

»Ich fühle mich, als wäre ich aus dem Gefängnis entlassen worden. Ich bin frei und denke nicht mehr die ganze Zeit nur ans Essen.«

»Manchmal ärgere ich mich, weil das Essen seine Magie verloren hat. Nichts ist mehr so reizvoll wie vorher, als es verboten war. Ich suche nach dem alten Nervenkitzel, der durch Essen bei mir ausgelöst wurde, aber mir ist klar, dass die aufregenden Momente in meinem Leben nicht mehr vom Essen herrühren.«

»Mit der Erlaubnis kommt die Wahl. Und es ist ein ungeheuer starkes Gefühl, etwas danach auswählen zu können, was ich selbst möchte, und nicht danach, was mir irgendjemand vorschreibt.«

»Nachdem ich meine Essanfälle aufgegeben hatte, fühlte ich mich manchmal ziemlich niedergeschlagen und manchmal sogar voller Wut. Ich merkte, dass das Essen meine schlechten Gefühle überdeckt hatte. Aber es hatte auch meine guten Gefühle überdeckt. Und lieber habe ich gute und schlechte Gefühle, als dass ich gar nichts fühle!«

»Als ich merkte, wie sehr ich Essen und Diäten benutzte, um mit meinem Leben klarzukommen, wurde mir plötzlich bewusst: Ich muss meine belastende Lebenssituation verändern, wenn ich jemals aufhören will, Essen als Bewältigungsstrategie einzusetzen.«

Achtsames Essen contra intuitives Essen – gibt es einen Unterschied?

Als 1995 die erste Ausgabe von *Intuitiv abnehmen* herauskam, wurde der Begriff »achtsames Essen« noch kaum verwendet. Wir benutzten den Begriff »bewusstes Essen«, um zu beschreiben, dass man während des Essens diesen Vorgang ganz bewusst wahrnimmt. Vier Jahre später, 1999, wurde die erste Untersuchung zu »achtsamem Essen« veröffentlicht (Kristeller und Hallett 1999). Jetzt verwenden auch wir diesen Begriff oft, weil er inzwischen allgemein gebräuchlich ist.

Das von engagierten Experten verschiedener Disziplinen ins Leben gerufene *Center for Mindful Eating* (TCME) beschreibt drei wichtige Aspekte, die achtsames Essen kennzeichnen:

- Sich die positiven und nährenden Möglichkeiten bewusst machen, die durch das Herstellen und Konsumieren von Essen entstehen, während man seine eigene innere Weisheit respektiert.
- Essen auswählen, das sowohl genussreich als auch nährend ist, indem man alle Sinne einsetzt, um zu erforschen, zu kosten, zu schmecken und zu genießen.
- Lernen, sich der physischen Hunger- und Sättigungssignale bewusst zu sein, um sich von ihnen bei der Entscheidung leiten zu lassen, wann man zu essen anfängt und wann man damit aufhört.

Intuitives Essen schließt die Prinzipien des achtsamen Essens ein, beruht aber auf einer noch weiter reichenden Philosophie; dazu gehören die Probleme kognitiver Fehleinschätzungen und emotionalen Essens, die Zufriedenheit als der Hauptaspekt beim Essen, körperliche Aktivität/Bewegung, um sich gut zu fühlen, die Abkehr von der Diätmentalität, die urteilslose Anwendung von Ernährungsinformationen und das Respektieren des eigenen Körpers, egal, wie man sich mit dessen Form fühlt.

Intuitives Essen ist ein dynamischer Prozess, bei dem Geist, Körper und Essen in Einklang gebracht werden. Allen, die sich mit Essproblemen abmühen, können achtsames Essen und intuitives Essen beim Erlangen eines normalen Essverhaltens helfen.

1. Nie wieder Diät!

»Ich kann einfach keine Diät mehr machen. Sie sind meine letzte Rettung.« Sandra hatte ihr ganzes Leben lang eine Diät nach der anderen absolviert und wusste, dass sie keine mehr aushalten würde. Sie hatte alle hinter sich: Atkins, Dukan, Hollywood-, Kohlsuppen-, Grapefruit-, Glyx-, Low-Carb-, Low-Fat-Diät... zu viele, um sie alle aufzuzählen. Sandra war eine Diätexpertin. Anfangs machten ihr Diäten Spaß, sie fand sie sogar belebend. »Ich dachte jedes Mal, dass *diese* Diät jetzt anders wäre.« Und so ging der Kreislauf von Neuem los, jeden Sommer. Aber die verlorenen Pfunde kamen immer wieder.

Sandra hatte einen absoluten Tiefpunkt erreicht, was Diäten anging. Doch inzwischen war sie mehr denn je von Essen und ihrem Körper besessen. Sie kam sich dumm vor. »Ich hätte mich schon lange darum kümmern und das in den Griff bekommen sollen.« Ihr war überhaupt nicht klar, dass es die Diäten selbst waren, die zu ihrem Zustand geführt hatten. *Diäten* waren der Grund, warum sie sich mehr und mehr mit Essen beschäftigte. *Diäten* hatten das Essen zu ihrem Feind gemacht. Wegen der *Diäten* hatte sie ein schlechtes Gewissen, wenn sie etwas aß, was nicht diätgerecht war – sogar in den Zeiten, in denen sie eigentlich gar keine Diät machte. *Diäten* hatten ihren Stoffwechsel träge werden lassen.

Sandra brauchte Jahre, um zu erkennen, dass Diäten nicht

wirken (ja, sie kannte die sich langsam ausbreitende Auffassung, dass Diäten nicht funktionieren, aber sie dachte immer, bei ihr wäre es anders). Während die meisten Experten und Konsumenten inzwischen akzeptieren, dass Modediäten nicht wirken, ist es hart für die Nation der körperbesessenen US-Amerikaner, daran zu glauben, dass sogar »sanfte Diäten« nutzlos sind. Den größten Teil ihres Lebens – seit sie mit vierzehn ihre erste Diät gemacht hatte – war Sandra in einem Gesellschaftsmythos unserer Zeit gefangen gewesen, der »großen Diät-Hoffnung«.

Mit dreißig hatte Sandra das Gefühl, festgefahren zu sein. Sie wollte noch immer abnehmen und fühlte sich unwohl in ihrem Körper. Aber während sie den Gedanken an eine weitere Diät nicht ertragen konnte, merkte sie nicht, dass ihre Probleme durch die Diäten selbst verursacht worden waren. Sandra war auch enttäuscht und wütend. »Ich weiß alles über Diäten«, sagte sie. Tatsächlich konnte sie Kalorien und Fettgramm aufsagen wie eine wandelnde Nährwertdatenbank. Das ist der große Widerspruch – abzunehmen, ohne wieder zuzunehmen, lässt sich normalerweise nicht durch Wissen erreichen. Wenn wir nur genügend Kenntnisse über Essen und Ernährung bräuchten, um normalgewichtig zu sein, dann hätten die meisten US-Amerikaner kein Gewichtsproblem. Die Informationen sind leicht erhältlich. Man braucht nur eine beliebige Frauenzeitschrift aufzuschlagen und findet jede Menge Diäten und Essensvergleiche.

Und je verbissener man Diäten angeht, desto weniger Erfolg hat man. Es ist wirklich sehr schmerzhaft, wenn man alles richtig gemacht hat und doch scheitert. Eine anschauliche Beschreibung dieser Wirkung gibt John Foreyt, ein bekannter Experte für Ernährungspsychologie. Er vergleicht den Prozess mit einer chinesischen Fingerfalle – ein hohler Zylinder aus Stroh, in den man an jedem Ende einen Zeigefinger steckt. Je kräftiger man versucht, die Finger herauszuziehen, je mehr Druck man ausübt, desto fester steckt man in der Falle. Man ist gefangen und frustriert.

Symptome des Diät-Rückschlags

Mit Diät-Rückschlag bezeichnen wir die Nebenwirkungen von Diäten – sie können kurzfristig oder chronisch sein, je nachdem wie lange man schon Diäten macht. Vielleicht tritt anfangs nur eine Nebenwirkung auf, es können sich aber auch schon mehrere angesammelt haben.

Als Sandra zu uns kam, hatte sie die klassischen Symptome des Diäten-Rückschlags. Sie war nicht nur »diät-müde«, sie aß auch weniger und hatte bei ihren letzten Diätversuchen trotzdem Mühe abzunehmen. Andere Symptome sind zum Beispiel:

- *Allein der Gedanke, eine weitere Diät zu machen, löst das Bedürfnis oder ein großes Verlangen* nach »sündigem« Essen und »fettigen Lieblingsspeisen« *aus*, zum Beispiel Eiscreme, Schokolade, Kekse usw.
- *Nach dem Beenden einer Diät gibt man einem Essanfall nach und fühlt sich schuldig.* Eine Untersuchung ergab, dass bei 49 Prozent der Personen, die eine Diät beendet haben, Essanfälle auftreten.
- *Wenig Vertrauen in sich selbst, wenn es um Essen geht.*

31

Nun, jede Diät hat Ihnen beigebracht, Ihrem Körper oder dem Essen, das Sie ihm geben, nicht zu trauen. Obwohl es der Vorgang der Diät selbst ist, der Sie scheitern lässt, untergräbt jeder neue erfolglose Versuch Ihre Beziehung zum Essen.

- *Das Gefühl, dass man es nicht verdient zu essen*, weil man übergewichtig ist.
- *Immer kürzere Diätdauer.* Die Dauer einer Diät wird kürzer und kürzer. (Manche Diäten werben mit Sprüchen wie »Schlank in einer Woche« oder »Die 7-Tage-Diät«.)
- *Das letzte Abendmahl.* Vor jeder neuen Diät wissen Sie, dass Sie Sachen essen, die Sie eine Zeit lang nicht mehr essen werden. Deswegen steigt in dieser Zeit häufig die konsumierte Essensmenge. Das kann bei einer Mahlzeit oder über mehrere Tage der Fall sein. Diese letzte Stufe vor der »Diät-Reinigung« scheint fast eine Abschiedsparty vom Essen zu sein. Für eine unserer Klientinnen, Marilyn, fühlte sich *jede* Mahlzeit an, als sei sie ihre letzte. Sie aß jedes Mal, bis sie sich unangenehm voll fühlte, als hätte sie Angst, nie wieder zu essen. Und mit gutem Grund! Sie hatte Diäten gemacht, seit sie zwölf war – mehr als zwei Drittel ihres Lebens! Dazu gehörten auch Fastenperioden und Diäten mit wenigen Kalorien. Ständig kam die nächste Diät schon auf sie zu – also besser essen, solange es noch ging.
- *Rückzug aus der Gesellschaft.* Da es schwer ist, während einer Diät zu einer Party oder einem Abendessen zu gehen, lehnt man solche Einladungen häufig ab. Zuerst scheint das Vermeiden von Gelegenheiten, zu denen Essen in Gesellschaft gehört, ein weiser Entschluss

zu sein, der der Diät nützt. Doch solches Verhalten kann zum Problem werden. Da man oft Angst hat, die Kontrolle nicht aufrechthalten zu können, spart man manchmal »Kalorien oder Fettgramme für die Party« auf, isst also vorher sehr wenig. Wenn man dann auf der Party erscheint, hat man Heißhunger und verliert die Kontrolle über sein Essverhalten.

- *Träger Stoffwechsel.* Bei jeder Diät lernt der Körper, sich besser für die nächste selbst auferlegte Hungersnot (die nächste Diät) zu rüsten. Der Stoffwechsel wird langsamer, während der Körper jede Kalorie effektiv ausnutzt, als wäre es die letzte. Je drastischer die Diät ist, desto stärker stellt der Körper auf Überlebensmodus um, bei dem er keine Kalorie wieder hergeben will. Den Stoffwechsel anzuheizen, ist wie das Schüren eines Feuers. Wenn man das Holz wegnimmt, erlischt das Feuer. Um den Stoffwechsel anzuheizen müssen wir eine ausreichende Menge Kalorien zu uns nehmen, sonst findet unser Körper einen Ausgleich und verlangsamt seinen Stoffwechsel.
- *Kaffeekonsum, um den Tag zu überstehen.* Kaffee und Diätgetränke werden oft missbraucht, um sich mit Energie versorgt zu fühlen, während man unterernährt ist.
- *Essstörungen.* Und schließlich sind häufige Diäten für manche Menschen der Einstieg in eine Essstörung (von Anorexie über Bulimie bis zu zwanghaftem Überessen).

Obwohl Sandra das Gefühl hatte, nie wieder eine Diät machen zu können, zeigte sich bei ihr das Phänomen des letzten Abendmahls. Sie aß größere Mengen als gewöhnlich und aß viel von ihren Lieblingsspeisen (sie dachte, dass sie diese nie wieder sehen würde). Es war, als würde sie sich auf eine lange Reise vorbereiten und dafür Extrakleidung einpacken. Allein der Gedanke, an ihren Essproblemen zu arbeiten, versetzte sie in die Vor-Diätmentalität, etwas, das sehr häufig auftritt.

Während Sandra gerade die Zwecklosigkeit von Diäten zu verstehen begann, hatte sich ihr unbedingter Wunsch, schlank zu sein, nicht verändert – ein deutlicher Konflikt. Sie hielt noch immer an der Illusion dieses Schönheitsideals fest.

Das Diät-Paradoxon

In unserer Gesellschaft ist das Streben nach einer schlanken Figur zum Schlachtruf geworden. Wer fett isst, fühlt sich schuldig. Man kann sich aber durch »gutes Verhalten« bewähren, indem man eine Diät anfängt oder zumindest die Absicht hat. Und so kommt der Entbehrungskreislauf der Diäten in Gang – der Kampf gegen die Pfunde und das darauf folgende »Sündigen«. Eine Woche Reiskräcker, die nächste Woche Eis.

»Ich fühle mich schuldig, wenn der Verkäufer an der Kasse sieht, was ich kaufe«, klagte eine Klientin, die ihren Einkaufswagen mit Obst, Gemüse, Vollkorngetreide, Nudeln und einem kleinen Becher mit *echter* Eiscreme vollgepackt hatte. Als würden wir in einem Essenspolizeistaat leben, in dem die Essensmafia regiert. Und es gibt immer irgendein Diätangebot, das man nicht ablehnen kann. Eine Übertreibung? Nein. Eine 1993 in der Zeitschrift *Eating Disorders – The Journal of Treatment and Prevention* veröffentlichte Studie ergab, dass die Werbung für Diätprodukte (Diätlebensmittel, Abnehmhilfen und Essen für bestimmte Diätprogramme) zwischen 1973 und 1991 in den USA fast linear zugenommen hat.

Die Forscher stellten auch fest, dass es einen parallelen Trend im Auftreten von Essstörungen gibt. Sie vermuten einen Zusammenhang zwischen dem Druck der Medien (über die Werbung), Diät zu halten, und der Zunahme von Essstörungen.

Prozentanteil an der Gesamtwerbung

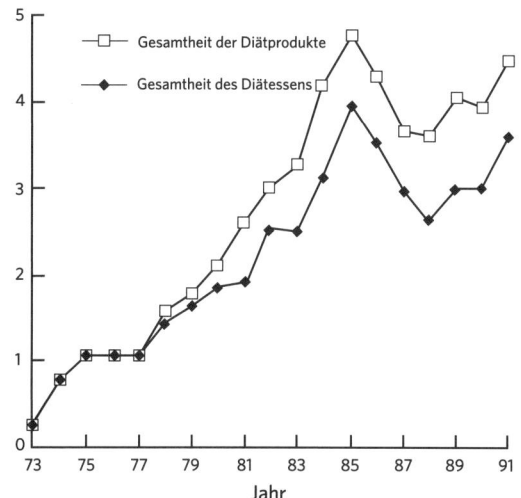

Die Gesamtsumme der Werbung für Diätprodukte und Gesamtsumme der Werbung für Diätessen in Prozentanteilen an der gesamten Werbung 1973 bis 1991.

Nachdruck mit Genehmigung von: Wiseman, Claire et al.: *Increasing pressure to be thin: 19 years of diet products in television commercials.* (*Zunehmender Druck, dünn zu sein: 19 Jahre Diätprodukte in der Fernsehwerbung*) Eating Disorders: The Journal of Treatment & Prevention. 1 (1): 55, 1993.

Aber weniger wiegen zu wollen ist nicht nur ein Problem von Frauen (obwohl der Druck auf Frauen deutlich größer ist). Die Verbreitung von Light-Bier-Werbung hat den Samen des Körperbewusstseins auch in die Köpfe der Männer gepflanzt – ein schlanker Bauch ist besser als ein Bierbauch. Dazu passen Männerzeitschriften wie *Men's Fitness* und *Men's Health*.

Und traurigerweise haben wir bereits die erste Generation derjenigen in die Welt gesetzt, die schon als Kinder auf ihr Gewicht achten. Untersuchungen haben gezeigt, dass bereits Schulkinder sich ständig mit ihrem Gewicht beschäftigen – der Spiegel einer Nation, die von Körpergewicht geradezu besessen ist.

Diäten können nicht gegen die Natur ankommen

Eine Diät ist eine Form des Hungerns. Die erste Gelegenheit richtig zu essen wird oft mit solcher Intensität erlebt, dass es sich unkontrollierbar anfühlt, wie eine Verzweiflungstat. Dennoch handelt es sich um eine normale Reaktion auf das Hungern. Und trotzdem führen die meisten das übermäßige Essen nach einer Diät auf Charakterschwäche oder mangelnde Willenskraft zurück. Diese Interpretation untergräbt nach und nach das Vertrauen in sich selbst, mit Essen vernünftig umgehen zu können. Jeder Verstoß gegen eine Diät, jede Situation, bei der man sich außer Kontrolle fühlt, ist die Grundlage der »Diätmentalität«. Die anscheinend richtige Lösung – »beim nächsten Mal gebe ich mir mehr Mühe« – funktioniert wie die chinesische Fingerfalle. Man kann die biologischen Gesetze nicht außer Kraft setzen. Es geht nicht um Willenskraft. Wenn man unterernährt ist – ob nun durch eine Hungersnot oder durch eine selbst auferlegte Diät –, ist man von Essen besessen.

Vielleicht machen Sie keine Diät, sondern essen im Namen von Gesundheit und Fitness nur achtsam. Aber um jeden Preis Fett oder Kohlenhydrate zu vermeiden ist im Wesentlichen das Gleiche wie eine Diät und hat häufig Unterernährung zur Folge. Es gibt viele Formen der Diät und viele Typen von Diät-Durchführenden – mehr dazu im nächsten Kapitel.

Das Durchführen einer Diät erhöht Ihr Risiko, mehr zuzunehmen!

Wenn Diätprogramme der gleichen strengen Prüfung wie Medikamente unterzogen werden müssten, würden sie niemals zugelassen werden. Stellen Sie sich zum Beispiel ein Asthma-Medikament vor, das Ihnen das Atmen ein paar Wochen lang erleichtert, aber langfristig dazu führt, dass Ihre Atemfähigkeit und der Zustand Ihrer Lungen sich verschlechtern. Würden Sie sich wirklich auf eine Diät einlassen (auch wenn es eine so genannte »sanfte Diät« ist), wenn Sie genau wüssten, dass sie dazu führen kann, dass Sie noch mehr zunehmen?

Einige ernüchternde Studien belegen, dass Diäten Gewichtszunahme fördern:

- Ein Forscherteam der University of California, Los Angeles kam nach der Durchsicht von einunddreißig Langzeitstudien zu dem Schluss, dass Diäten ein zuverlässiger Vorhersagefaktor für Gewichtszunahme sind – bis zu zwei Drittel der Betroffenen nahmen nach einer Diät mehr zu, als sie abgenommen hatten (Mann et al. 2007).

• Eine Untersuchung an fast siebzehntausend Kindern im Alter von neun bis vierzehn Jahren ergab: »... langfristig sind Diäten zur Gewichtskontrolle nicht nur unwirksam, sondern könnten Gewichtszunahme noch fördern.« (Field et al. 2003).

• Laut einer über fünf Jahre gehenden Studie (Neumark-Sztainer et al. 2006) hatten Teenager, die Diäten durchführten, ein zweifach höheres Risiko, übergewichtig zu werden, als Teenager, die keine Diät machten. Zu Beginn der Studie wogen die Diät-Durchführenden nicht mehr als die Gleichaltrigen, die keine Diät machten. Das ist wichtig, denn wenn die Diät-Durchführenden mehr gewogen hätten, wäre das ein Störfaktor (der andere Faktoren als die Diät einbeziehen würde, zum Beispiel Vererbung).

Eine aktuelle Studie mit über zweitausend Zwillingspaaren aus Finnland im Alter zwischen 16 und 25 Jahren ergab, dass das Durchführen einer Diät selbst, unabhängig von der Vererbung, in signifikantem Zusammenhang stand mit beschleunigter Gewichtszunahme *und* einem erhöhten Risiko, übergewichtig zu werden (Pietiläinen et al. 2011). Bei Zwillingen, die nur einmal bewusst über eine bestimmte Periode versuchten abzunehmen, war die Wahrscheinlichkeit fast zwei- bis dreimal so hoch, übergewichtig zu werden, wie bei den Zwillingen, die nie irgendeine Art Diät gemacht hatten. Darüber hinaus stieg das Risiko, übergewichtig zu werden, mit jeder Diät weiter an.

Aber abgesehen von derartigen Untersuchungen – was haben Ihre eigenen Erfahrungen mit Diäten Ihnen gezeigt? Viele unserer Patientinnen und Workshop-Teilnehmerinnen erzählen uns, dass sie ihre erste Diät leicht fanden – die Pfunde purzelten nur so. Aber diese erste Diäterfahrung ist die Verführungsfalle, die das vergebliche Streben nach Gewichtsverlust durch Diäten in Gang setzt.

Biologisch gesehen erlebt Ihr Körper den Verlauf einer Diät als Hungersnot. Ihre Körperzellen wissen nicht, dass Sie Ihre Nahrungsaufnahme absichtlich einschränken. Ihr Körper wechselt in den ihm seit Urzeiten eigenen Überlebensmodus – der Stoffwechsel verlangsamt sich, und das Verlangen nach Essen wird stärker. Und mit jeder Diät lernt der Körper und passt sich an, was in neuerlicher Gewichtszunahme endet.

2. Welcher Esstyp sind Sie?

Vielleicht halten Sie noch immer Diät und wissen es gar nicht! Es gibt viele Ernährungsstile, die in Wirklichkeit unbewusste Formen von Diäten sind.

Ein Beispiel dafür ist Ted. Er kam zur Beratung, weil er abnehmen wollte. Ted war fünfzig und erzählte, er hätte nur viermal ernsthaft eine Diät gemacht. Als er die Buchtitel in unserer Praxis durchsah (Texte zu übermäßigem Essen, Essstörungen und so weiter), stellte er fest: »Sie arbeiten viel mit ernsthaften Ernährungsproblemen... nun, die habe ich nicht.« Ted sah sich selbst als einen vorsichtigen Esser. Doch es stellte sich heraus, dass er unbewusst ständig Diät hielt. Er aß in einem solchen Maß zu wenig, dass er nachmittags fast ohnmächtig wurde. Der Grund: Er war immer unglücklich mit seinem Gewicht gewesen! Ted fuhr morgens eine Stunde in bergiger Gegend Rad, dann aß er zu Hause ein kleines Frühstück. Sein Mittagessen bestand normalerweise aus Salat und einem Eistee (das mag gesund klingen, enthält aber zu wenig Kohlenhydrate). Zur Abendessenszeit schrie Teds Körper nach Essen. Ted litt dann nicht nur unter einem ernsthaften Kaloriendefizit, sondern auch unter einem Mangel an Kohlenhydraten. Die Abende wurden zu großen Fressorgien! Ted meinte ein Problem mit dem »Essensvolumen« und ein zu starkes Verlangen nach Süßem zu haben. In Wirklichkeit litt er an der Diätmentalität, weswegen sein Körper mit abendlichen Essanfällen und Verlangen nach Süßem reagierte. Auch wenn Ted keine bestimmte Diät einhielt, hatte er von jeder Diät eine Reihe Ernährungsregeln im Kopf (und im Laufe der Zeit wurden es immer mehr), die fast völlig verhinderten, dass er noch normal essen konnte. Das ist ein Zustand, der uns bei unseren Patienten dauernd begegnet – sie tragen Altlasten von Diäten mit sich, die unter anderem zu folgenden Symptomen führen: krampfhaftes Vermeiden bestimmter Nahrungsmittel, das Gefühl, die Kontrolle verloren zu haben, sobald man etwas »Sündhaftes« isst, ein schlechtes Gewissen, wenn man eine selbst auferlegte Regel bricht (zum Beispiel »Du sollst nicht nach sechs Uhr abends essen«) und so weiter. Typisch sind dabei Phasen vorsichtigen Essens, denen eine Phase folgt, in der man sich gehen lässt, dann zahlt man dafür, indem man wieder eine Diät macht oder noch vorsichtiger isst.

Die Esspersönlichkeiten

Um Ihnen beim Erkennen Ihres persönlichen Ess- oder Diätstils zu helfen, haben wir drei Essstile herausgearbeitet: den vorsichtigen Essstil, den professionellen Diätstil und den unbewussten Essstil. Diese bestimmen das Verhalten auch, wenn man gerade nicht Diät hält. Es kann sein, das sich Ihr Verhalten mehreren Essstilen zuordnen lässt, obwohl wir festgestellt haben, dass es meist eine vorherrschende Tendenz gibt. Bestimmte Ereignisse können zu einem Wechsel der Esspersönlichkeit führen. Einer unserer Klienten zum Beispiel, ein Steueranwalt, war normalerweise ein vorsichtiger Esser, aber wenn die Abgabefrist für Steuererklärungen näher rückte, wurde er zu einem chaotischen unbewussten Esser.

Überlegen Sie in Ruhe, was Ihrem Stil am ehesten entspricht. Wenn Sie Ihr momentanes Verhalten verstehen, werden Sie einfacher lernen, wie Sie zum intuitiven Esser werden. Zum Beispiel könnten Sie herausfinden, dass Sie sich einer Form der Diät unterwerfen, ohne es überhaupt zu merken.

Der vorsichtige Esser

Vorsichtige Esser neigen dazu, genau zu überwachen, welche Nahrung sie zu sich nehmen. Ted war ein Beispiel für einen vorsichtigen Esser (tagsüber). Oberflächlich betrachtet scheinen vorsichtige Esser sich perfekt zu verhalten. Sie sind extrem nährwertbewusst und scheinen gesundheits- und fitnessorientiert (Züge, die in unserer Gesellschaft Anerkennung finden und verstärkt werden).

Essstil. Im Extremfall macht sich der vorsichtige Esser wegen jedes Stückchens Nahrung, das er seinem Körper zuführt, verrückt. Einkäufe im Supermarkt dauern lange, weil er jedes Etikett mit Zutatenangaben genauestens prüft. Restaurantbesuche sind oft mit intensiver Befragung der Bedienung verbunden – was ist in dem Essen, wie wird es zubereitet – und mit Sonderwünschen: bitte ohne einen Tropfen Öl und ohne ein Gramm zusätzliches Fett. Was ist daran falsch? Sind das Lesen von Zutatenlisten und eine gewissenhafte Bestellung im Restaurant nicht im Interesse der Gesundheit? Natürlich! *Der Unterschied ist jedoch die Intensität der Überwachung und die Unfähigkeit, eine Essensauswahl ohne Schuldgefühle zu treffen.* Vorsichtige Esser neigen dazu, die Menge des Essens genau zu überprüfen und zu wenig zu essen.

Der vorsichtige Esser kann die meiste Zeit des Tages damit verbringen, seine nächste Mahlzeit zu planen, und macht sich oft Gedanken, was er essen soll. Auch wenn er eigentlich keine Diät macht, tut er es gedanklich ständig – indem er jedes »ungesunde«, fette oder zuckerhaltige Essen mit Strafe belegt.

Manchmal wird das Verhalten des vorsichtigen Essers von der Tageszeit oder bestimmten Ereignissen gesteuert. Zum Beispiel achten manche vorsichtigen Esser während der Woche sehr genau auf das, was sie zu sich nehmen, um sich dadurch ihr »Recht« auf ein Schlemmen am Wochenende oder auf einer Party zu verdienen. Aber es gibt 104 Wochenendtage im Jahr – die Schlemmereien können sich schnell in unerwünschter Gewichtszunahme niederschlagen. Folglich kommt es häufig vor, dass ein vorsichtiger Esser über eine Diät nachdenkt.

Das Problem. Es ist überhaupt nichts falsch daran, sich um das Wohlergehen seines Körpers zu kümmern. Zum Problem wird es, wenn das wachsame (fast ans Militante grenzende) Essverhalten sich schädlich auf eine gesunde Beziehung zum Essen auswirkt – und einen negativen Einfluss auf den eigenen Körper hat. Im Grunde ähneln vorsichtige Esser jemandem, der dauernd eine sanfte Diät macht.

Der chronisch Diäthaltende

Chronisch Diäthaltende halten, wie der Name schon sagt, ständig Diät. Normalerweise haben sie gerade die letzte auf den Markt gekommene Diät probiert, kennen das neueste Diätbuch oder den aktuellsten Trick, um abzunehmen, machen aber dauernd die nächste Diät, weil die letzte nicht funktioniert hat.

Essstil. Chronisch Diäthaltende haben auch Anteile des vorsichtigen Essers. Der Unterschied ist, dass jedes Nahrungsmittel danach ausgewählt wird, ob es beim Abnehmen hilft, und nicht unbedingt danach, ob es gesund ist. Macht der chronisch Diäthaltende gerade keine Diät, denkt er normalerweise schon an die nächste. Er wacht oft mit der Hoffnung auf, dass dies eine guter Tag wird – der Neubeginn.

Obwohl diese Diät-Profis sehr viel über Diäten wissen, nützt ihnen das kaum etwas. Es passiert nicht selten, dass sie in dem Moment, in dem sie eine verbotene Speise essen, einer Essattacke erliegen oder im »letzten Abendmahl« schwelgen. So ist es nicht verwunderlich, dass chronisch Diäthaltende angesichts der Vergeblichkeit ihrer Mühen frustriert sind. Diät, abnehmen, zunehmen, zwischendurch Essattacken, und wieder eine Diät.

Das Problem. Der Jo-Jo-Effekt macht es mit der Zeit immer schwieriger abzunehmen, geschweige denn gesund zu essen. Bei manchen Dauer-Diäthaltenden erzeugt die Vergeblichkeit ihrer Mühen eine so große Frustration, dass sie zu Abführmitteln, Entwässerungspillen und Diättabletten greifen.

Und weil diese »Diäthilfen« nicht wirken, versuchen sie vielleicht extreme Methoden, zum Beispiel die dauerhafte Einschränkung von Essen in Form von Anorexie oder eine Selbstreinigung in Form von Bulimie (das Erbrechen nach einem Essanfall). Obwohl bei Anorexie und Bulimie mehrere Entstehungsfaktoren eine Rolle spielen und sie meist auch mit psychischen Problemen in Zusammenhang stehen, weisen immer mehr Studien darauf hin, dass auch ständiges Diäthalten zu einer Essstörung führen kann. Eine Studie ergab, dass fünfzehnjährige Versuchspersonen mit achtmal höherer Wahrscheinlichkeit unter einer Essstörung litten, wenn sie schon Diäten hinter sich hatten.

Der unbewusste Esser

Der unbewusste Esser ist häufig mit etwas anderem beschäftigt, während er isst; zum Beispiel sieht er beim Essen fern, oder er liest und isst gleichzeitig. Weil das der betroffenen Person selten bewusst ist, kann eine Identifizierung schwierig sein.

Der chaotische unbewusste Esser lebt oft ein mit Terminen ausgefülltes Leben und ist immerzu beschäftigt. Er isst, was gerade verfügbar ist – irgendetwas aus einem Automaten, Fast Food, Süßigkeiten. Ernährung und Diäten sind dieser Person oft wichtig – nur nicht gerade in diesem entscheidenden Moment, wo sie sich mit dem beruflichen oder persönlichen Chaos auseinandersetzen muss. Chaotische Esser sind oft so sehr damit beschäftigt, Probleme zu lösen, dass sie ihr Hungergefühl nicht wahrnehmen, bis sie völlig ausgehungert sind. So gibt es beim chaotischen Esser häufig lange Phasen, in denen er gar nichts isst.

Der widerstandslose unbewusste Esser kann dem bloßen Vorhandensein von Essen nicht widerstehen, egal, ob er hungrig oder satt ist. Bonbongläser, Kekse bei Meetings, Essen auf dem Küchentresen – an keinem geht er vorbei, ohne zuzugreifen. Meist ist er sich gar nicht bewusst, dass er isst oder wie viel. Zum Beispiel kann der widerstandslose Esser sich auf dem Weg zur Toilette ein paar Bonbons in den Mund stecken, ohne es selbst zu merken. Gesellschaftliche Treffen, bei denen Essen eine Rolle spielt, wie Cocktailpartys oder Hotelbuffets, stellen für den widerstandslosen Esser eine große Versuchung dar.

Der nichts verschwendende unbewusste Esser schätzt den finanziellen Wert des Essens. Sein Antrieb zu essen ist oft davon geleitet, so viel Essen wie möglich für sein Geld zu bekommen. Der nichts verschwendende Esser neigt vor allem dazu, seinen Teller immer leer zu essen (und womöglich auch noch die der anderen).

Der emotional unbewusste Esser benutzt Essen, um mit seinen Gefühlen fertigzuwerden, vor allem mit solchen, die Unbehagen verursachen, wie Stress, Ärger und Einsamkeit. Obwohl der emotionale Esser das Essen als sein Problem ansieht, ist es oft nur ein Symptom für tiefer liegende Schwierigkeiten. Beim emotionalen Esser reicht die Bandbreite des Essverhaltens vom Greifen nach einem Schokoriegel in stressigen Zeiten bis zu zwanghaften Essattacken, bei denen riesige Nahrungsmengen verschlungen werden.

Das Problem. Unbewusstes Essen in seinen unterschiedlichen Ausprägungen wird problematisch, wenn es zu chronischem Überessen führt (was leicht passiert, wenn man isst, ohne sich dessen bewusst zu sein).

Haben Sie sich schon einmal vorm Kino eine große Schachtel mit Süßigkeiten gekauft und angefangen zu essen, nur um dann zu merken, dass Ihre Finger plötzlich auf dem Boden der leeren Schachtel entlangtasteten? In extremerer Form weiß man nicht mehr, was man isst, warum man begonnen hat oder wie das Essen schmeckt. Die Gedanken sind anderswo.

Wenn Ihre Esspersönlichkeit gegen Sie arbeitet

Die Essstile des vorsichtigen Essers, des chronisch Diäthaltenden und des unbewussten Essers sind beim Abnehmen wirkungslos. Die Lösung für den frustrierten Esser: Sich bei einer neuen Diät noch mehr Mühe geben – was natürlich ebenfalls nicht zum Erfolg führt.

Anders beim intuitiven Esser. Der intuitive Essstil ist der einzige, der nicht gegen Sie arbeitet und Ihnen helfen kann, das chronische Diäthalten und das Auf und Ab der Jo-Jo-Gewichtsfluktuation endlich zu beenden.

Vorstellung des intuitiven Essers

Intuitive Esser richten sich nach ihren Hungersignalen und essen, ohne sich schuldig zu fühlen. Der intuitive Esser ist ein nicht von außen beeinflusster Esser. Doch ein unbeeinflusster Esser zu sein wird in unserer gesundheitsbewussten Gesellschaft immer schwerer, weil wir in der Werbung, in den Medien und von Gesundheitsexperten mit Botschaften über Nahrung, Nährstoffe und Gewicht nur so überschüttet werden. Wenn wir unseren Klienten die Hauptmerkmale eines intuitiven Essers beschreiben, hören wir erstaunlicherweise oft die Antwort: »So isst meine Frau« oder »So isst mein Freund«. Fragen wir dann nach dem Körpergewicht dieser Person und ihrer Beziehung zum Essen, ist die Antwort: »Kein Problem!«

Stellen Sie sich Kleinkinder vor. Sie sind die natürlichen intuitiven Esser – praktisch frei von Botschaften über Essen und Körperformen. Kleinkinder haben eine angeborene Essensweisheit, wenn man sich nicht einmischt. Sie essen nicht auf der Grundlage von Diätvorschriften oder Gesundheit, und trotzdem zeigen viele Untersuchungen: Ein Kleinkind, das spontan essen darf, isst das, was es braucht, wenn es ein entsprechendes Nahrungsangebot zur freien Verfügung hat. (Das ist wahrscheinlich das Schwierigste für besorgte Eltern – loszulassen und darauf zu vertrauen, dass Kinder eine angeborene Fähigkeit haben, das Richtige zu essen! In Kapitel 15 finden Sie mehr Informationen, wie man einen intuitiven Esser großzieht.)

Eine im *New England Journal of Medicine* veröffentlichte bahnbrechende Untersuchung von Leann Birch bestätigt, dass Kinder im Vorschulalter eine angeborene Fähigkeit haben, ihre Nahrungsaufnahme dem anzupassen, was ihr Körper zum Wachsen braucht. Die Forscher fanden heraus, dass die Kalorienzufuhr zwar von Mahlzeit zu Mahlzeit sehr unterschiedlich war, sich aber nach ein paar Tagen wieder ausglich. Doch leider nehmen viele Eltern an, dass ihre Kleinen das Essen nicht angemessen regulieren können. Folglich zwingen sie den Kindern oft etwas auf, weil sie sicherstellen wollen, dass diese das ernährungsphysiologisch »Richtige« zu sich nehmen. Doch schon frühere Forschungsergebnisse von Birch und ihren Kollegen zeigen, dass solche Kontrollstrategien kontraproduktiv sind.

Außerdem stellt Birch fest, dass »elterliche Versuche, das Essen des Kindes zu kontrollieren, häufiger von übergewichtigen Eltern geschildert wurden als von normalgewichtigen«. Entsprechend ergab eine Untersuchung von Philip Costanzo, Psychologe an der Duke University, dass Übergewicht bei Schulkindern einen Zusammenhang mit dem Grad aufwies, in dem die Eltern das Essen ihrer Kinder einzuschränken versuchten. Sogar wohlmeinende Eltern mischen sich in das intuitive Essen ihrer Kinder ein. Doch wenn Eltern versuchen, die natürlichen Essenssignale eines Kindes außer Kraft zu setzen, wird das Problem schlimmer, nicht besser.

Eine Mutter, die ihr Kind füttert, wenn es ein Hungersignal von sich gibt, und die aufhört, es zu füttern, wenn das Baby zeigt, dass es genug hat, kann eine mächtige Rolle in der anfänglichen Entwicklung des intuitiven Essens spielen.

Auch die Therapeutin und Ernährungswissenschaftlerin Ellyn Satter hat eine richtungweisende Forschungsarbeit durchgeführt. Das Ergebnis: Wenn man Eltern von übergewichtigen

Kindern dazu bringt, sich zurückzuhalten und die Kinder ohne elterlichen Druck essen zu lassen, dann essen sie schließlich *weniger*. Warum? Das Kind beginnt seine eigenen inneren Hunger- und Sättigungssignale wieder wahrzunehmen. Und das Kind weiß, dass das Essen ihm nicht vorenthalten wird.

Laut Satter »denken Kinder, denen Essen vorenthalten wird, damit sie dünner werden, dauernd an Essen. Sie haben Angst, sie bekommen nicht genug, und tendieren dazu, zu viel zu essen, wenn sie die Möglichkeit haben.« Wir haben festgestellt, dass das ebenfalls auf Erwachsene zutrifft, die eine Diät machen. Nur ist bei Erwachsenen der Prozess des intuitiven Essens meist schon seit langer Zeit verschüttet, oft sehr viele Jahre. Bei Kindern reicht es meist noch, wenn die Eltern den Druck auf das Essverhalten der Kleinen aufgeben, bei Erwachsenen muss die Lockerung des Drucks von innen kommen und sich gegen den gesellschaftlichen Mythos von Diäten und einem verzerrten Körperbild zur Wehr setzen.

Doch wir alle *besitzen die natürliche Fähigkeit, intuitiv zu essen*; sie ist nur unterdrückt – dieses Buch wird Ihnen zeigen, wie Sie den intuitiven Esser in sich wieder erwecken können.

Wie der intuitive Esser in Ihnen verschüttet wurde

Die Angriffe auf das intuitive Essen lassen die ganze Kindheit hindurch nicht nach – vom Hören der Lebensmittelwerbung am Samstagmorgen bis zu den wohlmeinenden Ermahnungen der Eltern, den »Teller leer zu essen«.

Diäten. Wir haben schon gesehen, welche Schäden Diäten anrichten können; die folgende Aufzählung nennt die häufigsten:

- vermehrte Essanfälle,
- verminderte Stoffwechselrate,
- verstärkte Beschäftigung mit Essen,
- verstärkte Gefühle von Entbehrung,
- ein verstärktes Gefühl des Versagens,
- ein Gefühl geschwächter Willenskraft.

Das alles unterminiert Ihr Vertrauen in Ihre Beziehung zum Essen und bewirkt, dass Sie Ihr Essverhalten von *außen* steuern lassen (Ernährungsplan, Diät, Tageszeit, Essensregeln und so weiter). Je mehr Sie sich auf äußere Angaben stützen, um zu »beurteilen«, ob Ihr Essverhalten richtig ist, desto *weiter* entfernen Sie sich vom intuitiven Essen. Intuitives Essen verlässt sich auf *Ihre eigenen inneren* Hinweise und Signale.

Iss-gesund-oder-stirb-Botschaften. Wir werden andauernd und von allen Seiten mit Botschaften zum gesunden Essen bombardiert, sei es durch Gesundheitsorganisationen oder die Werbung. Die Botschaft? Was Sie essen, kann Ihre Gesundheit verbessern. Gehen Sie dagegen in die falsche Richtung und nehmen einen falschen Bissen zu sich, sind Sie schon einen Schritt näher am Grab. Übertrieben? Nein. Zum Beispiel stand in einer 1994 verbreiteten Pressemeldung der Harvard School of Public Health, dass das Konsumieren von Transfettsäuren (die in Margarine enthalten sein können) in den USA jedes Jahr dreißigtausend Tote durch Herzkrankheiten verursachen könnte. Solche Botschaften führen leicht zu einem Schuldbewusstsein, wenn man das »Falsche« isst, und zu einer Verunsicherung, was man überhaupt essen sollte.

Auch in Zeitschriften und Zeitungen hat die Berichterstattung über Essen und Gesundheit rapide zugenommen. Joe Crea, Redakteur der Essensseiten einer großen kalifornischen Zeitung, *Orange County Register*, stellte fest, dass sich in einem Zeitraum von sechs Jahren (1987–1993) seine Beiträge über Ernährung verfünffacht hatten.

Obwohl die Ernährung zweifellos die Gesundheit beeinflusst, hat die stetig steigende Berichterstattung in den Medien bei vielen Konsumenten eine Essensparanoia erzeugt, vor allem bei denjenigen, die ohnehin dauernd Diäten machen.

Wollen wir damit sagen, dass Sie die Vorteile gesunden Essens ignorieren sollen? Natürlich nicht. Wenn Ihre Art zu denken aber auf Diäten ausgerichtet ist, kann das Trommelfeuer der Nachrichten über »gesundes Essen« dazu führen, dass Ihre Essensauswahl noch größere Schuldgefühle erzeugt. Eine Studie der US-amerikanischen Zeitschrift *Obesity and Health* mit 2075 Erwachsenen in Florida ergab, dass 45 Prozent der Erwachsenen sich *schuldig* fühlten, nachdem sie etwas gegessen hatten, das sie mochten. (Und in dieser Studie ging es um repräsentativ ausgewählte amerikanische Durchschnittsbürger; die Zahl wäre wahrscheinlich sehr viel höher gewesen, wenn sie sich auf Diäthaltende bezogen hätte.)

Frauen haben besonders mit Schuldgefühlen zu kämpfen. Eine Gallup-Umfrage der American Dietic Association zeigte, dass Frauen sich wegen ihres Essens schuldiger fühlen als Männer (44 Prozent gegen 28 Prozent). Könnte der Grund sein, dass Frauen häufiger als Männer Diäten machen? Oder dass Frauen im Allgemeinen die Zielgruppe der Gesundheitsbotschaften und Nahrungsmittelwerbung sind (denken Sie nur an die große Anzahl von Frauenzeitschriften)? Frauen sind die Hauptentscheiderinnen für die Gesundheitsvorsorge in der Familie, und sie sind im Allgemeinen auch diejenigen, die sich um Essen und Ernährung kümmern; folglich sind sie auch die Hauptzielgruppe der Werbung.

Wir haben festgestellt, dass es kontraproduktiv für das Erlernen intuitiven Essens ist, wenn Ernährungsart und gesundes Essen an *erster* Stelle des Prozesses stehen. Daher *ignorieren* wir Nährwerte zunächst ganz, denn dieser Aspekt erschwert Ihnen den Weg zum Wiedererlernen intuitiven Essens. Ist das Nährwert-Ketzerei? Nein. Wir respektieren gesunde Ernährung, nur können Nährwerte nicht an erster Stelle stehen, wenn Sie sich Ihr Leben lang Diäten unterworfen haben. Oder sehen Sie es so: Wenn Sie bisher all Ihre Aufmerksamkeit auf Ihre Ernährung gerichtet haben, hat Ihnen das geholfen? Der ausgeklügeltste Ernährungsplan kann zu einer anderen Form von Diät werden.

Um eine Idee davon zu bekommen, ob Sie bereits ein intuitiver Esser sind oder woran Sie vielleicht noch arbeiten können, lesen Sie den Kasten auf S. 54 (Sind Sie ein intuitiver Esser?). Die Fragen darin sind Untersuchungen entnommen, in denen die Merkmale intuitiven Essens definiert sind.

Sind Sie ein intuitiver Esser?

Dieses Quiz stammt aus Tracy Tylkas Untersuchung intuitiver Esser (2006). Die Antworten werden Tylkas drei Hauptmerkmalen intuitiver Esser zugeordnet. Antworten Sie bei jeder Feststellung mit »Ja« oder »Nein«. Wenn Sie sich unsicher sind, überlegen Sie, ob die Beschreibung im Allgemeinen auf Sie zutrifft.

BEDINGUNGSLOSE ERLAUBNIS ZUM ESSEN

Ja   Nein

☐   ☐   1. Ich versuche, bestimmte Nahrungsmittel mit hohem Fett-, Kohlenhydrat- oder Kaloriengehalt zu meiden.

☐   ☐   2. Wenn ich ein starkes Verlangen nach einem bestimmten Lebensmittel habe, erlaube ich mir nicht, es zu essen.

☐   ☐   3. Ich befolge Essensregeln von Diätplänen, die mir diktieren, was, wann und/oder wie ich zu essen habe.

☐   ☐   4. Ich bin böse mit mir selbst, wenn ich etwas Ungesundes esse.

☐   ☐   5. Es gibt verbotene Lebensmittel für mich, die ich mir nicht zu essen erlaube.

ESSEN AUS EHER EMOTIONALEN ALS KÖRPERLICHEN GRÜNDEN

☐   ☐   1. Ich greife zu Essen, wenn mich Gefühle belasten (Angst, Traurigkeit, Niedergeschlagenheit), auch wenn ich keinen Hunger habe.

☐ ☐ 2. Ich greife zu Essen, wenn ich Langeweile habe, auch wenn ich nicht physisch hungrig bin.

☐ ☐ 3. Ich kann nicht aufhören zu essen, auch wenn ich satt bin (nicht unangenehm voll).

☐ ☐ 4. Ich esse, wenn ich mich einsam fühle, auch wenn ich gar keinen Hunger habe.

☐ ☐ 5. Ich benutze Essen als Hilfe, um meine negativen Gefühle zu betäuben.

☐ ☐ 6. Ich esse, wenn ich gestresst bin, auch wenn ich gar keinen Hunger habe.

VERLASS AUF INNERE HUNGER- UND SÄTTIGUNGSSIGNALE

☐ ☐ 1. Ich merke nicht, wann ich ein bisschen satt bin.

☐ ☐ 2. Ich merke nicht, wann ich ein wenig Hunger habe.

☐ ☐ 3. Ich habe kein Vertrauen, dass mein Körper mir sagt, *wann* ich essen soll.

☐ ☐ 4. Ich habe kein Vertrauen, dass mein Körper mir sagt, *was* ich essen soll.

☐ ☐ 5. Ich habe kein Vertrauen, dass mein Körper mir sagt, *wie viel* ich essen soll.

☐ ☐ 6. Wenn ich esse, merke ich nicht, wann ich satt werde.

Auswertung: Jede mit »Ja« beantwortete Frage weist auf einen Bereich hin, der wahrscheinlich bearbeitet werden müsste. Der Teil mit den meisten »Ja«-Antworten erfordert die größte Aufmerksamkeit.

3. Die Prinzipien intuitiven Essens: Überblick

Nur wenn Sie schwören, auf Diäten zu verzichten, und sich voll und ganz dem intuitiven Essen verschreiben, werden Sie sich aus dem Gefängnis befreien können, das Ihre Essobsession und das ständige Auf und Ab Ihres Gewichts bedeuten. In diesem Kapitel stellen wir Ihnen die Hauptprinzipien intuitiven Essens vor – eine Kurzbeschreibung jeden Grundgedankens mit entsprechenden Fallgeschichten. Das wichtigste Ziel, das der Klient oder die Klientin in diesen Beispielen erreicht hatte, war eine gesunde Beziehung zum Essen und zum eigenen Körper. Indem Sie die zehn Grundregeln des intuitiven Essens befolgen, werden Sie Ihre Beziehung zu Nahrungsmitteln normalisieren. Ihre Fixierung auf Ihr Gewicht müssen Sie unbedingt zurückstellen. Falls Ihr momentanes Gewicht darauf zurückzuführen ist, dass Sie nicht mehr die innere Weisheit Ihres Körpers wahrnehmen können, dann werden Sie abnehmen, sobald Sie sich dieser Weisheit wieder öffnen. Falls Sie jedoch Ihr gewünschtes Gewicht durch einen Prozess von Einschränkung, Überessen, Einschränkung usw. schon aufrechterhalten, dann ist es besonders wichtig, dass Sie den Gedanken ans Abnehmen völlig zurückstellen.

In den späteren Kapiteln wird jedes einzelne Prinzip ausführlich erläutert.

Prinzip 1
Legen Sie die Diätmentalität ab

Werfen Sie alle Diätbücher und Zeitschriftenartikel weg, die immer wieder die falsche Hoffnung wecken, dass Sie schnell und dauerhaft abnehmen können. Werden Sie wütend auf all die Lügen, die Sie dazu gebracht haben, sich als Versagerin zu fühlen, wenn abermals eine Diät nicht funktioniert hat. Wenn Sie auch nur eine winzige Hoffnung zurückbehalten, dass eine neue und bessere Diät kommen und Sie retten wird, hindert Sie das daran, endlich frei zu sein und das intuitive Essen wiederzuentdecken.

James hat den größten Teil seines Lebens Diät gehalten, angefangen mit den Einschränkungen, die ihm als Kind seine Mutter auferlegt hat, bis zu einem Proteinfasten, das ihm seinen letzten, leider kurzzeitigen »Erfolg« bescherte. Als James in unsere Praxis kam, wog er mehr, als er je im Leben gewogen hatte. Er wusste, dass er nie wieder bereit wäre, eine Diät zu machen, fühlte sich aber schuldig, weil er meinte, dass er das tun »sollte«. Seine Diätmentalität über Bord zu werfen war ein Meilenstein für James. Ihm wurde klar, dass er kein Versager war, sondern dass das System der Diäten selbst die Falle war, die ihn immer wieder hatte scheitern lassen.

Heute hat James durch intuitives Essen seinen Weg zurück aus dem Teufelskreis gefunden. Er hat nicht mehr das Gefühl, eine Diät machen zu »sollen« und ist glücklich und noch etwas erstaunt, dass sich sein Gewicht normalisiert hat, obwohl er alles isst, was er möchte.

Prinzip 2
Honorieren Sie Ihren Hunger

Ernähren Sie Ihren Körper nach seinen biologischen Bedürfnissen durch eine angemessene Energie- und Kohlenhydratzufuhr. Sonst kann leicht das Bedürfnis entstehen, zu viel zu essen. Sind Sie erst einmal überhungert, treten alle guten Absichten, mäßig und bewusst zu essen, in den Hintergrund. Zu lernen, auf erste biologische Hungersignale zu hören, ist die Voraussetzung, um wieder Vertrauen zu sich selbst und seinem Körper aufzubauen.

Für Tim war ein entscheidender Schritt auf dem Weg zum intuitiven Esser, auf seinen biologischen Hunger zu hören. Tim war Arzt und hatte während seiner medizinischen Ausbildung eine Diät nach der anderen gemacht, während er versuchte, ein extremes Arbeitspensum von über achtzig Stunden in der Woche durchzuhalten. Er hatte fast immer Hunger, ignorierte diese Signale seines Körpers jedoch, weil er »auf sein Gewicht achtete«. Am Nachmittag geriet sein Essverhalten außer Kontrolle, und er gab seinen Essattacken mit Snacks aus dem Automaten nach. Bei jedem Diätversuch nahm Tim ab, dann aber bald wieder zu. Durch die körperlichen Anstrengungen hatte er die meiste Zeit wenig Energie.

Heute hat Tim gelernt, auf seine biologischen Hungersignale zu achten und ihnen Respekt zu zollen, indem er sich die Zeit nimmt, in Ruhe etwas zu essen. Er weiß jetzt, dass er auf seinen knurrenden Magen hören und frühstücken muss, bevor er zur Arbeit geht, weil er sich sonst am Vormittag nicht wirklich auf seine Patienten konzentrieren kann. Tim hat gelernt, *seinen Hunger zu honorieren*, und den einzelnen Mahlzeiten am Tag einen festen Platz einzuräumen. So fühlt er sich den ganzen Tag über voller Energie.

Prinzip 3
Schließen Sie Frieden mit dem Essen

Rufen Sie einen Waffenstillstand aus, beenden Sie den Essenskampf! Geben Sie sich die bedingungslose Erlaubnis zu essen. Wenn Sie sich ein bestimmtes Nahrungsmittel verbieten, kann das intensive Gefühle von Entbehrung hervorrufen, die zu unkontrollierbaren Gelüsten führen und oft in Essattacken enden. Geben Sie Ihrem Bedürfnis schließlich doch nach, ist das Ergebnis oft ein Sich-Überessen plus Schuldgefühl.

Nancy ist Serviererin und ihr Arbeitsumfeld ein Gourmet-Restaurant, das eine Reihe köstlicher Speisen im Angebot hat. Bevor Nancy zur intuitiven Esserin wurde, hielt sie sich tapfer von all den verführerischen Dingen im Restaurant fern. Jeden Abend verließ sie ihre Arbeitsstelle physisch erschöpft und mit quälenden Visionen von all den leckeren Sachen, die sie sich verbot. Ihr Widerstand hielt an, bis geschah, was sie veranlasste, ihren ersten Termin bei uns zu vereinbaren. Denn in der Woche davor gab es für sie plötzlich nur noch ein Verlangen: zu essen. Und sie aß, aber wie!

Bei Nancy trat als Folge des Entbehrungsgefühls die »Letzte-Abendmahl«-Wirkung ein. Ihr Körper zeigte eine Gegenreaktion, weil sie sich nicht erlaubt hatte, ihre Lieblingsspeisen anzurühren.

Heute ist Nancy eine intuitive Esserin, die isst, was ihr gefällt, in ihrem Gourmet-Restaurant und auch sonst. Weder schränkt sie die Speisen ein, die sie mag, noch isst sie zu viel davon oder fühlt sich schuldig. Sie hat sogar entdeckt, dass einige der Gerichte, die so verlockend aussahen, ihr gar nicht schmecken! Nancy hat *Frieden mit dem Essen* geschlossen und genießt das Gefühl der Freiheit, das sie seitdem empfindet.

Prinzip 4
Sagen Sie der Essenspolizei den Kampf an

Rufen Sie den Gedanken in Ihrem Kopf ein lautes »Nein!« entgegen, die Ihnen weismachen wollen, dass Sie »gut« sind, wenn Sie unter tausend Kalorien am Tag zu sich nehmen, oder dass Sie »schlecht« sind, weil Sie ein Stück Schokoladenkuchen gegessen haben. Die Essenspolizei überwacht die Einhaltung der unvernünftigen Regeln, die die Diäten hinterlassen haben. Sie davonzujagen ist ein wesentlicher Schritt, um zum intuitiven Essen zurückzukehren.

Linda war als Jugendliche eine hervorragende Kurzstreckenläuferin, die für die Ausscheidungskämpfe der Olympischen Spiele trainierte. Ihr Trainer hatte einen starken Einfluss auf sie, und noch heute hallt seine Stimme in ihr nach: »Um wettbewerbsfähig zu sein, musst du Diät halten, damit du kaum Körperfett hast.«

Ein jahrelanges Auf und Ab ihres Gewichts war die Folge davon, dass Linda monotonen Diättonbändern in ihrem Kopf gehorchte. Lindas Essenspolizei wurde mit jeder Diät und jeder Ermahnung ihres Trainers stärker.

Die Wende für Linda kam, als sie entdeckte, wie sie gegen die Essenspolizei angehen konnte. Sie lernte, den inneren kritischen Stimmen zu widersprechen, die versuchten, ihre Essensauswahl einzuschränken. Sie lernte, ihnen ihre eigenen Botschaften über Nahrung entgegenzusetzen und ihre eigenen Essensentscheidungen nicht zu verurteilen.

Nachdem die Essenspolizei zum Schweigen gebracht worden war, setzte sich die Stimme der intuitiven Esserin wieder durch. Linda hat keine Schuldgefühle mehr, und ihr Gewicht hat sich ohne Diät auf seinem natürlichen Niveau stabilisiert.

Prinzip 5
Spüren Sie Ihre Sättigung

Hören Sie auf Ihre Körpersignale, die Ihnen sagen, wenn Sie satt sind. Machen Sie in der Mitte einer Mahlzeit oder eines Snacks eine Pause und fragen Sie sich, wie das Essen schmeckt und wie hoch Ihr Sättigungsgrad ist.

Jackie war ein Partygirl. Sie liebte das Leben und das Essen. Aber sie konnte schlecht aufhören zu essen, sie merkte oft nicht, wann ihre Sättigung einsetzte, und aß, bis sie sich unangenehm vollgestopft fühlte. Am Morgen nach einer Party schwor sie sich immer wieder: »Ich will nie wieder etwas essen. Ich fühle mich schlecht und vollgestopft und aufgebläht, und ich hasse diese Fleischrolle um meine Mitte.«

Für Jackies Reise zum intuitiven Essen war es am wichtigsten, das *Spüren ihrer Sättigung* zu erlernen. Sie konzentrierte sich darauf, den Übergang von einem leeren Magen zu einem leicht vollen Magen wahrzunehmen. Bald lernte sie, die Signale der Sättigung zu spüren, die während einer Mahlzeit langsam einsetzten.

Für Jackie wurde es leichter, die Sättigungssignale ihres Körpers zu respektieren, als sie ganz sicher wusste, dass sie immer wieder essen konnte, wenn sie Hunger verspürte (auch wenn es nur eine Stunde später war), und dass ihr jederzeit ihre Lieblingsspeisen zur Verfügung standen. Jackie machte eine interessante Entdeckung: Wenn sie ihre Sättigungssignale respektierte und ihren Teller wegschob, wenn *sie* fertig war, hatte sie das Gefühl, sich selbst mehr zu respektieren – und fühlte sich auch am Morgen nach einer Party großartig.

Prinzip 6
Entdecken Sie den Genussfaktor

In unserem verbissenen Eifer, dünn und gesund zu sein, übersehen wir oft eins der größten Geschenke des Lebens – den Genuss und die Zufriedenheit, die uns das Erlebnis des Essens geben kann. Gönnen Sie sich dieses Erlebnis, und Sie werden merken, dass Sie viel weniger essen, bevor Sie entscheiden, dass Sie »genug« haben.

Denise ist Produktionsassistentin beim Film und am Drehort jeden Tag von einer großen Auswahl »verbotenen« Essens umgeben – das sie lange Zeit »ignorierte«. Wenn sie Pommes frites wollte, entschied sie sich edelmütig für eine einfache Backkartoffel. Wenn die Kekse sie lockten, gab sie sich mit Obst zufrieden. Nachdem Denise erkannt hatte, dass alle so tapfer von ihr gewählten Ersatzspeisen ihr nur den Magen füllten, sie aber nicht zufrieden machten, wagte sie das Experiment zu essen, worauf sie Lust hatte. Erfreut stellte sie fest, dass sie jetzt nicht nur mit Genuss aß, sondern nach der ersten Portion aufhörte, weil sie sich satt fühlte – und manchmal ließ sie sogar etwas übrig! Denise *hatte den Zufriedenheitsfaktor beim Essen entdeckt* – und isst nun weniger als zuvor.

Prinzip 7
Bewältigen Sie Ihre Gefühle ohne den Einsatz von Essen

Finden Sie Wege, um sich zu trösten oder abzulenken und Ihre emotionalen Schwierigkeiten zu bewältigen, ohne dafür Essen einzusetzen. Angst, Einsamkeit, Langeweile und Ärger sind Emotionen, die wir alle erfahren. Essen kann kurzfristig ein Trost sein, von Schmerz ablenken oder durch einen »Essens-Kater« betäuben. Aber es löst das Problem nicht. Wenn man emotionalen Hunger mit Essen stillt, wird man sich langfristig nur noch schlechter fühlen. Letztlich muss man sich doch mit der Ursache der Emotion befassen und nun auch noch mit dem Unbehagen, sich übergessen zu haben.

Marsha ist Schriftstellerin, die meist zu Hause arbeitet. Sie liebt ihre Arbeit, hat aber manchmal Schreibblockaden. Um ihre Angespanntheit beim Suchen nach den richtigen Wörtern zu lösen, ging sie viele Male am Tag in die Küche und holte sich einen Snack. Marsha *benutzte* Essen, um ihre Arbeit zu schaffen.

Lisa ist vierzehn Jahre alt, und wenn sie nach der Schule nach Hause kam, ließ sie sich früher mit einer Tüte Kartoffelchips vorm Fernseher nieder. Lisa *benutzte* Essen, um ihre Hausaufgaben aufzuschieben.

Bevor Marsha und Lisa intuitive Esserinnen wurden, versuchten sie mit den Problemen ihres Lebens klarzukommen, indem sie Essen als Ablenkung, als Trost und zur Beruhigung benutzten. Doch bald lernten sie, das von ihnen gewählte Essen zu genießen, in einer einladenden Umgebung zu essen und ihren biologischen Hunger zu honorieren. Ihre neue Beziehung zum Essen brachte ihnen auch größere Klarheit – sie konnten jetzt leichter ein Verlangen nach Essen von einem emotionalen Bedürfnis unterscheiden.

Marsha und Lisa lernten, mit ihren Problemen umzugehen, *ohne Essen zu benutzen*, und andere Wege zu finden. Jetzt heben sie sich das Essen für die Zeiten auf, in denen es ihnen wirklich ein Gefühl der Zufriedenheit gibt, und sie essen viel weniger.

Prinzip 8
Respektieren Sie Ihren Körper

Akzeptieren Sie Ihre genetische Veranlagung. So wie eine Person mit Schuhgröße neununddreißig nicht erwarten würde, dass ihre Füße sich in Schuhe der Größe sechsunddreißig quetschen ließen, wäre es gleichermaßen vergeblich (und unbequem), eine solche Erwartung an die eigene Körpergröße und -form zu stellen. Respektieren Sie Ihren Körper, dann fühlen Sie sich auch besser mit sich selbst. Sie können nur schwer die Diätmentalität ablegen, wenn Sie Ihrem eigenen Körper kritisch gegenüberstehen und unrealistische Erwartungen an Ihre Körperform haben.

Eins der wichtigsten Ziele auf dem Weg zur intuitiven Esserin war für Andrea, *ihren Körper zu respektieren*. Andrea war fünfzig und hatte vier Kinder geboren. Ihr Körper hatte ihr immer gut gedient, während der Schwangerschaften, auf Reisen, bei der Arbeit und beim Sport. Aber Andrea brachte viel Zeit damit zu, ihren Körper zu kritisieren und den Tagen nachzutrauern, in denen sie jünger und dünner gewesen war. Je mehr sie sich selbst negativ kommentierte, desto größer wurde ihre Verzweiflung. Um sich zu trösten, aß sie, auch wenn sie keinen Hunger hatte. Manchmal überaß sie sich auch als Bestrafung, weil sie so »schlimm« aussah.

Als Andrea aufhörte, sich ständig mit anderen Frauen zu vergleichen, und anfing, ihren Körper zu respektieren, aß sie weniger und achtete mehr auf sich. Andrea wurde eine intuitive Esserin, war stolz auf ihre Leistungen und hatte nicht mehr den Wunsch, den »perfekten« Körper zu haben.

Prinzip 9
Bewegung – Fühlen Sie den Unterschied

Vergessen Sie exzessiven Sport. Werden Sie einfach aktiv und *fühlen* Sie den Unterschied. Konzentrieren Sie sich darauf, wie es sich anfühlt, Ihren Körper zu bewegen, anstatt darauf, wie viele Kalorien gerade verbrannt werden. Wenn Sie daran denken, wie Sie sich nach Bewegung fühlen, zum Beispiel voller Energie, dann kann es durchaus passieren, dass Sie sich für einen erfrischenden Morgenspaziergang aus dem Bett rollen, anstatt den Snooze-Knopf am Wecker zu drücken. Beim Aufwachen gleich ans Abnehmen zu denken ist bestimmt keine gute Motivation.

Miranda hatte die komplette Ausstattung einer Frau, die regelmäßig Sport treibt – eine Mitgliedschaft im Fitnessstudio, einen Heimtrainer, Sportkleidung und -schuhe. Es gab nur ein Problem – sie machte keinen Sport. Sie hatte fast genauso viele neue Trainingsprogramme ausprobiert wie Diäten. Es war ein Teufelskreis: Sie begann eine Diät und gleichzeitig ein neues Sportprogramm, um dann mit beidem wieder aufzuhören. Und genau da lag ihr Problem. Miranda hatte nie wirklich die Freude an der Bewegung gespürt. Einer der Gründe war, dass sie sehr wenig Energie hatte, wenn sie gleichzeitig wenig aß. Wenn man sich zum Sport zwingt, ohne die Energie dafür zu haben, fühlt sich die Bewegung nicht gut an. Sport war bei Miranda immer mit großer Mühe verbunden. Nur die anfängliche Begeisterung und der erste Schwung der Diät trugen sie eine kurze Zeit durch ein monotones Workout.

Als Miranda anfing, ihren Körper zu ernähren, indem sie *ihren Hunger honorierte*, fühlte sie sich besser und erwog, mit einem Laufprogramm zu beginnen. Da das Ziel ihrer Bewegung nicht mehr das Abnehmen war, sondern das Sich-Wohlfühlen, fing sie tatsächlich an, das Laufen zu genießen. Zum ersten Mal in ihrem Leben trieb Miranda regelmäßig Sport, und es machte ihr Spaß.

Prinzip 10
Erhalten Sie Ihre Gesundheit mit sanfter Ernährung

Entscheiden Sie sich für Nahrungsmittel, die Ihre Gesundheit und Ihre Geschmacksknospen ehren und dazu führen, dass Sie sich wohlfühlen. Denken Sie daran, dass Sie sich nicht nach irgendwelchen Richtlinien ernähren müssen, um gesund zu sein. Von einem Snack, einer Mahlzeit oder einem Essenstag bekommen Sie nicht plötzlich ein Nährwertdefizit oder nehmen zu. Es kommt darauf an, was Sie regelmäßig über längere Zeit essen.

Obwohl Louise sich von den ewigen Diäten abgewandt hatte, zählte sie immer noch peinlich genau Kalorien – eigentlich hielt sie weiterhin Diät. Hauptsächlich ernährte sie sich von fettfreien Nahrungsmitteln, die nach ihrer Ansicht gesund waren und keine Gefahr für ihr Gewicht darstellten. Louise konnte nicht verstehen, warum sie immer noch Essanfälle hatte. Als ihr klar wurde, dass sie Ernährung als Diätwaffe benutzte statt als Weg zur Gesundheit, fing sie an, ihr Essen auf andere Art auszuwählen. Louise ehrte ihre Geschmacksknospen und hörte auf ihren Körper, indem sie darauf achtete, wie sie sich nach dem Essen bestimmter Nahrungsmittel fühlte. Das Essen machte sie jetzt zufriedener als zuvor, und ihre Essanfälle hörten auf.

4. Den intuitiven Esser wecken: Stufen

Ob beim Wandern oder beim Erlernen eines neuen, zufriedener machenden Essstils: Sie werden unterwegs verschiedene Teilabschnitte durchschreiten – wir nennen sie Stufen. Die Zeitspanne, die für eine bestimmte Stufe gebraucht wird, unterscheidet sich von Person zu Person. Zum Beispiel hängt sie bei neuen Wanderwegen davon ab, wie fit man ist, wie man mit der Angst vor neuen Wegen umgeht, wie viel Zeit man sich für die Wanderung nehmen will und wie sich die Umstände unterwegs gestalten. Auf ähnliche Art hängt Ihre Reise zurück zum intuitiven Essen davon ab, wie lange Sie Diäten gemacht haben, wie stark Ihre Diätmentalität verankert ist, wie lange Sie Essen eingesetzt haben, um mit dem Leben fertigzuwerden, wie bereit Sie sind, sich selbst zu vertrauen, und wie bereit Sie sind, das Abnehmen zurückzustellen und dem Ziel, ein intuitiver Esser zu werden, oberste Priorität zu geben.

Manchmal werden Sie innerhalb einer Stufe voran-, zurück- und wieder vorangehen. Akzeptieren Sie das als normalen Teil des Prozesses, dann wird gar nicht erst das Gefühl aufkommen, dass Sie zurückfallen oder keinen Fortschritt machen.

Bedenken Sie immer, dass die Reise zum intuitiven Essen

ein *Prozess* ist, zu dem auch Höhen und Tiefen gehören, anders als bei einer Diät, wo die übliche Erwartung ein stetig wachsender Fortschritt ist (eine bestimmte Menge Gewicht in einer bestimmten Zeitspanne abzunehmen). Der Weg zum intuitiven Essen ist wie das Investieren in einen langfristigen Anlagefonds. Im Laufe der Zeit werden Sie eine Rendite auf Ihre Investition erhalten, trotz der täglichen Schwankungen der Börsenkurse.

An diesem Punkt halten wir es für wichtig, ein klärendes Wort zu dem unbedingten Bedürfnis, abnehmen zu wollen, zu sagen. Bei einigen wird der Körper zu seinem natürlichen Gewicht zurückkehren und dabei bleiben. Dieses Gewicht kann niedriger sein als Ihr momentanes. Um eine Vorstellung zu haben, ob das auf Sie zutreffen wird, stellen Sie sich die folgenden Fragen: Haben Sie meistens über ein angenehmes Sättigungsgefühl hinaus gegessen? Haben Sie immer viel zu viel gegessen, wenn Sie sich auf Ihre nächste Diät vorbereiteten (in dem Wissen, dass Ihnen während der Diät viele Speisen verboten sein würden)? Essen Sie, ohne Hunger zu haben, um mit schwierigen Situationen fertigzuwerden oder um die Zeit auszufüllen, wenn Sie sich langweilen? Hatten Sie einen Widerstand gegen sportliche Betätigung? Machen Sie nur Sport, während Sie auf Diät sind? Lassen Sie Mahlzeiten aus oder warten Sie mit dem Essen, bis Sie heißhungrig sind, nur um zu merken, dass Sie dann gar nicht mehr aufhören können zu essen? Fühlen Sie sich schuldig, wenn Sie sich entweder überessen oder Dinge essen, die Sie selbst als »schlechtes Essen« ansehen, woraufhin Sie nur noch mehr essen? Wenn Sie auf einige dieser Fragen oder auf alle mit »Ja« geantwortet haben, dann ist es wahrscheinlich, dass Sie im Moment mehr wiegen als das, was für Ihren Körper normal wäre. Es ist auch wahrscheinlich, dass Sie als Ergebnis des Prozesses, der zum intuitiven Essen führt, schließlich zu Ihrem natürlichen, gesunden Gewicht zurückkehren werden. Aber behalten Sie im Kopf, dass das Abnehmen auf jeden Fall zurückgestellt werden *muss*.

Haben Sie erst einmal alle Diäten aufgegeben, werden Sie viel weniger essen und ein natürliches Bedürfnis nach regelmäßiger Bewegung haben. Sie werden merken, dass sich Ihr Körper viel besser fühlt, wenn Ihr Magen nicht überfüllt ist, wenn Ihre Muskeln fest sind und Ihr Herz fit ist. Und während Ihre Gedanken über das Essen und Ihren Körper sich nach und nach verändern, werden Sie sich immer ruhiger fühlen, und die chronische Angst, die jetzt noch bei jeder Essensauswahl im Hintergrund lauert, wird verschwinden.

Im Laufe der Jahre haben wir feststellen können, dass der Lernprozess unserer Patienten, durch den sie zum intuitiven Esser werden, in fünf aufeinander aufbauenden Stufen voranschreitet. Die folgende Beschreibung dieser Stufen soll Ihnen eine Vorstellung davon vermitteln, was Sie auf Ihrer eigenen persönlichen Reise erwartet.

STUFE EINS:
BEREITSCHAFT – NIE WIEDER DIÄT!

Der Vorsatz, nie wieder eine Diät machen zu wollen, ist für die meisten der Anfang. Sie sind sich schmerzlich bewusst, dass jeder Versuch abzunehmen »scheiterte«. Sie haben es satt, jeden Tag danach zu bewerten, ob die Waage ein oder zwei Pfund mehr oder weniger anzeigt. Sie wollen nicht länger die ganze Zeit ans Essen denken und sich Sorgen machen, was, wie und wann Sie essen dürfen.

Im Moment wiegen Sie vielleicht mehr als je zuvor, oder Sie mögen Ihren Körper einfach nicht. Sie haben das Gespür für die Signale verloren, die Ihnen sagen, wann Sie Hunger haben und wann Sie satt sind. Sie haben vergessen, was Sie wirklich gerne essen, und essen stattdessen Speisen, von denen Sie denken, dass Sie sie essen »sollten«. Sie essen aus Frust und stopfen sich voll, ohne sich danach besser zu fühlen.

Aber: Sie sind bereit, etwas dagegen zu tun und sich auf den Prozess einzulassen, der Sie zurückbringt zum intuitiven Essen.

STUFE ZWEI:
ERFORSCHUNG – BEWUSSTES LERNEN UND
STREBEN NACH GENUSS

Diese Stufe dient dem Erforschen und Entdecken. Sie durchlaufen eine Phase größerer Bewusstheit, die Ihnen hilft, wieder mit Ihren Körpersignalen in Kontakt zu kommen und Hunger, Geschmacksvorlieben und Sättigung zu spüren. Dieses Sich-Bewusstmachen mag Ihnen anfangs vielleicht unbequem, eventuell sogar zwanghaft erscheinen. Aber es ist etwas anderes als obsessives Denken. Obsessives Denken ist sorgenvoll und quält einen ständig. Bewusstheit ist zielgerichteter. Sie tritt auf den Plan, wenn Sie an Essen denken, verschwindet aber wieder, wenn Ihr Esserlebnis beendet ist.

Sie werden in dieser Phase *Ihren Frieden mit dem Essen schließen*, indem Sie sich die bedingungslose Erlaubnis zum

Essen geben. Sie werden lernen, Schuldgefühle aufzugeben, und den Genussfaktor beim Essen entdecken. Je zufriedener das Essen Sie macht, desto weniger werden Sie an Essen denken, wenn Sie satt sind.

Sie werden mit Nahrungsmitteln experimentieren, die Sie seit langem nicht mehr gegessen haben. Dazu gehört, dass Sie Ihre wirklichen Essensvorlieben und -abneigungen herausfinden. Vielleicht entdecken Sie sogar, dass Sie den Geschmack einiger Speisen gar nicht mögen, von denen Sie geträumt haben!

Sie werden jetzt lernen, *Ihren Hunger zu honorieren* und Ihre Körpersignale zu erkennen, die Ihnen die vielen Abstufungen eines Hungergefühls anzeigen. Und Sie werden lernen, diese biologischen Signale von den emotionalen Signalen zu trennen, die Sie vielleicht bisher auch mit Essen beantwortet haben. Wenn Sie Essen eingesetzt haben, um mit unangenehmen Emotionen fertigzuwerden, merken Sie vielleicht, dass Sie Ihre Gefühle plötzlich *spüren*, was zu Unwohlsein, Traurigkeit oder manchmal sogar Depressionen führen kann.

Vielleicht essen Sie zunächst größere Mengen, als Ihr Körper braucht. In dieser Phase ist das *Respektieren Ihrer Sättigung* noch schwierig, weil Sie Zeit brauchen, um mit den Mengen zu experimentieren. Sie brauchen auch Zeit, um wieder Vertrauen zum Essen zu entwickeln und um das Gefühl in sich zu verankern, dass es in Ordnung ist, wenn Sie essen.

Der größte Teil Ihrer Nahrung könnte jetzt aus Fett und Zucker bestehen. *Die Art, wie Sie auf dieser Stufe essen, ist nicht das Essensmuster, das Sie für Ihr ganzes Leben etablieren oder annehmen wollen.* Sie merken wahrscheinlich, dass

Ihre Nährwertbalance nicht im Gleichgewicht ist, und vielleicht fühlen Sie sich auch physisch während dieser Zeit nicht in Topform. All das ist normal und zu erwarten. Sie müssen sich für diese Stufe so viel Zeit nehmen, wie Sie brauchen. Denken Sie daran, dass Sie Jahre voller Entbehrung, negativen Selbstgesprächen und Schuldbewusstsein gutmachen müssen.

STUFE DREI:
KRISTALLISATION

Auf dieser Stufe kommt die Ihnen angeborene Weisheit, die unter den Rückständen der Diäten verschüttet war, wieder zum Vorschein. Die Ergebnisse der Forschungen der vorherigen Stufe beginnen sich zu verfestigen, und manches fühlt sich schon wie eine solide Verhaltensänderung an. Sie werden merken, dass Ihre Essensauswahl und Ihre Reaktionen auf biologische Signale schon intuitiver stattfinden.

Ihr Vertrauen wächst – sowohl in Ihr Recht zu wählen, was Sie wirklich essen wollen, wie auch darin, dass Sie sich auf Ihre biologischen Signale verlassen können. Sie spüren eine gesteigerte Zufriedenheit bei den Mahlzeiten.

An diesem Punkt honorieren Sie fast immer Ihren Hunger, und wenn Sie Hunger haben, können Sie leichter erkennen, nach welcher Art Essen Ihnen ist. Sie *schließen weiter Frieden mit dem Essen.*

Auf dieser Stufe ist neu, dass Sie leichter in der Mitte einer Mahlzeit eine Pause machen können, um bewusst einzuschätzen, wie weit Ihr Magen schon gefüllt ist. Sie werden in der Lage sein, die Sättigung wahrzunehmen, auch wenn Sie merken, dass Sie oft nach den Sättigungszeichen noch weiteressen. Vielleicht werden Sie die meiste Zeit noch Speisen wählen, die Ihnen vorher verboten waren, aber Sie werden feststellen, dass Sie nicht mehr so viel davon brauchen, um zufrieden zu sein.

Wenn Sie ein emotionaler Esser waren, werden Sie jetzt geschickter darin sein, biologische Hungersignale von emotionalem Hunger zu unterscheiden, und Wege finden, um sich zu trösten oder abzulenken, ohne dafür Essen einzusetzen.

Behalten Sie im Kopf, dass Sie das Abnehmen zurückstellen müssen. Viel wichtiger als abzunehmen ist ein Gefühl von Zufriedenheit und Energie, das Sie mehr und mehr spüren werden.

STUFE VIER:
DER INTUITIVE ESSER ERWACHT

Auf dieser Stufe wird all die Arbeit, die Sie schon geleistet haben, mit einem angenehmen, frei fließenden Essstil belohnt. Wenn Sie Hunger haben, wählen Sie das, was Sie wirklich essen möchten. Und weil Sie wissen, dass Sie immer, wenn Sie Hunger haben, wieder essen können, fällt es Ihnen leicht, mit dem Essen aufzuhören, wenn Sie angenehm satt sind.

Vielleicht wählen Sie manchmal gesünderes Essen, nicht weil Sie glauben, dass Sie das sollten, sondern weil Sie sich nach solchem Essen *körperlich besser fühlen*. Das dringende Bedürfnis, sich selbst zu beweisen, dass Sie Speisen essen dürfen, die Ihnen vorher verboten waren, hat nachgelassen.

Wenn es schwierig für Sie war, mit Ihren Gefühlen umzugehen, haben Sie nun weniger Angst, sie auszuhalten, und

Sie werden geschickter darin, sie zu meistern. Es wird normal, gesunde Alternativen zu finden, um sich abzulenken und zu trösten.

Ihr Friedensvertrag mit dem Essen ist fest etabliert, und Sie haben alle Konflikte und Reste von Schuldgefühlen hinter sich gelassen, die Sie wegen Essensentscheidungen hatten. Sie haben aufgehört, Ihren Körper zu kritisieren und respektlose Kommentare über ihn von sich zu geben. An diesem Punkt ist Ihr Körper auf dem Weg, sich seinem natürlichen Gewicht anzunähern.

STUFE FÜNF:

DIE LETZTE STUFE – SCHÄTZEN SIE DEN GENUSS

Es ist so weit – Sie sind ein intuitiver Esser. Sie können Hunger und Sättigung respektieren. Endlich fühlen Sie sich nicht mehr schuldig, weder wegen Ihrer Essensauswahl noch wegen der Essensmenge – und Sie können das Essen genießen.

Weil Ihr Essstil für Sie zu einer Quelle der Freude anstatt einer ständigen Belastung geworden ist, werden Sie Ernährung und Bewegung auf andere Art erleben. Sport stellt keine Last mehr dar, und Bewegung wird Ihnen mit der Zeit verlockend erscheinen, weil Sie sich dann besser *fühlen*, körperlich und geistig. Essen ist zu einem Weg geworden, um sich körperlich möglichst gut und gesund zu fühlen.

Wenn Sie die letzte Stufe erreicht haben, wird Ihr Gewicht Ihrer Größe und Körperform entsprechen. Wenn Ihr Gewicht schon vorher normal war, wird es so bleiben, ohne dass Sie sich bemühen müssen.

Und schließlich werden Sie sich innerlich gestärkt fühlen

und geschützt vor Mächten von außen, die Ihnen sagen, was und wie viel Sie essen sollen und wie Ihr Körper aussehen sollte. Sie werden sich endlich frei fühlen von der Last der Diäten.

Sie können es schaffen!

Diese Veränderungen in Ihrem Essverhalten und Ihren Gedanken erscheinen Ihnen im Moment vielleicht unerreichbar oder beängstigend. In den nächsten Kapiteln beschreiben wir ausführlich, wie man jedes einzelne Prinzip auf dem Weg zum intuitiven Esser umsetzen kann. Und Sie werden erfahren, wie andere, die einst eine Diät nach der anderen gemacht haben, zu intuitiven Essern wurden und wie sich dadurch ihr Leben verändert hat – und dass das auch Ihnen möglich ist!

5. Prinzip 1:
Legen Sie die Diätmentalität ab

Sich für immer von allen Diäten zu verabschieden, kann
Angst und ein Gefühl der Lähmung erzeugen – wenn Sie eine
Diät machen, ruinieren Sie Ihren Stoffwechsel und nehmen
im Nachhinein zu, und wenn Sie keine Diät machen, nehmen
Sie *noch mehr* zu. Das intuitive Essen ist der Ausweg aus die-
sem Teufelskreis.

Die Diätlücke

Für viele sind Diäten eine Stütze, die dem Leben Struktur verleiht. Häufig beginnt man eine Diät in Übergangszeiten: in
der Pubertät, dem Übergang vom Kind zum Jugendlichen;
nach dem Auszug von zu Hause; nach einer Heirat; nach dem
Beginn einer neuen Arbeit oder wenn man Probleme in der
Ehe hat. Auch wenn die Diät vergeblich war, hat sie doch eine
einfache Hoffnung ins gerade komplizierte Leben gebracht –
die gespannte Erwartung eines schnellen Gewichtsverlustes
und die Freude, wenn der Zeiger auf der Waage jeden Tag
weniger anzeigt. Und insgeheim hoffen viele, dass die Diät
ihr Aussehen und ihr Gefühl von sich selbst revolutionieren
und vielleicht sogar ihr Leben verändern wird. Verabschieden

Sie sich endgültig von der gespannten Erwartung einer neuen Diät, dann lassen Sie damit auch die falschen Hoffnungen und die Frustrationen hinter sich: Eine Diät kann Ihre Probleme mit Familie, Freunden, im Beruf und mit Ihrem Selbstwert nicht lösen!

Die »Eine-letzte-Diät«-Falle

Der erste Schritt auf dem Weg zum intuitiven Esser ist das Ablegen der Diätmentalität. Aber auch wenn Sie sich sicher sind, dass Diäten keinen Erfolg haben können und Körper (und Geist) schaden, kann dies ein schwieriger erster Schritt sein – denn Sie müssen die Hoffnung, dass eine einzige letzte Diät Ihnen helfen kann, loslassen. Und so beginnt das vertraute Flehen eines chronisch Diäthaltenden: »Lass mich nur noch soundso viel Pfunde abnehmen, und *nachdem* ich sie abgenommen habe, werde ich alles in Ordnung bringen.« Aber solange Sie sich an die Hoffnung klammern, dass eine schnelle, kleine Diät Ihr Gewichtsproblem lösen und Sie in eine neue Person verwandeln wird, sind Sie nicht frei von der Tyrannei der Diäten. Der Versuchung von »Nur-noch-eine-letzte-Diät« nachzugeben ist eine der größten Fallen, weil sie die Wirklichkeit leugnet – Diäten funktionieren nicht!

Jackie hatte seit ihrem dreizehnten Lebensjahr regelmäßig Diäten durchgeführt. Als sie in die Praxis kam, dachte Jackie, dass sie bereit sei, Diäten ein für alle Mal aufzugeben. Innerhalb von drei Monaten machte Jackie große Fortschritte. In ihrem Fall bedeutete das, dass sich ihr Gewicht stabilisierte, anstatt dass sie zunahm. Zum ersten Mal normalisierte sich ihre Beziehung zum Essen, und sie machte sich nicht mehr ständig Sorgen darum. Aber sie wollte eine Pause von der Arbeit mit uns machen. Fünf Monate später rief Jackie an – sie wollte unbedingt wieder zurückkommen. Sie sagte, dass sie es nun »endlich verstanden hätte«. Jackie gestand uns, dass sie während der ersten Arbeit mit intuitivem Essen heimlich immer gehofft hatte, dass eine kleine Diät alles sei, was sie bräuchte. Sie dachte, wenn sie schnell ein paar Pfunde verlöre, könne sie an ihren »wirklichen Problemen mit dem Essen« arbeiten, ohne sich Sorgen wegen ihres Körpers machen zu müssen. Dann hätte sie auch mehr Geduld. Diese Gedanken waren mit der Grund, warum sie die Arbeit mit uns beendete.

Nachdem Jackie die Stunden mit uns aufgegeben hatte, machte sie zwei Schnelldiäten, was zu einer Katastrophe führte. Sie verlor zunächst in kurzer Zeit zehn Pfund (durch Saftfasten und intensiven Sport) und war begeistert. Sie war so »motiviert«, dass sie glaubte, wenn sie durch eine Trennkost-Diät noch einmal zehn Pfund abnehmen würde, wären all ihre Probleme beseitigt. Das Gegenteil war der Fall. Sie war stärker als je vom Essen besessen und hatte mehr und mehr Essanfälle. Sie nahm jedes einzelne Pfund wieder zu, wurde noch schwerer und noch frustrierter und hatte kein Vertrauen mehr in sich selbst, mit Essen umgehen zu können.

Jede Diät ist wie ein Hula-Hoop um Ihren Körper. Anfangs können Sie ihn noch mühelos in Bewegung halten. Aber schließlich unterbrechen die vielen Lagen von Hula-Hoops Ihren normalen Rhythmus und werden zur Behinderung. Sie können sie nicht mehr kreisen lassen – Sie können sich nicht einmal mehr bewegen. Vielleicht möchten Sie entgegnen, dass Sie aber ein besseres *Gefühl* von sich selbst haben, *während* Sie bei einer Diät abnehmen. Studien haben jedoch gezeigt, dass Verbesserungen des psychischen Wohlbefindens, die im Zusammenhang mit Gewichtsverlust stehen, genauso zeitlich begrenzt sind wie die Gewichtsabnahme selbst. Die »guten Gefühle« verschwinden mit den wieder zugenommenen Pfunden, und bestehende Probleme mit Selbstwertgefühlen und allgemeinen psychischen Prozessen kehren zurück.

Pseudo-Diäthalten

Viele unserer Klienten sagen: »Ich habe es aufgegeben, Diäten zu machen«, aber sie haben noch immer Probleme, die Diätmentalität abzulegen. Sie richten sich vielleicht nach keinem bestimmten Diätprogramm mehr, doch die durch die vielen Diäten verinnerlichten Gedanken bleiben. Hier sind einige Merkmale einer Pseudo-Diät:

- *Genaues Zählen von Kohlenhydraten* ist die moderne Version des Kalorienzählens. Während es völlig richtig ist, auf sein Essen zu achten, ist das Zählen von Kohlenhydratgrammen aus Gründen der Gewichtskontrolle nichts anderes als das Zählen von Kalorien.
- *Nur »sichere« Nahrungsmittel essen.* Das bedeutet normalerweise, sich über das Zählen von Kohlenhydratgrammen hinaus an fettfreie und/oder kalorienarme Nahrungsmittel zu halten. Doch wie schon betont – ein Nahrungsmittel, eine Mahlzeit oder ein Tag entscheidet *nicht* über Ihre Gesundheit oder Ihr Gewicht.

- *Nur zu bestimmten Zeiten am Tag essen*, ob man Hunger hat oder nicht, ist eine häufige Nachwirkung von Diäten, vor allem die Regel, nach einer bestimmten Zeit am Abend nichts mehr zu essen, zum Beispiel nach achtzehn Uhr. Wie sieht die Wirklichkeit aus? Unser Körper ist nicht mit einem Uhrwerk ausgestattet, und wir können nicht zu einer bestimmten Zeit unseren Bedarf an Energie abschalten. Dies kann vor allem für jemanden zum Problem werden, der nach der Arbeit Sport treibt, erst um halb acht nach Hause kommt und glaubt, dass es zu spät zum Essen sei, weil er sonst zu viel ansetzt. Während es durchaus vernünftig ist, nicht mit vollem Magen zu Bett zu gehen, weil das Unbehagen hervorrufen kann, ist es völlig unvernünftig, einem hungrigen Körper *jegliches* Essen zu verweigern.
- *Sich bestrafen, weil man »schlechte« Nahrungsmittel gegessen hat*, zum Beispiel Kekse, Käsekuchen oder Eiscreme. Die Strafe kann darin bestehen, die nächste Mahlzeit auszulassen, weniger zu essen, zu schwören, am nächsten Tag »gut« zu sein, oder mehr Sport als sonst zu treiben.
- *Sein Essen reduzieren*, vor allem wenn man sich dick fühlt oder wenn ein besonderes Ereignis wie eine Hochzeit oder ein Klassentreffen bevorsteht. Während eine Einschränkung des Essens sich harmlos anhört, führt das erstaunlicherweise häufig dazu, dass man viel zu wenig isst. Daraus folgt oft ein Überessen.
- *Hungergefühle besänftigen, indem man Kaffee oder Diätgetränke zu sich nimmt.* Dies ist ein häufiger Trick bei Diäten, um Hungergefühle zu mindern, ohne Kalorien zu sich zu nehmen.

- *Kohlenhydrate begrenzen.* Wir sind immer wieder ver-
  blüfft, wie viele Klienten erklären, sie wüssten um die
  Wichtigkeit dieses Energielieferanten, aber trotzdem eine
  zu geringe Menge an Kohlenhydraten, wie zum Beispiel
  Brot, Nudeln oder Reis, zu sich nehmen, weil sie Angst
  haben, davon zuzunehmen.

- *In der Öffentlichkeit ein »falsches Essensgesicht« auf-
  setzen.* Diese Personen essen vor anderen nur das, was
  »richtig« ist, und verkneifen sich z.B. das Dessert. Sobald
  sie allein sind, stillen sie den Heißhunger.

- *Mit jemandem anders, der auf Diät ist, in Wettstreit treten.*
  Man fühlt sich verpflichtet, genauso tugendhaft zu sein
  (oder noch tugendhafter) wie ein anderer Diäthaltender.

- *Beurteilen, was man zu essen verdient,* auf der Grundlage dessen, was man vorher am Tag gegessen hat, anstatt auf der Grundlage seiner Hungersignale. Unsere
  Klientin Sally aß zum Frühstück zwei große Schalen
  Puffreis, nachdem sie eine Stunde gejoggt war. Sie fand
  das zu viel und erlaubte sich später am Vormittag nicht
  mehr zu essen, obwohl sie großen Hunger hatte. Sally
  dachte: »Wie kann ich Hunger haben, wenn ich erst vor
  zwei Stunden ein großes Frühstück gegessen habe?«
  Tatsächlich war die Essensmenge am Morgen, obwohl
  sie größer war als Sallys übliches Frühstück, aber immer
  noch *nicht ausreichend*, weil Sally schon morgens Sport
  gemacht hatte. Ihr Körper versuchte ihr zu sagen: »Ich
  brauche eine größere Energiezufuhr.« Aber Sally fühlte
  sich schuldig, weil sie Hunger hatte. Sie fühlte sich auch
  schuldig, weil sie so viel zum Frühstück gegessen hatte,
  doch in Wirklichkeit hatte sie *zu wenig* gegessen. Nur

weil eine Mahlzeit oder ein Snack nicht der Standard-
portion Ihrer Diättage entspricht, heißt das noch lange
nicht, dass Sie zu viel essen!
- *Vegetarier werden oder glutenfrei essen, nur um abzuneh-*
  men. Ein vegetarischer Lebensstil kann eine gesunde Art
  zu essen und zu leben sein, doch wenn er aus Diätmentalität heraus übernommen wird, ist er nichts anderes als
  eine weitere Diät.

Wie Sie die Diätmentalität ablegen

Um die Diätmentalität über Bord zu werfen, braucht unser
Gehirn einen neuen Bezugsrahmen. In seinem Bestseller *Die
7 Wege zur Effektivität* erläutert Stephen Covey das Konzept des Paradigmenwechsels. Es handelt sich dabei um einen Wandel grundlegender Rahmenbedingungen, die unsere
Wahrnehmung und unser Verständnis von der Welt prägen.
In der Welt des Gewichtsmanagements sind Diäten das kulturelle Paradigma, mit dem wir unser Gewicht in Schach zu halten versuchen. Ein Paradigmenwechsel ist ein Bruch mit einer
Tradition, mit alten Denkmustern. Um den Glauben an Diäten
über Bord werfen zu können, müssen wir unser Paradigma
wechseln; nur dann können wir eine gesunde Beziehung zum
Essen und zu unserem Körper aufbauen.

Covey schreibt, dass Menschen oft geneigt sind, ein Problem
möglichst schnell abzustellen, ohne die langfristigen Folgen
zu bedenken. Eine solche Herangehensweise kann jedoch das
Problem noch verschlimmern. Er weist darauf hin, dass beim
Hinterherjagen von schnellen Ergebnissen und kurzfristigen

Vorteilen das wertvolle Kapital unseres physischen Körpers oftmals ruiniert wird.

Im Folgenden beschreiben wir Ihnen ausführlich vier Schritte, die Ihnen helfen werden, sich endgültig von Ihrer Diätmentalität zu befreien.

SCHRITT 1:

MACHEN SIE SICH DEN SCHADEN KLAR,

DEN DIÄTEN ANRICHTEN

Es gibt viele Untersuchungen rund um den Schaden, den Diäten anrichten. Sie müssen begreifen, dass dieser Schaden eine Tatsache ist und dass Ihre Probleme nur schlimmer werden, wenn Sie weiterhin Diät halten. Stellen Sie während des Lesens Ihre persönliche Inventarliste auf und fragen Sie sich, welche der Probleme Sie bereits haben. Die Erkenntnis, dass die Diäten das Problem sind, wird Ihnen helfen, den kulturellen Diäten-Mythos zu durchbrechen.

Diät-Schäden: Körperliche und gesundheitliche

In allen Jahrhunderten gab es Hungersnöte und Menschen, die an Hunger starben – leider bis heute. Das Überleben der Fittesten hieß in der Vergangenheit das Überleben der Fettesten – nur die mit ausreichenden Energiereserven (Fett) konnten eine Hungersnot überleben. Die Folge ist, dass unser Körper auf der Ebene unserer Zellen dafür ausgerichtet ist, gegen eine Hungersnot zu kämpfen. Und für den Körper ist jede Diät eine Form der Hungersnot (auch wenn sie freiwillig herbeigeführt ist).

- *Häufige Diäten bringen den Körper dazu, mehr Fett zurückzuhalten, wenn man wieder zu essen anfängt.* Bei kalorienarmen Diäten verdoppeln sich die Enzyme im Körper, die Fett *produzieren* und lagern. Dies ist ein biologischer Ausgleich, der dem Körper nach einer Diät hilft, mehr Energie oder Fett einzulagern.
- *Häufige Diäten verlangsamen das Tempo des Gewichtsverlusts*, und zwar zunehmend mit jeder Diät. Dies wurde sowohl in Studien mit Menschen als auch mit Ratten nachgewiesen.
- *Verlangsamter Stoffwechsel.* Diäten lösen im Körper einen Mechanismus aus, der durch eine Herabsetzung des Energiebedarfs eine effektivere Nutzung der ihm zugeführten Kalorien ermöglicht.
- *Häufung von Heißhunger und Essattacken.* Sowohl bei Menschen als auch bei Ratten konnte nachgewiesen werden, dass nach andauernder Essenseinschränkung zu viel gegessen wurde. Essenseinschränkungen stimulieren das Gehirn, ein Verlangen in Gang zu setzen, *mehr* zu essen. Untersuchungen zeigen, dass nach einem beträchtlichen Gewichtsverlust Ratten mehr Fett essen, während Menschen Nahrungsmittel bevorzugen, die einen hohen Fett- und Zuckergehalt haben.
- *Erhöhtes Risiko eines vorzeitigen Todes und von Herzkrankheiten.* Die so genannte Framingham-Herzstudie, die über zweiunddreißig Jahre mit mehr als dreitausend Männern und Frauen durchgeführt wurde, ergab, dass Menschen, die wiederholt in bedeutendem Umfang zu- und abnehmen – bekannt als Jo-Jo-Effekt – insgesamt früher sterben und ein zweimal höheres Risiko haben, an

einer Herzkrankheit zu sterben, als ihre Vergleichsgruppe mit stetig etwa gleichem Gewicht. Diese Ergebnisse galten unabhängig vom Ausgangsgewicht und Herzkreislauf-Risikofaktoren. Der Schaden des Jo-Jo-Effekts bei Diäten könnte etwa dem Gesundheitsrisiko entsprechen, wenn man übergewichtig bleibt.

Zu einem vergleichbaren Ergebnis kam die Harvard Alumni Health Study. Sie zeigt, dass Menschen die etwa innerhalb eines Jahrzehnts mindestens elf Pfund ab- und wieder zunehmen, nicht so lange leben wie Menschen, deren Gewicht stabil bleibt.

- *Nachlassen von Sättigungssignalen.* Wer eine Diät macht, hört normalerweise nach einer vorher festgelegten Grenze auf zu essen, nicht aufgrund seiner Sättigungssignale. Dies kann, zusammen mit dem Auslassen von Mahlzeiten, dazu führen, dass immer größere Mahlzeiten gegessen werden.

- *Veränderung der Körperform.* Wer häufig Diäten macht und das verlorene Gewicht jeweils wieder zunimmt, bei dem setzt sich das wieder zugenommene Gewicht meist in der Bauchregion an. Diese Art Fetteinlagerung erhöht wiederum das Risiko von Herzkrankheiten.

Andere dokumentierte Nebenwirkungen von Diäten sind zum Beispiel Kopfschmerzen, Menstruationsunregelmäßigkeiten, Müdigkeit, trockene Haut und Haarausfall.

Diät-Schäden: psychisch und emotional

Bei einer richtungweisenden Konferenz in den USA im Jahr 1992, der National Institutes of Health, Weight Loss and Control Conference, berichteten Psychologen von den folgenden nachteiligen Wirkungen von Diäten:

- Es gibt einen Zusammenhang zwischen Diäten und Essstörungen. (Eine andere Studie ergab, dass bei den Testpersonen, die sich Diäten unterzogen hatten, im Alter von fünfzehn Jahren das Risiko, an einer Essstörung zu leiden, achtmal höher war als bei denjenigen, die nie eine Diät gemacht hatten.)
- Diäten können Stress verursachen oder den Diäthaltenden für dessen Wirkungen anfälliger machen. Unabhängig vom Körpergewicht selbst werden Diäten in Zusammenhang gebracht mit Gefühlen des Versagens, mit niedriger Selbstwertschätzung und sozialen Ängsten.
- Diäten führen oft dazu, dass man die Kontrolle über sein Essverhalten verliert, wenn man »die Vorschriften« einer Diät verletzt, egal ob es sich um eine tatsächliche oder nur eine *wahrgenommene* Überschreitung der Diät handelt. Allein die Wahrnehmung, dass man etwas Verbotenes gegessen hat (unabhängig vom eigentlichen Kaloriengehalt), reicht oft aus, um einen Essanfall auszulösen.

In einem anderen Bericht liefern die Psychologen David Garner und Susan Wooley die folgenden überzeugenden Argumente gegen falsche Diäthoffnungen:

- Diäten untergraben mit der Zeit Vertrauen und Selbstvertrauen.
- Viele fettleibige Personen nehmen an, dass sie nicht fett-
  leibig geworden wären, wenn sie nicht eine *grundsätzliche Charakterschwäche* hätten. Garner und Wooley ar-
  gumentieren, dass viele fettleibige Personen zwar unter
  Essanfällen und Depressionen leiden, diese Probleme jedoch das *Ergebnis von Diäten* sind. Die Übergewichtigen
  selbst interpretieren diese Symptome jedoch nur zu oft
  als weiteren Beweis für ein grundlegendes persönliches
  Problem. Dabei haben Fettleibige verglichen mit normalgewichtigen Personen nicht übermäßig mehr psychologische Störungen.

SCHRITT 2:
DIE DIÄTMENTALITÄT ERKENNEN

Vergessen Sie Willenskraft, Gehorsam und Scheitern! Das Bedürfnis z. B. nach Süßigkeiten ist natürlich und normal und
seine Befriedigung äußerst angenehm! Jede Diät, die Ihnen
sagt, dass Sie keine Süßigkeiten essen dürfen, stellt sich gegen Ihr natürliches Bedürfnis – da hat auch Willenskraft keine
Chance. Die Diät wird zu einer Reihe strenger Regeln, und solche Regeln können nur Rebellion hervorrufen.

In der Welt der Diäten werden persönliche Grenzen auf
vielfältige Art überschritten. Ihnen wird gesagt, was Sie essen
sollen, wie viel und wann Sie essen sollen. Wenn ein Diätarzt
oder ein Diätplan Ihre Grenzen übertritt, ist es normal, sich
machtlos zu fühlen. Das ist ein Angriff auf Ihre Autonomie.
Und hier liegt die Ursache des Diät-Paradoxons. Wenn Sie

Diät halten, ist es wahrscheinlich, dass Sie rebellieren, indem Sie mehr essen – um Ihre Autonomie wiederherzustellen und Ihre Grenzen zu schützen. Beim intuitiven Essen gibt es keinen Grund zur Rebellion, denn Sie werden selbst zu derjenigen, die endlich wieder bestimmt!

Die Diätmentalität verstärkt zudem die Gefühle von (immer kurzfristigem) Erfolg und (dem unvermeidlichen) Scheitern, wenn Sie nach der Diät wieder zunehmen. Beim intuitiven Essen können Sie nicht scheitern – es ist an jedem einzelnen Punkt des Weges ein Lernprozess. Was Sie früher als Rückschlag angesehen hätten, wird in diesem Prozess zu einer Erfahrung, an der Sie wachsen können. Und mit dieser Einstellung finden Sie schnell zurück auf den richtigen Weg.

SCHRITT 3:
WEG MIT DEN DIÄTWERKZEUGEN!

Wer eine Diät macht, verlässt sich auf äußere Kräfte: Er hält sich an einen strengen Ernährungsplan, festgelegte Essenszeiten und Essensmengen, ob er Hunger hat oder nicht. Er bewertet auch seinen Fortschritt durch äußere Kräfte, vor allem die Waage, indem er fragt: »Wie viele Pfunde habe ich verloren?« oder »Habe ich zu- oder abgenommen?« Es ist an der Zeit, Ihre Diätwerkzeuge wegzuwerfen! Trennen Sie sich von allen Ernährungsplänen und Lebensmittel- und Badezimmerwaagen. Wenn es nur einen guten, »vernünftigen« Ernährungsplan mit der »richtigen« Menge an Kalorien bräuchte, um abzunehmen, dann wären wir eine Nation schlanker Menschen – kostenlose Ernährungspläne erhält man überall, in Zeitschriften, Zeitungen, dem Internet und sogar von einigen Lebensmittelfirmen.

Und vergessen Sie nicht: Viele Faktoren können das Gewicht einer Person beeinflussen, ohne deren Körperfett anzuzeigen. Zum Beispiel wiegt das Wasser in zwei Kaffeebechern ungefähr ein Pfund. Wenn Ihr Körper dazu neigt, Wasser zurückzuhalten, kann die Waage leicht einmal einige Pfund mehr anzeigen, ohne dass Sie etwas an Ihren Essgewohnheiten verändert haben. Oft verliert man während einer Woche Diät nur eine Menge Wassergewicht (statt Fett), normalerweise auf Kosten der Muskeln. Muskeln bestehen hauptsächlich aus Wasser (zu 70 Prozent). Wenn ein hungriger Körper nicht genug Kalorien bekommt, sucht er nach einer Energiequelle. Das Protein in den Muskeln wird in verwertbare Energie umgewandelt, und wenn eine Muskelzelle zerstört wird, wird Wasser freigesetzt und schließlich ausgeschieden – da haben wir den so großartigen Gewichtsverlust! Der geschundene Muskel trägt dann dazu bei, den Stoffwechsel zu verlangsamen. Muskeln sind stoffwechselaktives Körpergewebe – im Allgemeinen gilt, je mehr Muskeln wir haben, desto höher ist unsere Stoffwechselrate. Das ist einer der Gründe, warum Männer mehr Kalorien verbrennen als Frauen – sie haben mehr Muskelmasse.

Sich zu wiegen führt also nur dazu, dass Sie auf Ihr Gewicht konzentriert bleiben; es hilft Ihnen nicht bei dem *Prozess*, wieder in Berührung mit dem intuitiven Esser in Ihnen zu kommen. Das Beste, was Sie tun können – hören Sie auf, sich zu wiegen!

SCHRITT 4:
SEIEN SIE MITFÜHLEND MIT SICH SELBST

Wenn alle Welt um Sie her Diäten macht und ganz euphorisch ist, weil das Gewicht als Ergebnis des letzten Diätfimmels nur so dahinschmilzt – dann ist es verständlich, dass Sie wieder in diese Verrücktheit hineingezogen werden. Aber was Sie da hineinzieht, ist mehr als nur ein ästhetischer Wunsch.

In ihrem Buch *The Religion of Thinness* erläutert die Theologin Michelle M. Lelwica, wie das endlose Streben nach Dünnsein durch Diäten einen spirituellen Hunger stillt. Diäten dienen einem »höheren Zweck«, indem sie:

- eine Reihe Mythen liefern, an die man glauben kann in der Hoffnung auf die »Belohnung«, dünn zu werden.
- Rituale anbieten, die das tägliche Leben strukturieren.
- einen Moralkodex schaffen, nach dem man leben und essen muss.
- eine Gemeinsamkeit und eine Gemeinschaft mit anderen schaffen, die ebenfalls Diät machen.

Wenn man diese versteckten »Vorteile« von Diäten bedenkt, ist es kein Wunder, dass man sich von den Belohnungen von Diäten verführen lässt. Schelten Sie sich also nicht selbst, wenn Sie Fantasien haben, wenigstens noch eine »letzte« Diät zu machen oder überhaupt Diäten machen zu wollen. Es braucht einige Zeit, um diesen Wunsch loslassen zu können, auch wenn Sie intellektuell verstehen, dass Diäten sinnlos sind.

Werkzeuge intuitiven Essens

Die Werkzeuge des intuitiven Essers sind innere Hinweise – keine äußeren Kräfte, die Ihnen sagen, was, wann und wie viel Sie essen sollen. Aber um diese inneren Hinweise zu verstehen, brauchen Sie einen neuen Satz mächtiger Werkzeuge oder besser solche Werkzeuge, die Sie wieder selbst mächtig machen werden. Diese stellen wir Ihnen in den folgenden Kapiteln vor.

6. Prinzip 2:
Honorieren Sie Ihren Hunger

Ernähren Sie Ihren Körper nach seinen biologischen Bedürfnissen durch eine angemessene Energie- und Kohlenhydratzufuhr. Sonst kann leicht der Zwang entstehen, zu viel zu essen. Sind Sie erst einmal überhungert, treten alle guten Absichten, mäßig und bewusst zu essen, in den Hintergrund. Zu lernen, auf erste biologische Hungersignale zu hören, ist die Voraussetzung, um wieder Vertrauen zu sich selbst und seinem Körper aufzubauen.

Ein Körper auf Diät ist ein hungernder Körper, denn er weiß nicht, dass an jeder Ecke ein McDonald's ist. Die Folgen einer Essensentbehrung wurden eindrucksvoll in der so genannten Minnesota-Studie oder Keys-Studie belegt, die Dr. Ancel Keys im Zweiten Weltkrieg durchführte und mit der unter anderem herausgefunden werden sollte, wie man an Hunger Leidenden helfen kann. Die Probanden waren sechsunddreißig gesunde Männer in ausgezeichneter körperlicher und geistiger Verfassung, von denen zweiunddreißig in die Analyse der Ergebnisse aufgenommen wurden.

Während der ersten drei Monate der Studie aßen die Männer normal, durchschnittlich 3492 Kalorien. Die nächsten sechs Monate war die Phase des »halben Verhungerns«. Die Männer sollten je nach Körperbau 19 bis 28 Prozent ihres Gewichts verlieren. Die Kalorien wurden fast um die Hälfte auf 1570 pro Tag gekürzt. Die Wirkungen waren verblüffend und spiegelten erstaunlich genau die Symptome chronischen Diäthaltens:

- Die Stoffwechselrate verminderte sich um 40 Prozent.
- Die Männer waren besessen von Essen. Sie hatten ein starkes Hungergefühl und sprachen ständig von Essen und davon, Rezepte zu sammeln.
- Der Essstil veränderte sich – er schwankte zwischen gierigem Hinunterschlingen bis zum Hinauszögern des Esserlebnisses. Manche Männer spielten mit ihrem Essen und zogen eine Mahlzeit zwei Stunden in die Länge.
- Einige Männer hielten sich nicht an ihre Diät und berichteten von Heißhungeranfällen. Ein Mann erlitt einen totalen Verlust seiner »Willenskraft« und aß mehrere Kekse, eine riesige Tüte Popcorn und zwei Bananen. Eine andere Testperson »brach schamlos die Diätregeln« und aß mehrere Eisbecher, trank Malzmilch und stahl sogar Süßigkeiten.
- Einige Männer machten absichtlich viel Sport, damit sie höhere Essensportionen bekamen.
- Bei vielen Männern veränderte sich die Persönlichkeit, häufig war der Beginn von Apathie, Reizbarkeit, Stimmungsschwankungen und Depression festzustellen.

Als die Männer wieder essen durften, was sie wollten, hatten sie oft Heißhunger, der kaum zu stillen war. Sie fanden es schwierig, mit dem Essen wieder aufzuhören. Bei Essattacken an den Wochenenden aßen sie oft so viel, bis sie acht- bis zehntausend Kalorien zu sich genommen hatten. Bei den meisten Männern dauerte es fünf Monate, bis sich ihr Essverhalten wieder normalisiert hatte.

Es ist wichtig, sich bewusst zu machen, dass es zu der Zeit dieser klassischen Studie noch keine Promi-Ernährungsberater und keine Berichterstattung über Fitness und Ernährung gab. Die Ernährungsforschung war noch in ihren Anfängen. Diese Männer erlebten eine ursprüngliche Essensobsession, die nicht von Medien oder gesellschaftlichen Normen ausgelöst wurde.

Obwohl diese Untersuchung vor über einem halben Jahrhundert durchgeführt wurde, stimmt die Kalorienmenge während der Hungerphase mit derjenigen einer heutigen Abnehmdiät für Männer von etwa tausendfünfhundert Kalorien überein. Trotzdem zeigten die Männer in der Studie deutliche Symptome, sowohl physische als auch psychische. Stellen Sie sich vor, die gleiche Studie würde heute durchgeführt werden, bei dem allgemein existierenden Druck, dünn zu sein!

Mechanismen, die Hunger auslösen

Ob Sie häufig Diäten machen oder nicht, wenn Ihr Körper nicht die Energie durch Lebensmittel bekommt, die er braucht, setzt das mächtige biologische Mechanismen in Gang. In der von dem US-amerikanischen Psychologen Abraham Maslow aufgestellten so genannten Bedürfnispyramide – ein Modell, das menschlichen Bedürfnissen eine Rangfolge zuordnet – gehört das Essen zu den grundlegenden physiologischen Bedürfnissen, die befriedigt werden müssen, bevor die Erfüllung komplexerer Bedürfnisse stattfinden kann. Essen und Energie sind so unentbehrlich für das Überleben der menschlichen Art, dass ein Mangel daran eine Zündung einschaltet, die wiederum unseren Esstrieb in Gang setzt, sowohl auf physischer als auch psychischer Ebene. Der Esstrieb beruht auf einer engen Verbindung zwischen Körper und Geist. Das Essen ist so wichtig, dass die Nervenzellen, die unseren Hunger weiterleiten, sich im Gehirn in dem wichtigen Bereich des Hypothalamus befinden. Eine Vielzahl von biologischen Signalen löst das Verlangen nach Essen aus. Was viele mit Willenskraft zu beeinflussen suchen, ist ein *biologischer Trieb*, dessen Macht und Intensität man nicht unterschätzen sollte. Die Neurochemikalien des Gehirns koordinieren den biologischen Bedarf unseres Körpers und unser Essverhalten. Durch ein komplexes System von chemischem und neuralem Feedback überwacht das Gehirn den Energiebedarf all unserer Körpersysteme in jedem einzelnen Moment und gibt dann sehr nachdrückliche chemische Direktiven, was wir essen sollten. Fasten und Nahrungseinschränkung arbeiten gegen unseren biologisch verursachten Hunger und führen zu einem Einschalten der neurochemikalischen Systeme, die uns verstärkt zum Essen drängen.

In vielen Untersuchungen wurde nachgewiesen, dass die Verringerung des Körpergewichts durch Essenseinschränkung oder Diäten in Bezug auf unseren Stoffwechsel und unsere Hirnchemie kontraproduktiv wirkt. Außerdem beeinflussen die Biochemikalien, die unseren Hunger regulieren, auch unsere Stimmungen, unsere Gemütsverfassung, unsere physische Energie und unser Sexualleben.

Gesteigerte Verdauung

Verschiedene Forschungen haben ergeben, dass sich bei Menschen mit gezügeltem Essverhalten der Körper bereits auf den Moment vorbereitet, wo er wieder genügend Nahrung bekommt. Es ist wie bei einem Wettrennen, wenn der Läufer gebückt in der Startposition steht, um in dem Moment wie ein Pfeil losschießen zu können, in dem das Startsignal gegeben wird.

- Die Speichelabsonderung erhöht sich, je länger der Körper auf Nahrung verzichten muss, auch wenn kein Essen da ist oder unmittelbar bevorsteht. Dies gilt sowohl für Menschen, die Diät halten, als auch für solche, die nicht auf Diät sind.
- Bei Personen, die eine Diät machen, können sowohl vor als auch nach dem Essen vermehrte Verdauungshormone festgestellt werden.

Die Gier nach Kohlenhydraten: Neuropeptid Y

Neuropeptid Y (NPY) ist ein vom Gehirn produziertes Hormon, das neben anderen Funktionen unseren Trieb auslöst, Kohlenhydrate zu essen, die die primäre und bevorzugte Energiequelle des Körpers sind. Während das meiste, was wir über NPY wissen, aus Versuchen mit Ratten stammt, gibt es doch eine Menge Hinweise, dass dieses Hormon auch auf das menschliche Essverhalten einen bedeutenden Einfluss hat, indem es die Menge der zu sich genommenen Kohlenhydrate erhöht.

Essensentzug oder Essenseinschränkung versetzt NPY in Aktion, was wiederum den Körper dazu bringt, nach mehr Kohlenhydraten zu verlangen. Die nächste Essgelegenheit kann leicht zu einem kohlenhydratreichen Essanfall werden – nicht weil es Ihnen an Willenskraft fehlt oder Sie die Kontrolle verloren haben, sondern weil die in Ihnen wirkende Biologie (oder das NPY) schreit: »Füttere mich!«

NPY wird nach jeder auferlegten Hungerperiode vermehrt gebildet, sogar nach der nächtlichen »Fastenzeit« zwischen Abendessen und Frühstück. Daher ist der NPY-Spiegel im Körper normalerweise morgens am höchsten, weil die Kohlenhydratvorräte in der Leber während des nächtlichen Fastens verbraucht wurden und nun nachgefüllt werden müssen. Wenn man das Frühstück auslässt, wird man wahrscheinlich mit einer Steigerung des NPY-Spiegels bezahlen, was dazu führen kann, dass man sich am frühen Nachmittag überisst.

Das Gehirn produziert auch mehr NPY, wenn der Körper viele Kohlenhydrate verbrennt und wenn man unter Stress steht. Die Aufnahme von Kohlenhydraten schaltet durch deren Wirkung auf Serotonin die Produktion von NPY ab: Wenn wir mehr Kohlenhydrate essen, wird die Produktion von Serotonin erhöht, das wiederum die Produktion von NPY unterbindet und so das Bedürfnis nach Kohlenhydraten stoppt.

Je mehr Sie Ihren wirklichen Hunger unterdrücken und die natürlichen biologischen Prozesse Ihres Körpers bekämpfen, desto stärker und intensiver wird das Verlangen nach Essen und die Besessenheit davon.

Die Bedeutung von Kohlenhydraten. Unsere Zellen funktionieren am besten, wenn sie ein bestimmtes Maß an Kohlenhydraten in Form von Glukose zugeführt bekommen, und sogar kleine Verringerungen können Probleme hervorrufen. Das Gehirn, das Nervensystem und die roten Blutzellen sind ausschließlich von Glukose als Energielieferant abhängig. Die Glukosekonzentration im Blut wird von zwei Hormonen reguliert, von Insulin und Glukagon.

Eine geringe Menge Kohlenhydrate wird in der Leber in Form von Glykogen gespeichert. Wenn die Glukosekonzentration im Blut zu niedrig wird, kann dieser Vorrat ins Blut abgegeben werden. Doch diese wertvolle Energiereserve reicht nur für drei bis sechs Stunden. (Außer nachts, wenn der Energiebedarf des Körpers herabgesetzt ist.) Wie wird der Vorrat wieder aufgefüllt? Durch Essen, besser gesagt durch die Aufnahme von Kohlenhydraten.

Wenn nicht genügend Kohlenhydrate gegessen werden, greift der Körper zu anderen Mechanismen, um Lebensenergie zur Verfügung zu stellen. Protein vor allem aus den Muskeln wird zerlegt und in Energie umgewandelt, hauptsächlich in Glukose. Das ist, als würde man Holz aus dem Stützgerüst seines Hauses als Brennholz für den Kamin verwenden. Das Holz brennt und liefert notwendige Wärmeenergie, aber zu welchem Preis! Die Konstruktion des Hauses verliert ihre Stabilität.

Falls Sie glauben, dass eine eiweißreiche Ernährung diesen Abbau in den Muskelzellen verhindert – es ist nicht so. Wenn Sie nicht genügend Kohlenhydrate zu sich nehmen, wird auch das Protein aus Ihrer Ernährung umgewandelt, um als Energie zu dienen. Eine besonders proteinreiche Diät ist also keine Versicherung gegen Muskelabbau.

Viele glauben, dass bei einem Energiemangel unser Körper Fett abbaut. So funktioniert es aber nicht. Wie wir schon gesagt haben, brauchen das Gehirn und andere Körperteile ausschließlich Kohlenhydrate, um zu funktionieren. Nur ein sehr kleiner Anteil (fünf Prozent) des im Körper angelagerten Fettes können in Kohlenhydratenergie umgewandelt werden. Mit jedem Pfund körpereigenem Protein gehen zudem drei oder vier Pfund an das Protein gebundenes Wasser verloren. Wenn Ihr Körper sich in dieser Geschwindigkeit weiter selbst abbaute, würde innerhalb von etwa zehn Tagen der Tod eintreten. Schließlich werden Leber, Herzmuskel, Lungengewebe angegriffen. Auch wenn der Herzmuskel in schlechtem Zustand ist, muss er trotzdem die gleiche Arbeit leisten, mit weniger Kraft und verlangsamt.

Zwar kann unser System das im Körper vorhandene Fett in eine für Gehirn und Nervensystem verwertbare Form umwandeln, genannt Ketonkörper. Aber nur die Hälfte der Gehirnzellen können die Ketonkörper als Energiequelle nutzen. Wenn daher in diesem Zustand der Entbehrung Fett umgewandelt wird, verliert der Körper auch weiterhin rapide das magere Körpergewebe (Protein), um diejenigen Nervensystemzellen mit Glukose zu versorgen, die Ketone nicht als Brennstoff einsetzen können. Was ist das Fazit? Ihr Körper braucht unbedingt ausreichend Kohlenhydrate und Energie!

Die Powerhouse-Zelltheorie

Hungersignale werden nicht allein durch ein niedriges Kohlenhydratniveau ausgelöst. Laut der Arbeit der Zellforscher Nicolaidis und Even verursacht der Gesamtenergiebedarf der

Zelle Hungersignale – die Zelle ist unser Powerhouse, unser winziges Kraftwerk. Wenn die Energie in der Zelle nachlässt, produziert diese ein Signal, das Hunger hervorruft. Während Zellen ihre Energie hauptsächlich aus Kohlenhydraten beziehen, werden auch Protein und Fett in die Energiegleichung der Zelle mit einbezogen. Alle Nahrungsmittel, die Energie liefern (Kohlenhydrate, Protein und Fett), werden schließlich in eine universelle Form unmittelbar verfügbarer Energie umgewandelt, die von der Zelle genutzt wird, zu ATP (Adenosintriphosphat). ATP versorgt die Zellen und also unseren Körper mit Energie. Nach Nicolaidis und Even wird das Hungersignal vom Bedarf der Zelle an ATP ausgelöst.

Wieder ist das Fazit, dass wir Energie brauchen, und diese Energie liefert uns unser Essen.

Biologische Prozesse richtig einschätzen

Trotz des komplexen und perfekten biologischen Systems, das normalerweise dafür sorgt, dass unser Körper genug Energie (durch Essen) bekommt, versuchen viele nur allzu gern, sich selbst durch Diäten zu überlisten.

Aber das Unterdrücken von Hunger endet meist mit einer Phase des Überessens. Und wenn das Ignorieren der Hungersignale zur Gewohnheit wird, können Sie sie irgendwann gar nicht mehr wahrnehmen. Sie spüren dann nur noch Heißhunger, doch dann ist es meist zu spät, um vernünftig zu essen, und Sie essen viel zu viel. Das bestärkt wiederum Ihre Meinung, dass Sie Ihrem Körper nicht vertrauen können, wenn es ums Essen geht.

Dieser Mechanismus wird zum Teil durch das so genannte

Boundary-Modell zur Essensregulierung beschrieben, das von den Psychologen und Diät-Experten C. Peter Herman und Janet Polivy entwickelt wurde. In diesem Modell werden sowohl die biologischen als auch die psychologischen Prozesse des Essens berücksichtigt.

Das Boundary-Modell geht von den zwei Grenzen aus – auf der einen Seite Hunger, auf der anderen Seite Sättigung –, die die Nahrungsaufnahme bestimmen. Jemand, der eine Diät macht, verschiebt durch kognitive Kontrolle seine normalen biologischen Anzeichen von Hunger und Sättigung bis zu einer extremen Grenze. Leichte Anzeichen von Hunger verkümmern bei einer Person auf Diät, da sie sie ständig unterdrückt. Stattdessen fühlt sie nur noch extremen Heißhunger – oder sie ist schon so abgekoppelt von ihren Hungersignalen, dass sie für sie überhaupt schwer zu erkennen sind. Auf der anderen Seite kann es immer schwieriger werden zu wissen, wie sich eine angenehme Sättigung anfühlt. Der Diäthaltende befindet sich in einer Grauzone, die Herman und Polivy mit der »Zone der biologischen Indifferenz« bezeichnen. Hier gibt es keine klaren Hunger- oder Sättigungsanzeichen. Anstatt nach inneren Signalen zu essen, ist er von Urteilen über das Essen bestimmt.

Übrigens zeigt eine Reihe von Untersuchungen eines italienischen Forscherteams, dass die Insulinsensibilität verbessert und der Body-Mass-Index gesenkt werden kann, wenn Menschen lernen, ihren anfänglichen Hunger zu erkennen und zu honorieren.

Die Probanden waren nach einer Zeit des Trainings in der Lage, aufgrund ihrer subjektiven Erfahrungen mit ihrem Hunger vorherzusagen, wann ihr Blutzuckerspiegel niedrig war. (Ciampolini und Bianchi 2006).

Grundlegende Essenstherapie:
Honorieren Sie Ihren Hunger

Der erste Schritt zu normalem Essen, frei von Diäten und ständiger Sorge ums Essen, ist das Honorieren Ihres biologischen Hungers. Ihr Körper muss sich darauf verlassen können, dass er jederzeit Nahrung bekommt, dass Diäten und Entbehrung vorbei sind. Sonst wird Ihre Biologie immer auf der Hut sein, bereit, sich gegen eine neuerliche Hungerperiode zu wappnen.

Und: Mit dem Essen wieder aufzuhören ist viel einfacher, wenn Sie wissen, dass Sie jederzeit wieder essen können! Dann hören auch die ständigen Gedanken rund ums Essen auf.

Wenn der Hunger schweigt

Und wenn Sie Ihren Hunger gar nicht mehr fühlen oder nie wirklich gewusst haben, wie sich ein leichtes Hungergefühl bemerkbar macht? Können Sie das Gespür für Ihren Hunger wiedererlangen? Ja! Aber lassen Sie uns zunächst einige Gründe anschauen, warum der Hunger verstummt sein könnte.

- *Betäubung.* Viele haben über Jahre gelernt, Hunger mit kalorienfreien Getränken wie Diätgetränken, Kaffee oder Tee zu unterdrücken. Die Flüssigkeit im Magen lässt uns zunächst ein Gefühl der Fülle empfinden.

103

- *Diäten.* Wer oft Diäten macht, ist so daran gewöhnt, seinen Hunger zu ignorieren, dass es leicht wird, das Gefühl auszublenden. Wenn der Hunger an die innere Tür klopft und nie eine Antwort erfolgt, hört das Klopfen – oder das Magengrummeln – schließlich auf.
- *Chaos.* Man kann Hunger ziemlich leicht unterdrücken oder ganz ignorieren, wenn man den ganzen Tag mit Feuereifer dabei ist, Probleme bei der Arbeit oder in seinem Privatleben zu lösen. Wenn diese Situation fast immer vorherrscht, verabschiedet sich das Hungergefühl allmählich.
- *Weglassen des Frühstücks.* Einige unserer Klienten essen morgens nichts, weil sie ihrer Meinung nach dann den Rest des Tages weniger Hunger haben. Hunger ist jedoch ein normales, willkommenes Körpersignal, das man annehmen sollte. Es ist ein Zeichen, dass Sie wieder in Kontakt mit den Bedürfnissen Ihres Körpers kommen. Doch weil diese Klienten Angst vor ihrem Hunger haben, vor allem wenn er abends übermächtig wird (weil sie vorher nichts oder zu wenig gegessen haben), reagieren sie, indem sie am nächsten Tag wieder das Frühstück weglassen – der Teufelskreis beginnt von Neuem.

Wie Sie Ihren biologischen Hunger honorieren

Es ist schwer, Ihren Hunger zu bemerken, wenn Sie nie auf ihn gehört haben. Daher ist der erste Schritt, um Ihren Hunger wieder zu honorieren, dass Sie versuchen ihn zu hören.

Die Symphonie des Hungers hat viele Klänge, die sich bei jedem Menschen anders anhören können. Aber wie der Dirigent eines Orchesters bei einer Symphonie die Stimmen jedes einzelnen Instruments unterscheiden kann, so werden Sie schließlich in der Lage sein, die speziellen Körpergefühle und deren Bedeutung wahrzunehmen. Anfangs erkennen Sie vielleicht nur Heißhunger, haben aber Probleme, leichten Hunger zu erkennen. Ähnlich kann das nicht trainierte Ohr die Becken im Orchester heraushören, aber die leiseren Stimmen des Fagotts oder der Oboe zu identifizieren, dauert eine Weile und erfordert häufiges Hinhören.

Fragen Sie sich jedes Mal, wenn Sie essen: »Habe ich Hunger? Wie groß ist mein Hunger?« Wenn es für Sie schwierig ist, das Hungergefühl zu erkennen, fragen Sie sich: »Wann habe ich überhaupt zum letzten Mal Hunger empfunden? Wie fühlte sich mein Magen dabei an? Wie fühlte es sich in meinem Mund an?« Die folgende Aufzählung von Hungersymptomen kann Ihnen dabei helfen:

- leises Magengrummeln oder ein flaues Gefühl im Magen,
- Magenknurren,
- Benommenheit,
- Konzentrationsschwierigkeiten,
- Magenkneifen,
- Gereiztheit,
- Schwächegefühl,
- Kopfschmerzen.

Die Entstehung Ihres Hungergefühls verläuft vielleicht nicht wie bei anderen – das ist völlig in Ordnung, es kann bei jedem Menschen anders sein. Achten Sie darauf, dass Sie nicht heißhungrig werden. Wenn das für Sie schwer einzuschätzen ist, orientieren Sie sich an der allgemeinen Richtlinie, nicht länger als fünf Stunden nichts zu essen. Diese beruht auf dem biologischen Mechanismus des Auffüllens Ihres Kohlenhydratevorrats in der Leber, der für etwa drei bis sechs Stunden reicht. Wir haben beobachtet, dass Klienten, die länger als fünf Stunden nichts gegessen haben, dazu neigen, sich bei der nächsten Mahlzeit zu überessen. (Bei manchen kann das aber auch schon nach drei oder vier Stunden ohne Essen eintreten.)

Um in Kontakt mit den Feinheiten des Hungergefühls zu kommen, ist es empfehlenswert, in regelmäßigen Abständen seinen Hungerimpuls zu kontrollieren. Horchen Sie in Ihren Körper hinein und fragen Sie sich: Wie sieht es mit meinem Hunger aus? Auf jeden Fall sollten Sie das jedes Mal tun, wenn Sie zu essen anfangen, und ein paarmal zwischen zwei Mahlzeiten. Auch wenn Ihnen das übertrieben vorkommen sollte, es ist ein Schritt, sich wieder mit Ihrem Körper und seinen biologischen Prozessen vertraut zu machen.

Skala zum Überprüfen Ihres Hungers

Zeit	Essen	Gemessener Hunger									
		1	2	3	4	5	6	7	8	9	10

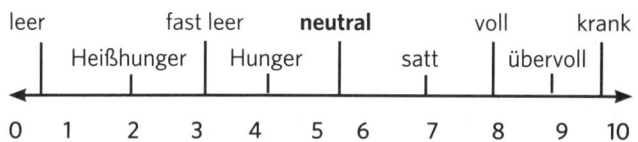

Benutzen Sie die Skala, um Ihren Hunger zu Essensbeginn einzuschätzen. Das Messsystem hilft Ihnen, mit den Signalen Ihres Körpers in Kontakt zu kommen. Es gibt keinen richtigen oder falschen Einsatz des Messsystems – es dient nur zur Schärfung Ihres Bewusstseins.

Der neutrale Punkt ist die 5, wenn Sie weder Hunger verspüren noch satt sind. Stellen Sie sich Ihren Magen vor, wie er leerer und hungriger wird, während Sie die Skala abwärts bis zur 0 gehen, wo er völlig leer ist. Wenn Sie bei der 2 oder niedriger sind, dann sind Sie bereits überhungert, und es besteht das Risiko, sich zu überessen.

Überwachen Sie mit der Skala zum Überprüfen Ihres Hungers jedes Mal vor, während und nach dem Essen die Stärke Ihres Hungers. Ergibt sich ein Muster? Gibt es einen bestimmten Abstand zwischen Ihren Mahlzeiten? Gibt es eine Beziehung zwischen der Menge, die Sie essen, und dem Abstand zwischen Ihren Mahlzeiten?

Vielleicht essen Sie sehr häufig und kleine Mengen. Das ist kein Grund zur Besorgnis. Wenn Sie kleinere Mengen wie einen Snack oder Mini-Mahlzeiten essen, haben Sie wahrscheinlich öfter Hunger, vielleicht alle zwei oder drei Stunden. Das ist nicht nur bei vielen der Normalzustand, es kann sogar Vorteile in Bezug auf den Stoffwechsel haben. Untersuchungen haben gezeigt, dass bei Menschen, denen häufiger Snacks oder kleine Mahlzeiten verabreicht wurden, weniger Insulin freigesetzt wurde als bei der Kontrollgruppe, die größere Mahlzeiten mit *demselben* Kaloriengehalt in größeren Abständen aß. Insulin ist ein Hormon, das zum Fettaufbau benötigt wird. Je mehr Insulin freigesetzt wird, desto leichter ist es für den Körper, Fett anzusetzen.

Übrigens ist unser Körper offenbar in der Lage, seinen Energiebedarf über mehrere Tage abzustimmen und auszugleichen, anstatt von Stunde zu Stunde. Besonders auffällig wird das, wenn Sie immer noch dazu neigen, wie bei einer Diät zu essen, sich zum Beispiel auf Reiskräcker oder Salat beschränken. Vielleicht fühlen Sie sich sogar satt, aber der Mangel an Energie bei einer Mahlzeit holt Sie ein. Der Körper wird versuchen, einen Ausgleich zu finden.

Andere »Hunger«-Stimmen

Unsere Klienten machen anfangs häufig den Fehler, dass sie das Konzept von »Honorieren Sie Ihren Hunger« wie ein Diät-Mantra auffassen, als sei es das elfte Gebot – »Du sollst nur essen, wenn du Hunger hast«. Diese strenge Interpretation kann das Gefühl erzeugen, als hätte man eine »Regel« gebrochen oder als wäre man gescheitert, wenn man isst, ohne Hunger zu haben. Das Gefühl, gegen eine Vorschrift verstoßen zu haben, katapultiert Sie zurück in die Diätmentalität.

- *Probier-Hunger.* Manchmal bestellt man ein Gericht, nur weil es sich so lecker anhört, oder man isst etwas, weil einfach die Situation danach ist. Das nennen wir *Probier-Hunger.*
- *Praktischer Hunger – Vorausplanung.* Natürlich ist es wichtig, dass Sie hauptsächlich dann essen, wenn Sie Hunger verspüren. Aber es ist auch wichtig, praktisch und nicht nur nach strengen Vorschriften zu handeln. Nehmen wir ein Beispiel: Sie wollen mit Freunden ins Theater gehen, und das Stück dauert von abends sieben bis um zehn Uhr. Um sechs Uhr sitzen Sie zusammen im Restaurant, Ihre letzte Gelegenheit, vor dem Theater zu essen. Auch wenn Sie jetzt noch keinen Hunger haben, wissen Sie, dass Sie bald Hunger bekommen werden. Sitzen Sie im Restaurant und essen nichts und später knurrt in der Mitte des Stückes Ihr Magen und am Ende haben Sie Heißhunger? Nein! Die vernünftige Lösung ist, um sechs Uhr einen Snack zu essen.
- *Emotionaler Hunger.* Wenn Sie erst einmal in der Lage sind, Ihren biologischen Hunger zu fühlen, werden Sie leichter

merken, *warum* Sie essen wollen. Bei einigen unserer Klienten ist es nicht ungewöhnlich, dass sie auch essen, weil sie *emotionalen* Hunger haben – um Einsamkeit, Langeweile oder Frust zu unterdrücken.

7. Prinzip 3:
Schließen Sie Frieden
mit dem Essen

Rufen Sie einen Waffenstillstand aus, beenden Sie den Essens-kampf! Geben Sie sich die bedingungslose Erlaubnis zu es-sen. Wenn Sie sich ein bestimmtes Essen verbieten, kann das intensive Gefühle von Entbehrung hervorrufen, die zu unkon-trollierbaren Gelüsten führen und oft in Essattacken enden. Geben Sie Ihrem Bedürfnis nach dem ersehnten Essen schließ-lich doch nach, ist das Ergebnis oft ein Sich-Überessen und ein starkes Schuldgefühl.

»Als ich eine Grapefruit-Diät machte, wollte ich nur Bana-nen, und als ich eine Low-Carb-Diät machte, träumte ich nur von Brot und Kartoffeln«, sagte Laurie, die eine Diät nach der anderen gemacht hatte. Ironisch? Vertraut? Was nach Ironie aussieht, ist in Wirklichkeit eine natürliche Körperreaktion, die von der Einschränkung und der Entbehrung ausgelöst wird, die die meisten Diäten mit sich bringen.

Grundregeln der Entbehrung

Wieso verändert sich bei Diäthaltenden das Essverhalten so drastisch? Die Antwort heißt Entbehrung. Im letzten Kapitel haben wir die *biologischen* Auswirkungen von Nahrungsentzug beschrieben, aber auch die *psychischen* Wirkungen sind nicht zu unterschätzen. Um sie geht es in diesem Kapitel.

Wenn man die Menge eines Nahrungsmittels, die man zu sich nehmen darf, streng beschränkt, löst das normalerweise ein Verlangen nach *größeren* Mengen genau dieses Nahrungsmittels aus. Tatsächlich führt die Einschränkung von irgendetwas im Leben dazu, dass gerade dies nun besonders begehrt ist. Dieser Mechanismus wirkt bei Menschen unabhängig vom Alter. (Bei einer Diät mag das am euphorischen Anfang noch nicht zutreffen, aber das Verlangen wird mit jedem Diättag größer.)

Der Psychologe Fritz Heider beschrieb, dass das Bedürfnis eines Menschen nach einer bestimmten Sache stärker wird, wenn dieser sich das Objekt vorenthält. In dem Moment, in dem Sie ein Nahrungsmittel aus Ihrem Speiseplan verbannen, werden Sie ein Verlangen danach entwickeln, ja geradezu obsessive Gedanken und sogar zwanghaftes Verhalten.

Für jemanden, der häufig Diäten macht, schafft die Kombination aus biologischer Veränderung (durch zu geringe Nahrungsaufnahme), psychischen Reaktionen und kognitiver Unruhe genau die richtige Mischung, um den Sprengstoff zu entzünden, der einen Essens-Rückfall auslöst.

Essen, als sei's das letzte Ma(h)l

Allein die Vorstellung, dass das Essen verbannt werden könnte, kann dazu führen, dass man sich überisst. Wenn Sie nur überlegen, ob Sie eine Diät machen, kann das schon ein Gefühl von Panik auslösen und dazu führen, dass Sie alles essen wollen, was Ihrer Meinung nach dann nicht mehr erlaubt sein wird. Im ersten Kapitel haben wir das als »letztes Abendmahl« beschrieben. Es wird verursacht von dem festen Glauben, dass Sie nie wieder ein bestimmtes Nahrungsmittel zu essen bekommen werden. Die Drohung von Entbehrung wird so mächtig, dass jeder vernünftige Gedanke in den Hintergrund tritt und Sie alles essen, was demnächst verboten sein wird, auch wenn Sie keinen Hunger haben.

Jede neue bevorstehende Diät bringt noch mehr Furcht vor Entbehrung mit sich, denn Sie wissen ja, dass Sie nicht »genug« bekommen werden oder nicht das, was Sie möchten. Dann folgt wieder Überessen, Verlust von Selbstkontrolle und schließlich das Schwinden von Selbstachtung.

Rückfall-Essen: Milde Formen

Essenswettkampf. Haben Sie schon einmal mit jemandem eine Schüssel Kirschen oder ein Dessert geteilt, der schneller als Sie aß? Wie schnell haben Sie zugelangt, aus Sorge, dass Sie sonst nicht genug bekämen? Auch in einer großen Gruppe zu essen kann ein Gefühl von Angst vor Essensentbehrung aufkommen lassen. Dann neigt man dazu, schnell und viel zu essen, weil man fürchtet, sonst nicht mehr genug zu bekommen.

Heimkehrsyndrom. Häufig essen Menschen zu viel, wenn sie von einer Reise nach Hause kommen, weil sie unterwegs bestimmte Nahrungsmittel nicht bekamen. Kinder, die aus einem Ferienlager zurückkehren, oder Jugendliche, die auswärts wohnen und zwischendurch nach Hause kommen, leeren häufig den Kühlschrank, verschlingen von Mama gekochte Gerichte oder gehen besonders oft in ihren Lieblingsrestaurants essen.

Der leere Kühlschrank. Wenn dauerhaft wenig Essen im Haus ist, weil völlig chaotisch eingekauft wird, schwankt das Essverhalten oft zwischen Völlerei und Hunger, mit Betonung auf dem ersten. Essen in der Speisekammer oder im Kühlschrank wird zu etwas Besonderem – das schnell gegessen werden muss, schließlich weiß man nie, wann oder wo man wieder eine Mahlzeit bekommt.

Hungerzeiten-Essen. Für Menschen, die die Zeit der großen Depression in den USA miterlebt haben, hat Essen einen besonderen Wert. In ihnen ist das Gefühl verankert, dass wieder eine Zeit kommen könnte, in der es nicht genug Essen gibt, oder dass bestimmte Nahrungsmittel irgendwann nicht mehr verfügbar sein werden. Für sie ist Essen wie ein wertvolles Metall, das man nicht wegwerfen, geschweige denn verschwenden darf. »Iss deinen Teller leer« hat für diese Menschen eine tief sitzende Bedeutung, und diese Regel wird wie andere Familientraditionen und -werte auch weitervermittelt.

Einmal im Leben oder ein letztes Mal. Wenn man im Urlaub in einem besonderen Restaurant isst, kann das ein Gefühl von zukünftiger Entbehrung hervorrufen. Wenn Sie zum Beispiel in Paris ein hervorragendes französisches Menü genießen, wird es Ihnen ganz unmöglich erscheinen, auch nur einen einzigen Bissen davon auf dem Teller zu lassen. Dann essen Sie vielleicht, bis Sie sich unbehaglich voll fühlen.

Ein ähnliches Verhalten kann auftreten, wenn Sie bei Freunden eine köstliche Mahlzeit vorgesetzt bekommen oder Kekse essen, die Ihnen als besonderes Geschenk überreicht wurden. Die Vorstellung, dass Sie dies nur einmal zu essen bekommen, bringt Sie dazu, jeden Bissen oder jeden einzelnen Keks in der Tüte aufzuessen.

Wieso kann man überhaupt Diäten machen?

Wenn Essensentzug so mächtig ist, wie schafft man es dann überhaupt, eine Diät durchzuhalten? Warum hindern die biologischen und psychischen Kräfte einen nicht daran?

Die Lösung: Chronisch Diäthaltende passen sich an, indem sie ihre Denkweise und ihre Reaktion auf Körpersignale verändern. Diese Anpassung wird als *restrained eating* oder *gezügeltes Essverhalten* bezeichnet. Aber eine solche Verhaltensanpassung arbeitet langfristig gegen Sie.

Gezügelte Esser sind im Grunde chronisch Diäthaltende, deren Verhalten und Denken ständig von Nahrungseinschränkung und Gewichtskontrolle beherrscht werden. Um ihr Essverhalten kontrollieren zu können, stellen gezügelte Esser Regeln auf, die ihnen diktieren, was sie essen dürfen, anstatt dass sie auf ihren Körper hören. *Honorieren Sie Ihren Hunger* wird von ihnen nicht angewandt, stattdessen berechnen sie genau, was sie essen.

Dieses gezügelte Essen scheint zu funktionieren, bis gegen eines der geheiligten Gebote verstoßen wird. Ist eine Regel erst einmal gebrochen, bricht auch die Beherrschung zusammen – und das Überessen beginnt. Janet Polivy und Peter Herman von der Universität Toronto, führende Forscher in diesem Bereich, haben die nun einsetzende Geisteshaltung mit dem Begriff »Ach-was-soll's«-Effekt beschrieben. Die Folgen der »Ach-was-soll's«-Haltung sind:

- Sobald eine verbotene Speise gegessen wird, tritt Überessen ein.
- Sobald das Kaloriensoll überschritten wird, tritt Überessen ein.
- Allein die *Vorstellung* des Übertretens einer Essensregel oder des Essens einer verbotenen Speise führt zum Überessen.

Untersuchungen zu gezügeltem Essverhalten

Untersuchungen zum Verhalten gezügelter Esser haben sehr aufschlussreiche Ergebnisse erbracht. Sie zeigen, wie unwirksam die Einschränkung bestimmter Speisen sein kann und wie sie das Überessen forciert. Die meisten Studien zu gezügeltem Essverhalten verlaufen im Wesentlichen nach folgendem Muster:

Die Versuchspersonen beantworten einen Fragebogen, nach dem ermittelt werden kann, wer von ihnen ein gezügeltes Essverhalten aufweist. (Die Fragen beinhalten zum Beispiel die Häufigkeit von Diäten, die Historie von Gewichtszunahme und -abnahme, wöchentliche Gewichtsveränderungen, die Einflüsse anderer auf das Essverhalten, obsessives Denken an Essen und Schuldgefühle wegen Essens.) Nun folgt das so genannte »vorherige Auffüllen« der Versuchspersonen – sie werden mit Essen versorgt, bevor das eigentliche Experiment beginnt. Eine Studie wollen wir Ihnen kurz vorstellen.

Gedankenspiele – der Gegenregulationseffekt. Bei einer der klassischen Studien zu gezügeltem Essverhalten wurde siebenundfünfzig College-Studentinnen der Northwestern University in Illinois erzählt, dass sie den Geschmack verschiedener Eiscremesorten bewerten sollten. Das tatsächliche Ziel der Studie war jedoch herauszufinden, wie Diätmentalität das Essen von Eiscreme beeinflussen kann, nachdem die Versuchspersonen vorher Milchshakes getrunken hatten. Die Frauen wurden in drei zufällig zusammengestellte Gruppen eingeteilt, von denen eine überhaupt keinen Milchshake, die zweite einen Milchshake und die dritte zwei Milchshakes bekam. Danach sollten sie drei Eiscremesorten kosten und bewerten. Sie durften so viel Eiscreme essen, wie sie wollten. Zum Essen zogen sich die Frauen zurück, um eventuelle Gehemmtheit im Beisein anderer auszuschließen. Die Forscher achteten darauf, dass große Eiscrememengen zur Verfügung standen, damit auch die Entnahme größerer Mengen nicht allzu offensichtlich war.

Das Ergebnis: Die Frauen, die nie eine Diät machten, regulierten ihre Eiscrememenge im Verhältnis zu den vorher zu sich genommenen Milchshakes. Je mehr Milchshakes sie zu sich genommen hatten, desto weniger Eiscreme aßen sie. Die Frauen, deren Essverhalten als gezügelt bestimmt worden war, zeigten ein genau *entgegengesetztes* Verhalten. Diejenigen, die zwei Milchshakes getrunken hatten, aßen die meiste Eiscreme – ein Gegenregulationseffekt. Weil die Frauen mit sonst gezügeltem Essverhalten dazu gebracht worden waren, sich zu überessen oder »ihre Diät über Bord zu werfen«, hatten sie ihre Essenshemmungen völlig fahren lassen. Damit war das gezügelte Essverhalten ausgelöscht, und es setzte ein Überessen mit Eiscreme ein.

Das »Wipp-Syndrom«: Schuld contra Entbehrung

Je länger Nahrungsmittel verboten sind, desto größer wird der Reiz. Folglich führt das Essen dieser »illegalen« Nahrungsmittel bei den meisten, die eine Diät durchführen, zu einem überwältigenden Schuldgefühl. Und je größer das Schuldgefühl, desto mehr wird gegessen. Je mehr man durch eine Diät bestimmte Nahrungsmittel entbehrt, desto größer sind die Rückwirkungen der Diät. Wir sehen das bei uns in der Praxis andauernd – wir nennen es das »*Wipp-Syndrom*«.

Bei einer Diät arbeiten das Gefühl von Entbehrung und das Schuldgefühl in entgegengesetzter Weise; wie zwei Kinder auf einer Wippe – »was nach oben geht, muss auch wieder nach unten kommen«.

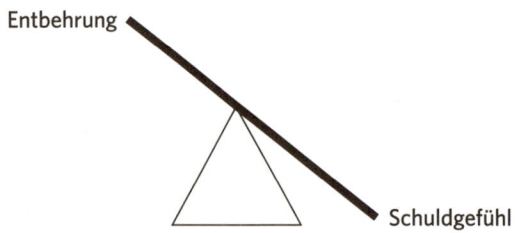

Entbehrung

Schuldgefühl

Wenn Sie während einer Diät Speisen einschränken, die Sie sehr gerne essen, wird das Gefühl der Entbehrung nach und nach stärker. Der Grad der Entbehrung steigt bis zum höchsten Punkt, an dem Sie keine einzige Mahlzeit, geschweige denn einen einzigen Tag gezügeltes Essen mehr ertragen können. Die Schuldgefühle sind jetzt an ihrem niedrigsten Punkt, denn Sie haben noch immer keine verbotenen Speisen gegessen; Sie waren »gut«. Da Sie kein Schuldgefühl haben, sind Sie offen dafür, ein wenig verbotenes Essen zuzulassen, und Sie können den Beginn eines Schuldbewusstseins dulden, den dieses Essen herbeiführt. Während Sie es essen, beginnen Sie sich schuldig zu fühlen. Dieses Schuldgefühl löst nun die Vorstellung aus, »schlecht« zu sein, was Sie weiteressen lässt (»Ach-was-soll's«-Effekt), wiederum begleitet von einem schon etwas stärkeren Schuldgefühl. Jetzt sieht die Wippe aus, als würden Entbehrung und Schuldgefühl Tauziehen machen:

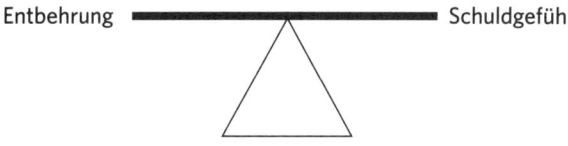

Das Schuldgefühl wird mit der Zeit stärker, und gleichzeitig lässt das Gefühl der Entbehrung nach. Die Tage vergehen, und Sie fühlen sich schlechter, weil Sie Ihre Diätregeln gebrochen haben; das Schuldgefühl steigt. Gefühle von Entbehrung sind praktisch nicht mehr vorhanden, denn Sie haben reichlich gegessen, was während der Diät nicht erlaubt war:

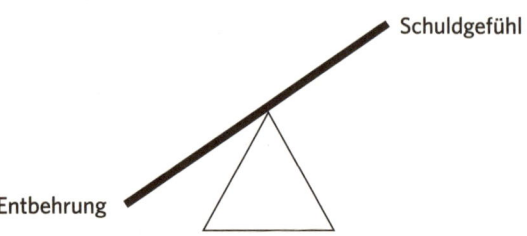

An diesem Punkt geht das Ganze wieder von vorne los und wiederholt sich dann ständig – hoch und runter, hoch und runter: Jedes Mal geht der Weg von der Diät zum Überessen, vom Überessen wieder zur Diät und so immer weiter. Die einzige Möglichkeit, von dieser Wippe herunterzukommen, ist, sich zu entspannen und sich keine Entbehrungen mehr aufzuerlegen.

Der Schlüssel: *bedingungslose* Erlaubnis zum Essen

Der Schlüssel zum Beenden dieses Musters von Einschränkung und daraus folgendem Überessen ist, sich die *bedingungslose* Erlaubnis zum Essen zu geben. Das bedeutet:

- die vorgefasste Meinung über Bord zu werfen, dass einige Nahrungsmittel »gut« und andere »schlecht« sind. Kein einziges Lebensmittel hat die Macht, Sie dick oder dünn zu machen.
- zu essen, was Sie *wirklich* wollen. Ja, richtig, was Sie wollen.

- Essen ohne Bestrafung. (»*Okay, ich kann jetzt den Käse-kuchen essen, aber morgen halte ich dann Diät.*«) Solche persönlichen Essensvereinbarungen widersprechen einer *bedingungslosen* Erlaubnis.

Wenn Sie sich wirklich erlauben, Ihr Essen frei zu wählen, ohne irgendeine versteckte Absicht, dafür in der Zukunft etwas einzuschränken, dann verschwindet das Verlangen, sich zu überessen. Trotzdem ist diese Vorstellung für die meisten unserer Klienten sehr beunruhigend, sie macht ihnen sogar mehr Angst als das weiter am Anfang stehende Prinzip vom Aufgeben jeglicher Diät.

Der Friedensprozess

Mit Essen Frieden zu schließen bedeutet, dass *alle* Nahrungs-mittel nun zu Ihrer Essenswelt gehören, sodass die Wahl von Schokolade Ihnen kein größeres emotionales Problem bereitet als die eines Pfirsichs. Es heißt auch, dass Ihre Essensauswahl nicht Ihren Charakter oder Ihre Moral widerspiegelt. Während sich seit einiger Zeit viele Gesundheitsexperten zwar einig sind, dass man sich kein Nahrungsmittel völlig verbieten sollte, gehen doch nur wenige so weit zu sagen, man sollte essen, *was auch immer* man möchte. Meist wird eine Grenze festgelegt. Wenn man aber weiß, dass es eine Grenze gibt, kann das wieder ein unbändiges Verlangen freisetzen – besser jetzt essen, solange es noch geht!

Wenn Sie erst einmal ganz genau wissen, dass Sie essen können, was immer Sie wollen, nimmt das intensive Verlangen ab. Also essen Sie alles, was Sie sich verboten haben!

Dann stellt sich schnell der augenscheinliche Beweis ein, dass Sie diese Nahrungsmittel doch »im Griff haben«, oder noch besser – dass sie gar keine Zauberkraft mehr auf Sie und Ihre Willenskraft ausüben. Viele unserer Patienten stellen erstaunt fest, dass die Dinge, die sie sich verboten und nach denen sie ein großes Verlangen gehabt hatten, gar nicht mehr so begehrenswert sind, wenn sie jederzeit und unbegrenzt gegessen werden können.

Ängste, die Sie zurückhalten

Sogar Klienten, die fest entschlossen sind, keine Diät mehr zu machen, haben oft einen starken Widerstand, das zu essen, was sie *wirklich* möchten. Sie haben schreckliche Angst davor. Während sie noch bereit zu dem Schritt sind, ihren *Hunger zu honorieren*, wollen sie am liebsten aufspringen und wegrennen, sobald wir ihnen sagen, dass sie sich *bedingungslos* erlauben sollen zu essen, was sie wollen.

Wenn viele vor diesem speziellen Teil des Prozesses zum intuitiven Essen solche Angst haben, warum bestehen wir dann darauf? Alles Essen freizugeben ist der wesentliche Schritt, wenn Sie Ihre Beziehung zum Essen verändern wollen. Alles essen zu dürfen gibt Ihnen die Freiheit, auf innere Essenssignale zu reagieren, die von negativen Gedanken und Schuldgefühlen unterdrückt wurden. Wenn Sie nicht wirklich glauben, dass Sie alles essen können, was Sie möchten, werden Sie weiterhin das Gefühl von Entbehrung haben, sich schließlich überessen und keine echte Zufriedenheit im Essen finden. Und wenn Sie sich nicht zufrieden fühlen, werden Sie immer nach mehr Essen aus sein, um zufrieden zu werden. Ist das Essen aber jeden Tag verfügbar, verliert es seine Macht.

Ich werde nicht aufhören zu essen

Zuerst haben Sie vielleicht große Angst, dass Sie mit dem Essen nicht mehr aufhören können, wenn Sie ein bis jetzt verbotenes Lieblingsnahrungsmittel essen. Aber denken Sie daran – wenn Sie erst einmal wissen, dass vorher verbotene Nahrungsmittel von nun an immer erlaubt sind, lässt das dringende Bedürfnis nach, sie in großen Mengen zu verschlingen. Auch die Forschung hat gezeigt, dass es Menschen mit der Zeit über werden, immer das Gleiche zu essen – Psychologen nennen diese Verhaltensreaktion, die nicht nur beim Essen auftritt, Habituation (Gewöhnung). *Studien ergaben, dass das häufige Essen eines bestimmten Nahrungsmittels dessen Reiz mit der Zeit verringert.* Der Psychologe Daniel Gilbert beschreibt den Habituationseffekt so: »Wundervolle Dinge sind besonders wundervoll, wenn sie das erste Mal geschehen, aber die Wunderbarkeit nimmt mit jeder Wiederholung ab« (Gilbert 2008).

Habituation ist einer der Gründe, warum es wenig reizvoll ist, Reste von einem Gericht zu essen, vor allem am zweiten oder dritten Tag. Wenn man das gleiche Essen wieder und wieder isst, verliert es einfach den Reiz. Das trifft auch auf Pizza, Schokolade und Kartoffelchips zu (Ernst 2002). Eine neue Studie lieferte den ersten Nachweis für langfristige Essenshabituation (Epstein 2011): Eine Gruppe übergewichtiger und eine Gruppe normalgewichtiger Frauen bekamen über einen Zeitraum von fünf Wochen jeden Tag die gleichen Mahlzeiten. Das Ergebnis war, dass die Frauen in beiden Gruppen sich an dieses Essen gewöhnten und im Laufe der Zeit weniger davon zu sich nahmen.

Es gibt wirklich nur eine Art, wie *Sie* schließlich glauben werden, dass Sie in der Lage sind, etwas für Sie Schmackhaftes zu essen und dann wieder damit aufhören zu können: *Sie müssen die Essenserfahrung machen, Sie müssen tatsächlich essen*. Deswegen passt das Wort »Prozess« ganz besonders für den Weg zum intuitiven Esser. Es geht nicht darum, etwas über Essen zu *wissen*, sondern es geht darum, *Erfahrungen damit zu machen*. Je mehr Sie üben, desto mehr Vertrauen werden Sie haben.

Manchmal gibt es bei unseren Klienten auch die Befürchtung, dass sie süchtig nach Essen sein könnten – aber es gibt viele Gründe außer Sucht, die den Belohnungsaspekt des Essens erklären. (Mehr Informationen dazu im Kapitel »Kann Essen eine Sucht sein?« auf S. 131.)

Pseudo-Erlaubnis: Ich habe es schon versucht

Viele Klienten erzählen uns, dass sie schon einmal versucht hätten, sich das Essen verbotener Nahrungsmittel zu »erlauben«. Sie haben sich trotzdem übergessen und ohne Kontrolle gefühlt. Aber bei den meisten waren diese Nahrungsmittel niemals wirklich *bedingungslos* erlaubt; die Erlaubnis war eine Pseudo-Erlaubnis. Die verbotenen Nahrungsmittel wurden in Wirklichkeit in dem Bewusstsein gegessen, dass es sich nur um ein zeitlich begrenztes Brechen der Regeln handelte, oder eine kleine Stimme im Kopf sagte gleichzeitig: »Du solltest das eigentlich nicht essen.« Wenn dann das Essen die

Zunge berührte, tauchten im selben Moment Schuldgefühle und Gewissensbisse auf. Und mit diesen Gefühlen kam der feste Vorsatz, dieses Essen in der Zukunft zu begrenzen und die Schlemmerei zu bestrafen, indem man vom nächsten Tag an »richtig essen« würde. Obwohl man das Nahrungsmittel physisch tatsächlich aß, spielte emotional schon die Entbehrung in der Zukunft eine Rolle. Und so setzte sich der Kreislauf fort. Pseudo-Erlaubnis funktioniert nicht – sie ist nur eine Illusion. Im Kopf sind Sie noch immer auf Diät.

Sich selbst erfüllende Prophezeiung

Manchmal löst allein schon der Gedanke ans Überessen einen Essanfall aus. Carolyn war anfangs fest davon überzeugt, dass der Verzehr von Weißmehlprodukten bei ihr dazu führen würde, dass sie sich überaß. Sie glaubte, dass schon ein Bissen von einem Bagel einen Essanfall auslösen würde. Und er tat es tatsächlich. Carolyn hatte sich eine sich selbst erfüllende Prophezeiung in den Kopf gesetzt. Sie *wusste*, dass diese Esssachen dick machten, sie *wusste*, dass sie sich überessen würde, und sie *wusste*, dass sie zunehmen würde. Jedes Mal, wenn sie ihrem Verlangen nach weißem Gebäck nachgab, schwor sie sich, dass dies das letzte Mal wäre. Natürlich überaß sie sich dann, denn die Gedanken an die Entbehrung, die kommen würde, und ihr Gefühl, schlecht zu sein, ließen sie völlig die Kontrolle verlieren.

Es dauerte sehr lange, bis Carolyn sich wirklich die Erlaubnis geben konnte, Nahrungsmittel mit weißem Mehl zu verzehren, aber inzwischen bekommt sie nur noch selten »Weißmehl«-Essanfälle. Ab und zu taucht aus früherer Zeit kurz ein Gedanke von Einschränkung auf und zieht sie zurück in die Welt der Entbehrung. Und mit diesem Gedanken kommt ihr Gefühl, die Kontrolle zu verlieren. Doch heute isst sie dann nur noch einige Kekse anstatt einer ganzen Tüte davon, und dies passiert nur noch alle sechs Monate und nicht wie früher jede Woche. Weil Carolyn inzwischen so viele positive Erfahrungen mit Nahrungsmitteln gemacht hat, die weißes Mehl enthalten, ist es für sie sehr viel einfacher geworden, ihr sich selbst einschränkendes Denken aufzugeben und mit diesen Nahrungsmitteln Frieden zu schließen.

Ich werde nicht gesund essen

Wenn die Menschen die freie Wahl zwischen vielen Nahrungsmitteln haben, stellt sich immer wieder heraus, dass sie, nachdem sie den Prozess des Friedenschließens mit dem Essen durchlaufen haben, letztlich ausgewogen essen; ihre selbst gewählten Speisen enthalten dann hauptsächlich nährstoffreiche Produkte und daneben ein paar Brocken »Spaßessen«. Als Ernährungswissenschaftlerinnen sind wir selbstverständlich für eine gesunde Ernährung, aber an diesem Punkt des Prozesses zum intuitiven Essen ist sie nicht das Wesentliche. Wenn wir jetzt auf einer bestimmten Ernährung bestehen würden, hieße das, die Einschränkung fortzusetzen. (Wir haben Jahre gebraucht, um diesen Aspekt akzeptieren zu können. Doch er ist immens wichtig, und deswegen werden Themen wie Nährstoffe und Nährwerte erst in einem späteren Kapitel behandelt.) Je weiter Sie auf dem Weg zum intuitiven Essen voranschreiten, mit der umfassenden Erlaubnis, alles zu essen, desto klarer und hilfreicher werden Ihre inneren Signale sein. Aber auch jetzt – wenn Sie sich einen riesigen Eisbecher vorstellen, den Sie zu jeder Mahlzeit essen, was glauben Sie, wie schnell Sie ein Verlangen nach etwas völlig anderem bekommen werden, wie zum Beispiel einem Salat oder einem Stück gegrilltem Hühnerfleisch?

Fehlendes Selbstvertrauen

Ein mächtiges Hindernis auf dem Weg, Frieden mit dem Essen zu schließen, ist mangelndes Selbstvertrauen. Die meisten Klienten sagen uns, dass sie uns und unserer Philosophie intellektuell vertrauen. Sie glauben wirklich, dass unsere Methode bei anderen funktioniert, aber sie misstrauen sich selbst und haben Angst, dass sie bei ihnen nicht wirken könnte.

Doch genau die Erlaubnis, die Sie sich geben, alles essen zu dürfen, und der darauf folgende Prozess des Friedenschließens ist das Sprungbrett, um Ihr Vertrauen in sich selbst und Ihren Umgang mit Essen wiederaufzubauen. Am Anfang ist jede positive Essenserfahrung wie ein dünner Faden. Es gibt vielleicht noch wenige, und sie sind weit voneinander entfernt und scheinen Ihnen unbedeutend, aber schließlich bilden sie zusammen einen Strang. Die Stränge werden zu starken Seilen und die Seile zu einer Brücke, die das Fundament für Vertrauen bildet.

Betsy befand sich in einer Phase des Zunehmens, als sie zum ersten Mal zu uns kam. Sie hatte mehrere sehr radikale Diäten hinter sich und aß nun infolgedessen völlig außer Kontrolle. Nachdem sie sich die Erlaubnis gegeben hatte zu essen, was sie wollte, war sie nach kurzer Zeit so weit, nur noch *einen* Schokoriegel anstatt gleich drei zu verschlingen, was für sie ein bedeutender Durchbruch war. Anfangs waren solche Erlebnisse noch sporadisch, und zwischen ihren Erfolgen gab es immer wieder Zeiten, in denen sie maßlos aß. Aber nach und nach konnte Betsy erkennen, dass ihre kleinen Erfolge aufeinander aufbauten und ihre Essanfälle langsam weniger wurden. Nun kam auch ihr Selbstvertrauen zurück, das durch ihre vielen Diäten völlig untergraben worden war.

Bei einigen liegen die Probleme mit ihrem Selbstvertrauen tiefer. Mehrere Untersuchungen haben gezeigt, dass die Grundlagen für die Regulierung der Essensaufnahme schon durch sehr frühe Esserfahrungen bestimmt werden. Wenn Ihre Eltern schon in Ihrer Kindheit die Kontrolle über Ihr Essen übernommen haben, ohne Ihre eigenen Vorlieben oder die Stärke Ihres Hungers zu berücksichtigen, kann sich in Ihnen leicht die Überzeugung festgesetzt haben, dass Ihren Körpersignalen nicht zu trauen ist.

Sarah beschrieb das als den Aufdräng-oder-Wegnehm-Effekt. Entweder drängte ihre Mutter sie zu essen, oder sie zog ihr das Essen weg. Beim Abendessen zwang sie Sarah zum Beispiel, ihren Teller leer zu essen, auch wenn Sarah schon völlig satt war. Andererseits passierte es häufig, dass Sarah völlig ausgehungert aus der Schule nach Hause kam und sich auf den Kühlschrank stürzte, um schnell eine Kleinigkeit zu essen. Dann schimpfte ihre Mutter »Du kannst gar keinen Hunger haben!« und verbot ihr zu essen. Als Folge nahm Sarah heimlich Essen an sich, wenn ihre Mutter es nicht merkte. Inzwischen hatte sie Heißhunger, sodass sie sich überaß und sich nun doppelt schuldig fühlte – weil sie zu viel gegessen hatte und weil sie das Essen heimlich genommen hatte. Und so verfestigte sich in ihr der Glaube, dass ihre Mutter recht hatte – ihr selbst war nicht zu trauen, was Essen anging.

Fünf Schritte, um mit dem Essen Frieden zu schließen

Wenn Sie diese Schritte lesen, denken Sie daran, dass es völlig in Ordnung ist, dass Sie Ihren Weg zum intuitiven Essen in einem Tempo gehen, mit dem *Sie* sich wohlfühlen. Sie brauchen sich nicht davon überfordert zu fühlen, zum Supermarkt zu gehen und alles zu kaufen, was Sie sich bisher verboten hatten – das würden auch wir für einen zu großen Schritt halten. Es braucht Zeit, das Vertrauen in sich selbst wieder aufzubauen. Und achten Sie während Ihres Voranschreitens immer darauf, *beständig Ihren Hunger zu honorieren*. Eine heißhungrige Person wird sich überessen, daran ändert auch die beste Absicht nichts.

1. Stellen Sie eine Liste derjenigen Nahrungsmittel auf, die Ihnen reizvoll erscheinen.
2. Machen Sie ein Häkchen hinter die Nahrungsmittel, die Sie tatsächlich essen, und kreisen Sie die restlichen ein, die Sie sich bisher verboten haben.
3. Erlauben Sie sich nun, eins der verbotenen Nahrungsmittel von Ihrer Liste zu essen, gehen Sie dann in den Supermarkt und kaufen Sie es oder bestellen Sie es im Restaurant.
4. Achten Sie darauf, ob das Essen Ihnen genauso gut schmeckt, wie Sie gedacht haben. Wenn Sie es wirklich mögen, erlauben Sie sich weiterhin, es zu kaufen oder zu bestellen.
5. Stellen Sie sicher, dass Sie immer genug von diesem Essen vorrätig haben, damit Sie wissen, dass es da ist, wenn

Sie ein Bedürfnis danach haben. Sollte Ihnen dieses Vorgehen zu viel Angst bereiten, gehen Sie so oft, wie Sie mögen, in ein Restaurant und bestellen sich dieses Essen.

Haben Sie Frieden mit einem Nahrungsmittel geschlossen, fahren Sie auf der Liste fort, bis Sie alle Nahrungsmittel, die Ihnen verboten waren, probiert, bewertet und für sich freigegeben haben. Es könnte sein, dass Ihre Liste sehr lang ist (das kommt öfter vor). In diesen Fällen haben wir die Erfahrung gemacht, dass es nicht nötig ist, jede einzelne aufgeführte Speise durchzuprobieren. Es ist nur wichtig und reicht aus, dass Sie diesen Prozess so lange durchführen, bis Sie *wirklich wissen*, dass Sie essen können, was Sie wollen. Sie werden an einen Punkt gelangen, an dem es nicht mehr nötig ist, dass Sie sich dies bei jedem einzelnen Nahrungsmittel *beweisen* müssen, indem Sie es wirklich essen.

Sollten diese Schritte Ihnen im Moment als eine zu große Anforderung erscheinen, um sie bewältigen zu können, machen Sie sich keine Sorgen. Vielleicht können Sie erst einmal einen Waffenstillstand mit dem Essen schließen, das ist auch in Ordnung, es ist ein Fortschritt. Im nächsten Kapitel finden Sie einige Werkzeuge, die Ihnen helfen können, Ihre Beziehung zum Essen zu lockern. Für viele Friedensverträge sind ein ganzes Team von Unterhändlern und viel Zeit nötig.

Vorsicht, Falle!

Tappen Sie nicht in die Falle, sich zu sagen: »Ich kann essen, was ich will, so viel wie ich will und wann immer ich will.« Diese Auffassung verzerrt das Konzept des intuitiven Essens.

Ja, schließen Sie Frieden mit dem Essen und essen Sie, was Ihren Gaumen erfreut. Ja, geben Sie sich die Freiheit, bedingungslos zu essen, und essen Sie so viel, wie Sie brauchen, um Ihren Körper satt und zufrieden zu machen. Aber jederzeit zu essen, wenn Sie Lust dazu haben, ohne Hunger und Sättigung zu berücksichtigen, könnte eine wenig angenehme Erfahrung sein und auch physisches Unbehagen hervorrufen. Die Sättigungssignale Ihres Körpers wahrzunehmen und sie zu respektieren ist ein wichtiger Teil des Prozesses.

Kann Essen wirklich eine Sucht sein?

Über die Existenz von Esssucht wird viel spekuliert. Das Interesse der Forscher hat einen Grund: Die Gehirnregion und bestimmte Neurochemikalien, die mit Drogenmissbrauch zusammenhängen, sind auch beteiligt, wenn sich jemand überisst. Aber es gibt viele Gründe außer Sucht, die den Belohnungsaspekt des Essens erklären können.

Überleben der Spezies Mensch. Vom Belohnungszentrum im Gehirn wird angenommen, dass es nötig ist, um das Überleben des Menschen sicherzustellen. Hier spielt der Botenstoff Dopamin eine Rolle, der sowohl ein angenehmes Gefühl auslöst und motivationsverstärkend wirkt. Etwas zu tun, was das Überleben sichert (wie zu essen oder Nachwuchs zu zeugen), bewirkt ein belohnendes Wohlfühl-Erlebnis.

Hunger erhöht den Belohnungswert. Hunger selbst steigert den Belohnungswert, den Essen auslöst, indem er weitere mit Dopamin in Zusammenhang stehende Aktivität auslöst. Wenn Sie zum Beispiel hungrig sind, haben Sie vielleicht plötzlich Lust und sind motiviert, sich etwas zu kochen. Diäthalten (was eine Form chronischen Hungers sein kann) hat den gleichen Effekt.

Dopaminmangel. Viele angenehme Aktivitäten steigern die Dopaminausschüttung, zum Beispiel angenehmes Zusammensein mit anderen Menschen. Die meisten unserer Klienten, die unter Essanfällen leiden, führen ein sehr unausgeglichenes Leben, das die Dopaminproduktion wenig fördert und ihnen so die Vorteile von Dopamin vorenthält. Wenn menschliche Bedürfnisse im Allgemeinen zu wenig erfüllt werden, verleiht das dem Essen durch seinen Belohnungseffekt einen noch größeren Reiz.

Musik lässt das Belohnungszentrum leuchten. Kürzlich zeigte eine Studie, dass das Hören von Musik eine Dopaminausschüttung auslöst und die gleiche Hirnregion erhellt (Nucleus accumbens), die an der euphorischen Wirkung von Psychostimulantien wie zum Beispiel Kokain beteiligt ist (Salimpoor 2011). Allein die Vorfreude auf die Musik ließ das Belohnungszentrum aufleuchten. (Aber ganz sicher kann man daraus keine »Musiksucht« ableiten!)

Studien zu Esssucht sind begrenzt und mangelhaft. Die Forschung zu »Esssucht« steckt noch in den Kinderschuhen. Außerdem wurden die meisten Studien an Tieren durchgeführt. Die begrenzten Untersuchungen an Menschen konzentrierten sich bisher auf Studien auf der Grundlage von Hirnaufnahmen mit sehr wenigen Probanden und wenigen Ausschlusskriterien (Benton 2010).

Studien zeigen, dass das Essen von »verbotenen Speisen« Essanfälle verringert. Bis heute gibt es drei Studien in den USA, bei denen Binge-Esser ihr »verbotenes Essen« als Teil des Behandlungsprozesses essen durften (Kristeller 2011, Smitham 2008). Die Essanfälle verringerten sich signifikant. Wenn es bei den Probanden um Esssucht ginge, würde man solche Ergebnisse nicht erwarten. Die Theorie der Esssucht müsste verstärkte Essanfälle vorhersagen, die durch das »süchtig machende Essen« ausgelöst würden – das Gegenteil ist der Fall.

8. Prinzip 4: Sagen Sie der Essenspolizei den Kampf an

Rufen Sie den Gedanken in Ihrem Kopf ein lautes »Nein!« entgegen, die Ihnen weismachen wollen, dass Sie »gut« sind, wenn Sie unter tausend Kalorien am Tag zu sich nehmen, oder dass Sie »schlecht« sind, weil Sie ein Stück Schokoladenkuchen gegessen haben. Die Essenspolizei überwacht die Einhaltung der unvernünftigen Regeln, die Diäten hinterlassen haben. Die Essenspolizei davonzujagen ist ein wesentlicher Schritt, um zum intuitiven Essen zurückzukehren.

Der Gedanke, etwas zu stehlen oder zu lügen, würde wohl in den meisten ein Gefühl der Schuld hervorrufen. Fast alle, die eine Diät machen, fühlen sich genauso schuldig, wenn sie Pommes frites oder einen Eisbecher gegessen haben. Die Menge irgendeines »schlechten« Nahrungsmittels spielt dabei noch nicht einmal eine Rolle, schon der erste Bissen erzeugt oft das Gefühl, versagt zu haben oder schlecht zu sein. Das darauf folgende Schuldgefühl reicht aus, um eine Periode des Überessens auszulösen, die das vorhergehende gezügelte Essverhalten wieder zunichtemacht und mit hoher Wahrscheinlichkeit eine Gewichtszunahme provoziert.

In ihrem Buch *Never Too Thin* kommentiert die Autorin Roberta Pollack Seid, dass unsere Einstellungen zum Essen den Diätgeboten einer falschen Religion ähneln – wir erweisen Diäten und ihren Regeln unsere untertänigste Ehrerbietung, aber wirken tun sie trotzdem nicht.

Da in den Industrienationen ein dünner Körper das Idealbild ist, wird es schnell zur Tugend, Speisen zu essen, die mit Schlankheit und Schuldlosigkeit assoziiert werden. Da ist es kein Wunder, dass bei vielen Diäthaltenden der Gedanke ans Essen mit einer Vorstellung von der *Abwesenheit* von Schuldgefühlen verknüpft ist. Eine von der University of Toronto 1987 durchgeführte große Untersuchung ergab, dass Menschen, die die Erfahrung von Diäten gemacht haben, offensichtlich dazu neigen, Nahrungsmittel vor allem unter dem Aspekt der Schuldfreiheit zu sehen.

Aber nicht nur Diäthaltende haben Essensschuldgefühle. In derselben Studie verbanden Nicht-Diäthaltende Schuldgefühle mit dem geringen Nährwertgehalt von Lebensmitteln. In beiden Fällen haben Medien und Nahrungsmittelfirmen ihre Hand im Spiel und erzeugen in uns ein »Essensgewissen«, ob wir Diät halten oder nicht.

Mit diesen täglichen Erinnerungen ist es schwer, Essen als eine einfache, normale, erfreuliche Angelegenheit zu sehen.

Während Sie sich für die Reise zum intuitiven Essen einschiffen, werden Sie es wahrscheinlich mit allen möglichen Sprachrohren der gesellschaftlichen Essenspolizei zu tun bekommen – von der wohlmeinenden Freundin, die kommentiert »Wie kannst du das essen, ich dachte, du wolltest abnehmen«, bis zu den unerwünschten Kommentaren von irgendeinem Fremden. Aber wenn jemand einen unpassenden Kommentar abgibt, heißt das noch lange nicht, dass er wahr ist! Und doch könnte er den Samen des Zweifels in Ihnen pflanzen, während Sie gerade beginnen, eine neue Essenswelt zu erkunden, die der fett- und genussfeindlichen Doktrin zuwiderläuft.

Aber wie viele unangebrachte Kommentare von der kollektiven Essenspolizei Sie auch hören werden, wir haben festgestellt, dass die innere Essenspolizei, die im Kopf unserer Klienten selbst wohnt, noch schlimmer ist. Bei so viel Besessenheit von Essensfundamentalismus wird es nur ein Exorzismus-Programm schaffen, die Essenspolizei endgültig auszutreiben. Machen wir uns daran!

Essensgeschwätz

Ein Bewusstsein von uns selbst zu haben bzw. die Fähigkeit, unsere eigenen Gedanken zu reflektieren, unterscheidet uns von den Tieren. Es ist aber genauso menschlich, dass wir von einer Aktivität in die nächste getrieben werden, ohne dass wir innehalten und uns unsere Gedanken bewusst machen oder sie überprüfen. Gedanken und Urteile rund ums Essen sind massenhaft in unseren Köpfen vorhanden, aber wie oft nehmen wir uns die Zeit, unsere Aufmerksamkeit darauf zu richten? Wir sind mit diesen Gedanken jedoch nicht geboren worden, auch wenn wir sie oft als »Tatsachen« nehmen, die wir nicht mehr hinterfragen.

Hier einige der Tatsachenbehauptungen, die in den Köpfen unserer Klienten vorherrschen, wenn sie das erste Mal in unsere Praxis kommen:

- Süßigkeiten sind schlecht.
- Man soll nicht nach sechs Uhr abends essen.

- Man sollte kein Gramm Fett zu sich nehmen.
- Dreimal in der Woche spazieren gehen hilft einem nicht weiter.
- Wenn ich frühstücke, werde ich tagsüber nur mehr essen.
- Milchprodukte sind schlecht.
- Ich sollte kein Salz benutzen.
- Bohnen machen dick.
- Brot macht dick.
- Alles macht dick!

Auch wenn man sich diese Gedanken und ihren Hintergrund bewusst macht, bleiben sie doch wie Klebstoff im Bewusstsein haften. Selbst Beweise, die sie widerlegen, nützen nichts. Sie sind so tief verankert, dass es oft Jahre dauert, bis sie wieder aus unserem Kopf verschwinden und durch die Realität ersetzt werden. Leider können diese Gedanken großen Schaden anrichten, weil sie Ihr Handeln mitbestimmen, oftmals ohne dass es Ihnen überhaupt bewusst ist. Diese Gedanken sind kognitive Verzerrungen der Essenspolizei.

Wer spricht da?

In der Psychologie gibt es viele Ansätze zur Darstellung einer Persönlichkeitsstruktur. Der US-amerikanische Psychiater und Arzt Eric Berne geht davon aus, dass die unterschiedlichen Arten, wie wir fühlen und verhalten, das ausmachen, was er Ich-Zustände (ego states) nennt. Wenn man beobachtet, wie eine Person steht, ihrer Stimme lauscht, auf die Wörter achtet, die sie benutzt, und auf die Ansichten, die sie äußert, kann man daraus erkennen, in welchem Ich-Zustand sie sich befindet. Berne nennt die verschiedenen Ich-Zustände Eltern-Ich, den Erwachsenen und das Kind. Nach Berne ist man in einem bestimmten Moment in einem dieser drei Ich-Zustände, kann aber jederzeit leicht von einem in den anderen wechseln. Jeder Ich-Zustand lenkt die Gedanken, die gerade in unserem Kopf herumschwirren. Wenn man den Gedanken genau zuhört, erkennt man, welcher der drei Zustände sie lenkt.

Abgeleitet von Bernes Theorie der Persönlichkeitsstruktur können wir mehrere Essensstimmen unterscheiden. Drei wirken vor allem zerstörerisch: die Essenspolizei, der Nährwertinformant und der Diät-Rebell. Aber wir können uns mächtige Verbündete schaffen: den Essens-Anthropologen, den Ernährer und den Nährwert-Verbündeten.

Schauen wir uns an, wie jede Essensstimme unserem Denken schaden oder helfen kann.

Die Essenspolizei

Die Essenspolizei ist eine starke Stimme, die durch Diäten entstanden ist und mit jeder Diät, jedem Zeitschriftenartikel über Diäten und jeder Bemerkung von Freunden zu Essensregeln stärker wird. Sie ist Ihr innerer Richter, der darüber urteilt, ob Sie sich »gut« oder »schlecht« verhalten. Die Essenspolizei ist wachsam und aktiv, auch wenn Sie gerade keine Diät machen.

Hier sind einige häufig vorgebrachte Regeln:

- Nicht nachts essen (wenn Sie nachts essen, haben Sie sich der Gesetzesübertretung schuldig gemacht).
- Dieses Brötchen besser nicht essen – es macht dick, zu viele Kohlenhydrate.
- Heute keinen Sport gemacht, besser das Abendessen weglassen.
- Du hast zu viel gegessen (auch wenn man hungrig war).

Auch wenn Sie fest entschlossen sind, keine Diäten mehr zu machen, und anfangen, mit dem Essen Frieden zu schließen, wird die Essenspolizei oft auftauchen. Aber nicht immer ist es offensichtlich – es ist wie bei Unkraut, das man oberflächlich abschneidet. Ein Unkraut mit starken Wurzeln kann leicht wieder ausschlagen, auch wenn zunächst keine grünen Spitzen mehr zu sehen sind.

Wie diese Stimme schadet: Die Essenspolizei überwacht jede Ihrer Essenshandlungen ganz genau. Sie hält den Kampf zwischen dem Essen und Ihrem Körper aufrecht.

Wie diese Stimme hilft: Sie hilft nicht! Indem Sie sich ihrer dauernden Präsenz in Ihrem Kopf bewusst werden, können Sie jedoch lernen, gegen sie anzugehen und sie zu verjagen.

Der Nährwertinformant

Der Nährwertinformant liefert Ihnen Nährwertnachweise, zum Beispiel, dass Sie sorgfältig Kohlenhydratgramme zählen müssen oder nur fettfreie Speisen essen dürfen. Häufig spricht die Stimme im Namen der Gesundheit. Während sich das harmlos oder sogar gesund anhört, ist es doch nur eine Fassade.

Der Nährwertinformant sagt zum Beispiel Folgendes:

- Überprüf diese Fettgramme, alles über ein Gramm Fett ist inakzeptabel.
- Iss keine Sachen, in denen Zucker ist.

Wir hören häufig von unseren Klienten: »Ich mache keine Diäten mehr. Ich glaube wirklich, dass ich essen kann, was ich möchte – einfach nur gesund.« Aber auch wenn man programmatische Diäten ablehnt, kann sich unter dem Deckmantel des Gesundheitsbewusstseins eine weitere Beschränkung verstecken.

Wie diese Stimme schadet: Diese Stimme arbeitet heimlich mit der Essenspolizei zusammen. Sie arbeitet unter dem Deckmantel der Gesundheit, aber sie schwatzt Ihnen eine Diät auf, ohne dass Sie es merken.

Wie kann die Stimme helfen: Der Nährwertinformant wird Ihr Nährwertverbündeter, wenn Sie die Essenspolizei erst einmal hinausgeworfen haben. Der neu aufgetauchte Nährwertverbündete hat ein Interesse daran, dass Sie gesund essen, ohne dass dahinter noch ein anderer versteckter Plan steckt (abzunehmen!). Wenn Sie zum Beispiel zwischen zwei Arten Käse wählen, die Sie beide genauso gerne essen, und wenn Sie einen zu hohen Cholesterinwert haben, dann rät Ihnen der Nährwertverbündete, den Käse mit dem geringeren Fettgehalt zu nehmen. Diese Wahl beruht auf Gesundheit *und* dem Zufriedenheitsfaktor beim Essen, *nicht* auf Entbehrung und Diät. Die hilfreiche Version dieser Stimme ist eine, die als letzte auftaucht, ohne noch mit der Essenspolizei zusammenzuhängen. (Später werden wir uns auch mit Ernährung befassen, aber wir haben in vielen Jahren festgestellt, dass es Ihre Bemühungen erschweren kann, die Diätmentalität wirklich abzulegen, wenn Sie sich anfangs zu sehr auf gesunde Ernährung konzentrieren.)

Den Unterschied zwischen dem Nährwertverbündeten und dem Nährwertinformanten können Sie daran erkennen, wie Sie sich *fühlen*, wenn Sie deren Stimmen antworten. Wenn Sie im Namen der Gesundheit eine Essensauswahl treffen oder eine Speise nicht essen, sich dabei aber gehorsam oder schuldig fühlen, dann hat die Essenspolizei noch immer Einfluss auf Sie.

Der Diät-Rebell

Die Stimme des Diät-Rebellen hören Sie oft lautstark und wütend in Ihrem Kopf herumbrüllen. Hier sind einige typische Bemerkungen:

- Du wirst mich nicht dazu kriegen, dieses gegrillte Hühnchen ohne alles zu essen!
- Du denkst, ich sollte fünf Pfund abnehmen? Pah, ich werde zehn Pfund zunehmen!
- Ich kann's nicht erwarten, dass mein Mann endlich auf Dienstreise geht, dann kann ich essen, was ich will, ohne dass er mich dauernd strafend anschaut.

Wie die Stimme schadet: Diese rebellischen Kommentare werden leider deswegen laut, weil Sie sich normalerweise nicht trauen, diejenigen damit zu konfrontieren, die Ihre Privatsphäre missachten und deren Grenze übertreten. Ihnen müssten Sie eigentlich sagen, dass sie Sie in Ruhe lassen sollen. Da Sie sich den Invasoren gegenüber hilflos fühlen, behalten Sie die Antworten, die Sie nicht laut sagen, im Kopf. Und dann setzen Sie Ihre eigenen »Drohungen« um, nur um Ihre Peiniger zu ärgern.

Wenn der Diät-Rebell das Sagen hat, führt das immer zu selbstzerstörerischem Verhalten. Rebellion kennt keine Grenzen, daher ist oft völlig maßloses Überessen die Folge. Wie oft bricht der Diät-Rebell in Ihren Gedanken hervor? Wie oft fühlen Sie sich genötigt, seinen Anweisungen zu folgen, weil Sie wütend auf die Essenspolizei sind, die Ihnen all ihre Diätregeln aufzwingen will?

Wie die Stimme helfen kann: Sie können Ihren Diät-Rebellen in Ihren Rebellen-Verbündeten umwandeln. Setzen Sie den Rebellen-Verbündeten ein, um Ihre Grenzen gegen jeden zu verteidigen, der in Ihren privaten Essensraum eindringen will. *Benutzen Sie Ihren Mund für Worte anstatt fürs Essen.* Seien Sie dabei direkt, aber höflich. Sie werden überrascht sein, wie stark Sie sich dadurch fühlen und welche große Erleichterung es bedeutet.

- Sagen Sie Ihren Familienmitgliedern, dass sie sich aus Ihrer Essensauswahl und Ihren Essensmengen heraushalten sollen. Zum Beispiel: »Tante Carolyn, bitte dräng mir keine zweite Portion auf. Ich bin satt, vielen Dank.« Oder: »Nein, danke, Mom, ich mag keine Makkaroni mit Käse. Du weißt, dass ich Makkaroni mit Käse noch nie gemocht habe.«

- Sagen Sie Ihrer Familie und Ihren Freunden und den Leuten auf der Straße, dass Sie keine Kommentare zu Ihrem Körper abgeben sollen. Zum Beispiel: »Dad, mein Körper ist *meine* Sache!« Oder: »Tom, du hast kein Recht, mein Gewicht zu kommentieren.«

Der Essens-Anthropologe

Der Essens-Anthropologe ist der neutrale Beobachter, der etwas äußert, *ohne* ein Urteil zu fällen – so wie ein Anthropologe einen Menschen oder eine Kultur beobachten würde. Es ist die Stimme, die Sie erforschen und entdecken lässt. Der Essens-Anthropologe hilft Ihnen, den Weg zum intuitiven Essen zu ebnen. Zum Beispiel merkt er, wenn Sie Hunger haben oder satt sind, er weiß, was Sie gegessen haben, wann Sie es gegessen haben, was Sie davon halten und wie Sie sich danach fühlten. Der Vorteil dieses neutralen Beobachters in Ihnen ist, dass nur *Sie* wissen können, was Sie fühlen und denken. Ein Beobachter von außen könnte das nicht.

Die Feststellungen des Essens-Anthropologen sind rein beobachtend, zum Beispiel:

- Ich habe das Frühstück weggelassen und hatte um zwei Uhr mittags Heißhunger.
- Ich habe zehn Kekse gegessen. (Kein Urteil, nur eine Tatsache.)
- Ich habe mich schuldig gefühlt, nachdem ich beim Abendbrot auch ein Dessert gegessen hatte. (Keine herablassende Bemerkung, nur eine Beobachtung, wie Sie sich gefühlt haben.)

Eine einfache Methode, Ihren inneren Essens-Anthropologen zu aktivieren, ist das Führen eines Tagebuchs über den Prozess zum intuitiven Essen. Wenn Sie aufschreiben, was und wann Sie gegessen haben, kann Ihnen das oft sehr interessante Hinweise geben, was Ihr Bedürfnis nach Essen auslöst.

Oder notieren Sie Ihre Gedanken, bevor Sie essen und nachdem Sie gegessen haben. Beeinflussen sie, wie Sie sich *fühlen*? Beeinflusst Ihr Gefühlszustand, wie Sie sich verhalten oder wie Sie essen? Und wenn ja, auf welche Art? Sehen Sie ein solches Tagebuch als ein großes Experiment an, *nicht als Werkzeug, um Urteile zu fälle*n.

Viele unserer Klienten haben negative Erfahrungen mit Essenstagebüchern gemacht, weil sie diese oft bei Diäten führen mussten. Aber bei Diäten führt man Tagebuch, um »schlechtes Essverhalten« zu verurteilen. Bei uns ist dies kein Werkzeug für die Essenspolizei, sondern ein Hilfsmittel, um mit Ihrem Essens-Anthropologen zu kommunizieren.

Wie die Stimme hilft: Der Essens-Anthropologe kann Sie unterstützen, die Fakten zu analysieren und sich von Ihren emotional beladenen Essenserfahrungen nicht verunsichern zu lassen. Er hält Sie in Kontakt mit Ihren inneren Signalen – den biologischen und den psychischen. Wir spielen bei unseren Klienten oft den Essens-Anthropologen, bis sie diese Stimme in sich selbst etabliert haben. (Es kann schwer sein, neutral zu sein, wenn Sie eine kritische Stimme haben, die an jeder Essenauswahl herummäkelt.) Der Essens-Anthropologe kann Ihnen helfen, die Fallen in Ihrem Denken zu finden, ähnlich einem klugen Rechtsanwalt, der die Fallen in einem Vertrag findet. Aber diese Stimme für sich zu nutzen braucht Übung.

Der Ernährer

Die Stimme des Ernährers ist sanft und freundlich und hat die beruhigende Qualität, die man mit der Stimme liebevoller Großeltern oder eines sehr guten Freundes verbinden würde. Sie hat die Fähigkeit, Ihnen die Sicherheit zu geben, dass Sie völlig in Ordnung sind, so wie Sie sind, und dass alles gut werden wird. Diese Stimme schimpft oder drängelt nie. Sie ist weder kritisch, noch beurteilt sie Ihr Verhalten. Stattdessen ist sie (oder kann es jedenfalls sein) die Vermittlerin von positiven Selbstgesprächen in Ihrem Kopf.

Hier sind einige der Informationen, die Sie vom Ernährer hören könnten:

- Es ist in Ordnung, einen Keks zu essen. Kekse zu essen ist etwas ganz Normales.
- Ich habe heute wirklich viel zu viel gegessen. Ich frage mich, ob ich vielleicht etwas gefühlt habe, das dazu führte, dass ich mehr Essen als sonst als Trost brauchte?
- Wenn ich mich gut um mich selbst kümmere, fühle ich mich super.
- Diese Woche mache ich alles toll. Nur ein paarmal habe ich meine Hungersignale nicht honoriert.
- Ich komme jeden Tag ein bisschen mehr mit mir selbst in Kontakt.

Alice ist Mutter und weiß im Allgemeinen genau das Richtige zu ihren Kindern zu sagen, um ihnen ein Gefühl von Ruhe und Sicherheit zu vermitteln. Aber Alice hat nicht gelernt, freundlich zu sich selbst zu sprechen, wenn es um ihr Gewichtsproblem geht, das sie seit vielen Jahren hat. Während all ihrer Diäten hat die Stimme ihrer Essenspolizei sie hart bestraft. Auf ihrer Reise zur intuitiven Esserin lernte Alice, auf die Botschaften der Essenspolizei mit den unterstützenden Botschaften des Ernährers zu antworten. Sie hörte sich selbst zu, wenn sie mit ihrer Familie sprach, und erkannte, dass die Stimme, die sie dann benutzte, dieselbe war, die sie brauchte, um sich selbst zu trösten.

Alice lernte, sich selbst gegenüber verständnisvoll zu sein, wenn ein Hindernis auf ihrem Weg sie aufhielt, und sich selbst zu versichern, dass sie sich mitten in einem Prozess befand, bei dem es nicht nur kontinuierlich aufwärtsging. Wenn sie Probleme damit hatte, ihren Hunger zu honorieren, fragte sie sich freundlich, was sie vielleicht belastete und was sie eher bräuchte statt des Essens. Wenn sie eine Gier nach etwas bekam, das sie sich auf einer ihrer vielen Diäten verboten hatte, gab ihr Ernährer ihr die Erlaubnis, dieses Nahrungsmittel zu essen.

Wie die Stimme hilft: Wenn Sie mit dem Ernährer in Ihrem Kopf in Kontakt kommen, erleben Sie eins der wichtigsten Hilfsmittel auf dem Weg zum intuitiven Esser. Der Ernährer wird für Sie da sein, er wird Ihnen im Kampf gegen die Essenspolizei helfen und Sie während des ganzen Prozesses unterstützen. Der Ernährer liefert Ihnen die richtigen Entgegnungen auf die heftigen Angriffe, die die Essenspolizei und der Diät-Rebell Ihnen entgegenschleudern.

Der intuitive Esser

Der intuitive Esser ist tief in Ihrem Innern als Ihre instinktive Weisheit immer da gewesen; er spricht aus Ihrem »Bauchgefühl« heraus. Sie wurden als intuitiver Esser geboren, aber wahrscheinlich ist dieser Teil von Ihnen die meiste Zeit Ihres Lebens von den Stimmen der Essenspolizei, des Diät-Rebellen und des Nährwertinformanten unterdrückt worden.

Der intuitive Esser wird von vier positiven Stimmen getragen: Der Essens-Anthropologe beobachtet Ihr Essverhalten ganz neutral, der Ernährer unterstützt Sie mit hilfreichen Feststellungen, damit Sie auch durch schwierige Zeiten kommen, der Rebellen-Verbündete stärkt Sie, damit sich Ihre Rebellion gegen Eindringlinge und nicht gegen Sie selbst richtet, und der Nährwertverbündete hilft Ihnen kompetent, aber ohne zu urteilen, bei Ihrer Essensauswahl. Der intuitive Esser weiß, wie er all die negativen Stimmen aus Ihrem Kopf vertreibt. Zum Beispiel weiß er, was er den verzerrten Botschaften der Essenspolizei entgegensetzt und wie er den Rebellen-Verbündeten dazu bringt, sich laut gegen die Angreifer zu wehren, die Ihre persönliche Grenze übertreten.

Die Stimme des intuitiven Essers kann zum Beispiel Folgendes sagen:

- Dieses leise Grummeln in meinem Magen bedeutet, dass ich Hunger habe und etwas essen muss.
- Was möchte ich heute Abend gern essen? Was hört sich gut für mich an?
- Es ist ein so gutes Gefühl, endlich dieses Diät-Gefängnis verlassen zu haben.

Diese Bemerkungen entstammen alle Ihrer inneren Weisheit – sie sind Ihr »Bauchgefühl«. Es wird Ihnen passieren, dass Sie beim Essen sind und die Stimme des intuitiven Essers weiß, dass Sie satt sind. Oder Sie sitzen gerade am Schreibtisch, und plötzlich zieht sich Ihr Magen vor Hunger zusammen. Oder Ihre Augen bleiben genau an dem Gericht auf der Speisekarte hängen, das Ihren momentanen Bedürfnissen entspricht. Wenn Sie die letzten Stufen auf Ihrem Weg zum intuitiven Esser erreicht haben, dann wird dieser die meiste Zeit den Ton angeben. Aber ab und zu wird es noch nötig sein, dass Sie eine der positiven Essensstimmen oder vielleicht auch alle zu Hilfe rufen, damit sie Ihren Kontakt mit dem intuitiven Esser stabilisieren. In diesem Prozess gibt es keine strengen Regeln. Diäten sind streng – intuitives Essen ist flexibel und passt sich den vielen Veränderungen in Ihrem Leben an. Hören Sie auf Ihre innere Weisheit, ohne zu versuchen, sie zu kontrollieren.

Der schließlich wieder integrierte intuitive Esser honoriert Ihre instinktiven Reaktionen, ob sie biologisch bedingt sind, auf einem Gefühl der Zufriedenheit beruhen oder dem Selbstschutz dienen.

Zusammenfassung: Wie die Essensstimmen helfen oder schaden

Stimme	Wie sie schadet	Wie sie hilft
Essenspolizei	Verursacht Schuldgefühle und Essenssorgen. Verurteilt. Stärkt Diätmentalität und verhindert den Kontakt mit inneren Essenssignalen.	Hilft nicht.
Nährwert-informant	Benutzt Nährwerte als Mittel, damit Sie weiter Diäten machen.	Wenn nicht mehr an die Essenspolizei gebunden, wird er zum Nährwertverbündeten und hilft Ihnen, ohne Schuldgefühle eine gesunde Essensauswahl zu treffen.
Diät-Rebell	Führt zu selbstzerstörerischem Handeln, meist zum Überessen.	Wenn der Diät-Rebell zum Rebellen-Verbündeten wird, hilft er Ihnen beim Verteidigen Ihrer Grenzen gegenüber Eindringlingen.
Essens-Anthropologe	Schadet nicht.	Neutraler Beobachter, der Sie Ihre Essenswelt mit Abstand sehen lässt. Urteilt nicht. Hält Sie in Kontakt mit Ihren inneren biologischen und psychischen Signalen.
Ernährer	Schadet nicht.	Hilft Ihnen, die Angriffe der Essenspolizei abzuwehren. Geleitet Sie durch schwere Zeiten.

Die Stimme des Diät-Rebellen erhebt sich schon bald nach der der Essenspolizei. Die beiden treten normalerweise zusammen auf. Die Essenspolizei kommt und verletzt Ihre Grenzen, indem sie sich in Ihre intuitiven biologischen Signale einmischt. Um Ihre Privatsphäre zu schützen, übermittelt der Diät-Rebell Ihnen seine »Vergiss es!«-Botschaften, die sich nicht nur gegen die Essenspolizei richten, sondern häufig in Ihnen einen Ein-Personen-Essens-Aufstand auslösen.

Der Essens-Anthropologe hilft Ihnen beim Einnehmen einer neutralen Perspektive. Für manche ist das Zusammenwirken mit dieser Stimme oft die erste nicht verurteilende, nicht negative Begegnung mit Essen.

Der Ernährer kann Sie vor schlechtem Einfluss von außen und eigenem selbstzerstörerischen Verhalten bewahren, wenn Sie Zugang zu seiner positiven Stimme haben. Wenn Sie in Ihrer Familie vermittelt bekommen haben, dass Sie kompetent und entscheidungsfähig sind, und wenn Sie vorgeführt bekamen, wie man Konflikte bewältigt, dann werden Sie sich die Stimme Ihres Ernährers leicht zunutze machen können, um sich gegen die in der Gesellschaft vorhandenen Stimmen der Essenspolizei zu wehren. Wenn Ihre Familie Sie jedoch dauernd kritisiert hat, dann werden Sie den Ernährer anderswo suchen müssen. Manchmal zeigen Ihnen vielleicht Großeltern, eine Tante oder ein lieber Freund, wie man freundlich mit sich selbst redet. Manche brauchen auch das Gespräch mit einer Psychotherapeutin oder einer Ernährungsberaterin, um wieder erste Erfahrungen mit positiven Selbstgesprächen zu machen. Auf welche Art Sie die Stimme des Ernährers auch zum Klingen bringen, dies ist ein wesentlicher Schritt auf dem Weg zum intuitiven Essen.

Und schließlich sind Sie dort angekommen, wo der intuitive Esser das Sagen hat. Er integriert die Stimmen des Ernährers und des Essens-Anthropologen, des Nährwertverbündeten und des Rebellen-Verbündeten. Der intuitive Esser weiß, wann Ihre biologischen Signale sich bemerkbar machen; er sagt Ihnen, was Sie brauchen und was Sie wirklich wollen, und hilft Ihnen zusammen mit den anderen positiven Stimmen, erwachsene und neutrale Entscheidungen zu treffen, mit denen Sie am besten für sich selbst sorgen.

Sehen wir uns nun eine Essenssituation an und hören wir einen möglichen Dialog der Stimmen, die den Ausgang der Situation beeinflussen.

Sie sind bei einem Gourmet-Hobbykoch zum Abendessen eingeladen. Zum Cocktail stehen viele kleine Leckereien zur Auswahl, und später wird ein spektakuläres Essen serviert. Leider sind Sie völlig ausgehungert, als Sie zu der Party erscheinen.

Die Essenspolizei: Sei lieber vorsichtig mit dem, was du isst! Rühr bloß diese Appetizer nicht an. Wenn du diese kleine Quiche auch nur kostest, bist du verloren.

Der Nährwertinformant: Du solltest keinen Käse essen, er ist zu fett, und von dem Salz fühlst du dich aufgebläht. Du kannst nur das rohe Gemüse essen.

Der Diät-Rebell: Niemand schreibt mir vor, was ich heute Abend esse! Ich hasse diese dumme Diät. Ich esse die ganze Zeit schon nichts anderes als diese Papp-Kräcker und Diät-Cottage-Cheese. Heute Abend nicht! Ist mir egal, was mit der Diät passiert. Ist mir auch egal, ob ich dick bin. Meine Frau wird schon sehen, was passiert, wenn sie dauernd ihre Kommentare zu meinem Gewicht abgibt.

Der Essens-Anthropologe: Sieh dir diese interessante Auswahl an Vorspeisen an. Sie sehen alle toll aus. Du hast schon ziemlichen Hunger, iss besser jetzt eine Kleinigkeit, sonst überisst du dich nachher.

Der Nährwertverbündete: Ich glaube, ich nehme heute keinen Käse und auch nichts Gebratenes vorneweg. Das ist sehr reichhaltig und verdirbt mir nur den Appetit für das eigentliche Essen. Ich nehme lieber Krabben und Gemüse, dann habe ich danach noch Hunger.

Der Ernährer: Diese Appetizer sehen einfach toll aus. Ich möchte am liebsten *alles* probieren. Das ist ja beängstigend, eine solche Lust zu haben, alles zu verschlingen, was da steht. Aber es ist auch in Ordnung, es ist normal, sich so zu fühlen, wenn man Heißhunger hat. Das ist ja keine übliche Situation, und ich bin schließlich auch nur ein Mensch.

Der intuitive Esser: Ich habe großen Hunger. Ich werde es langsam angehen, damit ich nachher nicht zu voll bin, um das eigentliche Essen zu genießen. Sehen wir mal, was sieht von diesen vielen Vorspeisen am besten aus? Oh, Pizza habe ich ewig nicht gegessen – sie sieht gut aus und auch der gebackene Brie. Ich denke, ich nehme beide … Der Brie schmeckt super, aber die Pizza ist zu matschig – ich werf den Rest weg und probiere noch die gefüllten Champignons.

(Nach der Hälfte des Hauptgangs.) Es schmeckt köstlich, aber ich bin schon fast satt. Noch einen Bissen, dann reicht es. Ich fühle mich toll – ich habe alles gegessen, was ich wollte, und hab sogar etwas übrig gelassen (ohne irgendetwas zu entbehren).

Der Rebellen-Verbündete (zur Gastgeberin, die ihre Gäste drängt, eine zweite Portion zu nehmen): Alles ist köstlich, aber ich bin vollkommen satt und kann wirklich nichts mehr essen. Aber vielen Dank.

Selbstbotschaften: Waffenarsenal im Kampf gegen die Essenspolizei

Die verschiedenen inneren Stimmen zu erkennen ist nützlich im Kampf gegen die Essenspolizei. Aber um gegen deren mächtige negative Stimmen anzukommen, brauchen wir noch zusätzliche Munition. Die Essenspolizei kennt viele Tricks, auf die man besonders achten muss – vor allem im Bereich der Denkvorgänge.

Das Verhalten vieler unserer Klienten hat uns gezeigt, dass es zwischen dem anfänglichen Diätgedanken und dem folgenden Essverhalten immer einen Zwischenschritt gibt. Die internalisierten Diätmythen (kognitive Verzerrungen!) führen dazu, dass man sich schlecht fühlt, wenn man die sich selbst auferlegten Diätgebote bricht. Dieser Prozess wird sehr gut erklärt von den beiden renommierten Psychotherapeuten Albert Ellis und Robert A. Harper, die das Konzept der rational-emotiven Verhaltenstherapie entwickelt haben. Dabei geht es um die Wirkung unserer Gedanken auf unsere Gefühle und in der Folge auf unser Verhalten.

Ellis und Harper gehen davon aus, dass uns normalerweise fast ständig sowohl irrationale Vorstellungen als auch gesunde und rationale Botschaften durch den Kopf gehen. Diese Gedankenprozesse werden als internalisierte Sätze oder *Self-*

153

Talk (*Selbstbotschaften*) bezeichnet. Negative Selbstbotschaften erzeugen oft Verzweiflung, und ein Gefühl von Verzweiflung wiederum kann ein Verhalten in Gang setzen, mit dem man sich selbst schadet. Nach Ellis und Harper können wir durch eine Veränderung der irrationalen Vorstellungen in unserem Kopf erreichen, dass wir uns besser fühlen. Und wenn wir uns besser fühlen, verhalten wir uns auch so, dass es uns besser geht. In einer Auswertung von Hunderten Studien zeigte sich, dass Veränderungen unserer irrationalen Überzeugungen tatsächlich zu einer Veränderung unserer Gefühle und nachfolgend unseres Verhaltens führen. Deswegen ist es sinnvoll, dass wir unsere Überzeugungen in Bezug auf Essen oder Diäten überprüfen und herausfinden, welchen Einfluss sie auf unsere Gefühle und unser Verhalten haben.

Wir möchten Ihnen dieses Konzept an einer kleinen Geschichte verdeutlichen. Sagen wir, Sie machen eine Diät, die Sie seit mehreren Wochen strikt eingehalten haben. Es ist eine Diät mit wenig Fett, und Sie dürfen keine Desserts essen. Sie beschließen, Ihre Großmutter zu besuchen. Sie betreten ihr Haus, und sofort hüllt Sie der verführerische Duft von Schokoladenbrownies frisch aus dem Backofen ein. Daraufhin gehen Ihnen folgende Essensüberzeugungen und -gedanken durch den Kopf:

- Ich habe die letzten Wochen die Diät so gut durchgehalten.
- Ich habe keine Süßigkeiten gegessen.
- Wie gerne würde ich eins dieser Brownies essen, aber ich kann nicht – ich sollte nicht – ich werde nicht!
- Wenn ich ein Brownie esse, vermassel ich die ganze Diät.

- Ich werde nicht mehr aufhören können, die Brownies zu essen.
- Oh, ein einziges wird schon okay sein.

Sie essen das Brownie.

- Oh, nein – das hätte ich nicht tun sollen.
- Das war wirklich dumm von mir.
- Ich habe keine Willenskraft.
- Ich werde bestimmt die Kontrolle verlieren.
- Es ist nur meine Schuld, dass ich so dick bin.
- Bestimmt werde ich es nie schaffen abzunehmen.

Sehen wir uns an, was Sie jetzt fühlen:

- Enttäuschung
- Angst vor zukünftiger Entbehrung
- Traurigkeit
- Angst, außer Kontrolle zu geraten
- Verzweiflung

Das typische Essverhalten, das darauf folgt, könnte sein:

- Sie essen langsam ein zweites Brownie.
- ... und ein drittes.
- Bevor Sie sich dessen bewusst sind, haben Sie den ganzen Teller leer gegessen.
- Sie brechen auf dem Sofa zusammen, fühlen sich vollgestopft und erbärmlich und schlafen sofort ein.

Sehen wir uns jetzt an, wie eine Veränderung Ihrer Essensüberzeugungen Ihre Gefühle und Ihr Verhalten verändern
könnten. Die *Überzeugungen* und *Gedanken*:

- Ich bin so froh, dass ich keine Diät mehr mache.
- Ich kann alles essen, was ich möchte, und immer,
  wann ich möchte.
- Ich würde sehr gern eins dieser Brownies essen.

Sie essen das Brownie.

- Oh, war das köstlich!
- Ich bin völlig zufrieden mit diesem einen.
- Nichts ist so gut wie Großmutters selbst gebackene
  Schoko-Brownies.

Und schauen wir auf die Gefühle:

- Wohlgefühl
- Freude
- Zufriedenheit (keine Sorgen über zukünftige
  Entbehrung)

Und das Verhalten:

- Sie lassen die restlichen Brownies auf dem Teller liegen.
- Sie stellen den Teller auf den Küchentresen.
- Sie sind frei, den Nachmittag mit Ihrer Großmutter zu
  genießen, ohne einen weiteren Gedanken an die Brownies.

Negative Selbst-Beobachtungen (und was Sie dagegen tun können)

... denn an sich ist nichts entweder gut oder böse; das Denken macht es erst dazu. Für mich ist es ein Gefängnis ...
Hamlet

Um die »Wirklichkeit unseres Essverhaltens« zu verändern, müssen wir irrationale Gedanken durch rationale ersetzen. Das beeinflusst unsere Gefühle positiv, was wiederum ein vernünftigeres Verhalten bewirkt. Um Ihre verzerrten Diätgedanken loszuwerden, müssen Sie sich zunächst Ihr irrationales Denken bewusstmachen. Fragen Sie sich:

- Habe ich *sich wiederholende* und *intensive* negative Gefühle? (Ein Hinweis, dass Sie Ihre Gedanken hinterfragen sollten.)
- Was *denke* ich, das mich dazu bringt, so zu fühlen? (Was sagen Sie zu sich selbst?)
- Was an dieser Einstellung ist wahr oder richtig? Was ist falsch? (Überprüfen Sie die *verzerrten* Überzeugungen, die dieses Denken unterstützen. Hierbei kann die Stimme Ihres Essens-Anthropologen sehr hilfreich sein.)

Wenn Sie Ihre verzerrten Überzeugungen aufgedeckt haben, müssen Sie sie durch Gedanken und Überzeugungen ersetzen, die vernünftiger sind. Hier ist ein erstes Beispiel, Sie werden in diesem Kapitel noch verschiedene Möglichkeiten finden, irrationale durch rationale Gedanken zu ersetzen.

Ersetzen Sie diesen verzerrten Gedanken:
Jedes Mal wenn ich Pizza esse, bin ich am nächsten Tag viel dicker.
Mit einem vernünftigeren Gedanken:
Ich bin empfindlich gegenüber Salz. Da Pizza meist ziemlich salzig ist, fühle ich mich danach oft wie aufgebläht. Aber das ist kein Fett, es ist nur das vom Salz zurückgehaltene Wasser. Es verschwindet schnell wieder.

Irrationale Überzeugungen manifestieren sich oft durch negative Selbst-Beobachtungen. Sehen wir uns die verschiedenen Arten negativen Denkens an und überlegen wir, wie man es erkennen kann, bevor es einen in die Niederungen des Überessens zieht.

Schwarz-Weiß-Denken

Als ich meine erste Praxis einrichtete, wählte ich für die Sofas absichtlich einen grauen Stoff aus. Es sollte eine symbolische Geste sein, um meinen Patienten zu helfen, von ihrem Schwarz-Weiß-Denken loszukommen, das normalerweise mit der Diätmentalität Hand in Hand geht. Hier sind einige typische Beispiele dieses Denkens: Wenn Sie morgens auf die Waage steigen und sie zeigt ein Pfund weniger als am Tag zuvor an, dann sagen Sie sich, dass Sie »gut« waren. Zeigt sie aber ein Pfund mehr an, dann sind Sie »schlecht«. Wenn Sie eine Diät machen, denken Sie in Begriffen von »alles« oder »nichts«. Sie dürfen keine Kekse essen, und wenn Sie nur einen essen, denken und fühlen Sie, dass Sie nun alle essen müssen. Auf dieses Denken folgt das entsprechende »Schwarz-Weiß-Verhalten«. Dies sind typische Essensbeispiele:

- Gar nichts von etwas essen oder gleich alles aufessen.
- Niemals Snacks essen oder immer Snacks essen.
- Immer alleine essen oder ständig mit anderen Leuten zusammen essen.

Schwarz-Weiß-Denken kann gefährlich werden und beruht oft auf dem Anspruch, perfekt zu sein. Es bietet Ihnen nur zwei Alternativen, von denen die eine meist unerreichbar ist. Die andere geht in Richtung des schwarzen Lochs, in das Sie unweigerlich fallen, wenn Sie die erste nicht erreicht haben. Sie jagen ständig einem Ideal nach, dem Sie bei jedem neuen Anlauf nur für kurze Zeit entsprechen können. Wenn Sie sich so hohe Standards setzen, um sich selbst in Ordnung zu finden, dann kann nichts anderes dabei herauskommen, als dass Sie sich die meiste Zeit schlecht fühlen. Und wir wissen, was darauf folgt: Wenn Sie sich verzweifelt und erbärmlich fühlen, dann rutscht Ihr Essverhalten in die Tiefe.

Rae ist eine junge Frau, die zu Highschool-Zeiten höchste Ess-Standards setzte. Sie erlaubte sich niemals, etwas zu essen, das Zucker, Süßstoff, Salz oder Fett enthielt. Folglich blieb sie immer dünn und wog schon fast ungesund wenig. Als Rae aufs College kam und nicht mehr zu Hause wohnte, merkte sie, dass es unmöglich war, ihre Standards aufrechtzuerhalten. Sobald sie jedoch ihre Essensauswahl auszudehnen begann – wegen mangelnder Auswahlmöglichkeiten, der Versuchung und auch des Drucks ihrer Freunde wegen –, bekam Rae Probleme mit ihrem Essverhalten. Da sie in Bezug auf Essen schwarz-weiß dachte, gingen ihr folgende Gedanken durch den Kopf:

- Die einzig richtige Art zu essen ist, wie ich in meiner Highschool-Zeit gegessen habe.
- Diese neue Art zu essen ist schlecht und macht mich dick.
- Ich habe meine Willenskraft verloren.
- Ich kann nur noch falsch essen.
- Das ist schlecht, ich bin schlecht, und ich verdiene es, mich schlecht zu fühlen.

Schließlich bekam Rae wegen ihres Schwarz-Weiß-Denkens immer häufiger Essanfälle. Durch die Essanfälle fühlte sie sich immer schlechter, aber ironischerweise fand sie das selbst in Ordnung, weil sie meinte, dass sie die Strafe verdiente. Am Ende war Rae stark übergewichtig und lernt erst jetzt, ihr Denken zu verändern. Sie hat aufgehört, negativ mit sich selbst zu reden, wodurch sie sich langsam besser fühlt. Sie bestraft sich nicht mehr mit Essanfällen und ist auf dem Weg zu einem normalen Gewicht.

Wie schafft man es, der Falle des Schwarz-Weiß-Denkens zu entkommen?
Vertrau auf Grau. Grau mag einem als eine langweilige Farbe erscheinen, während Schwarz und Weiß dramatische Extreme sind. In der Welt des Essens kann Ihnen das Vertrauen auf Grau jedoch einen ganzen Regenbogen an Auswahlmöglichkeiten eröffnen. Geben Sie die Vorstellung auf, dass Sie nur auf eine Alles-oder-nichts-Art essen können. Lassen Sie Ihre schwarz-weißen Diätregeln hinter sich. Erlauben Sie sich, die Sachen zu essen, die für Sie *immer* verboten waren, und überprüfen Sie Ihre Gedanken, damit Sie wirklich essen, was Sie wollen.

Sicher, die freudige Erregung, wenn Sie sich im weißen Bereich Ihrer Diäteinschränkungen befanden, gibt es nicht mehr, aber es gibt auch nicht mehr das Leid, wenn Sie in den schwarzen Bereich rutschen, in dem Sie Ihr Verhalten nicht mehr unter Kontrolle hatten.

Absolutistisches Denken

Wenn Sie auf diese Art denken, glauben Sie, dass ein bestimmtes Verhalten ganz sicher und unwiderruflich ein anderes Verhalten zur Folge haben wird.

In der Welt des Essens führt absolutistisches Denken zu Feststellungen wie: »Ich *muss* die nächsten zwei Monate Diät halten, sonst nehme ich bis zur Hochzeit meiner Tochter nicht genug ab, und das wäre *furchtbar*.« Das ist schon fast magisches Denken, denn in Wirklichkeit lässt sich das Leben nicht auf diese Art kontrollieren. Glauben Sie es aber, dann führt das dazu, dass Sie denken, Sie »müssen« sich auf eine bestimmte Art verhalten, weil sonst etwas »Furchtbares« passiert. Aber es gibt nicht wirklich einen Beweis, dass Sie »genug« abnehmen, wenn Sie Diät halten. Sie wissen noch nicht einmal genau, was »genug« abnehmen eigentlich heißt. Und Sie können bestimmt diesen »furchtbaren« Zustand nicht definieren, der Sie da bedroht. Sie versuchen krampfhaft Diät zu halten, und es endet damit, dass Sie das Gegenteil tun. Die Furcht, nicht genug Gewicht zu verlieren, macht Sie immer ängstlicher, und der Glaube, dass es furchtbar ist, wenn Sie es nicht schaffen, macht Sie zu einem Nervenwrack. Das Ergebnis all dieser absolutistischen Gedanken und ängstlichen Gefühle ist selbstzerstörerisches

Verhalten und Überessen – Sie haben das Gegenteil von dem erreicht, was Sie wollten.

Wie schaffen Sie es, diese Art des Denkens loszuwerden?
Verbannen Sie absolute Feststellungen und ersetzen Sie sie dadurch, dass Sie sich etwas erlauben. Hören Sie aufmerksam in sich hinein, was Sie für »absolute« Phrasen benutzen. Verwenden Sie keine Wendungen mehr mit *müssen, sollen* oder *unbedingt*. Jedes Mal, wenn Sie denken, Sie *müssen* eine Diät anfangen oder Sie *müssen* vor dem Klassentreffen *unbedingt* zehn Pfund abspecken oder Sie *sollten* ein leichtes Abendbrot wie Salat und einen Tee zu sich nehmen oder Sie *sollten* nichts mehr essen, bevor Sie zu Bett gehen, stoppen Sie Ihre Gedanken sofort und ersetzen Sie sie durch freundliche. Diese Art Wörter und diese Art Gedanken lösen nur die Furcht in Ihnen aus, dass Sie es vielleicht nicht schaffen werden, die Befehle auszuführen. Auf absolutistische Weise zu denken garantiert Ihnen nicht, dass Sie Ihr erwünschtes Verhalten auch umsetzen; wahrscheinlich wird es stattdessen zu selbstzerstörerischen Handlungen führen. Es ist sogar ziemlich sicher, dass das Ergebnis dann tatsächlich *furchtbar* ist, was Sie ja eigentlich vermeiden wollten.

Benutzen Sie Wörter wie *können, in Ordnung sein, dürfen*. Seien Sie freundlich zu sich selbst und gönnen Sie sich etwas:

- Es ist in Ordnung, wenn ich vor der Hochzeit nicht abnehme.
- Ich kann immer essen, wenn ich Hunger habe.
- Wenn ich mag, kann ich essen, wonach mir gerade ist.
- Ich kann alles essen, was gut aussieht.

Katastrophen-Denken

Jedes Mal, wenn Sie Negatives in Gedanken auch noch übertreiben, lösen Sie damit schlechte Gefühle aus, und Sie werden diese wieder mit extrem negativem Verhalten beantworten. Hier sind einige Beispiele für Katastrophen-Gedanken:

- Ich werde nie dünn sein.
- Es ist hoffnungslos.
- Ich werde nie einen Freund oder eine Arbeit bekommen, wenn ich so viel wiege.
- Mein Leben ist ruiniert, weil ich so dick bin.
- Wenn ich mir erlaube, Schokoriegel und Pommes frites zu essen, werde ich nie wieder damit aufhören.

Mit dieser Art zu denken stellen Sie sich selbst eine Falle. Es macht eine schlechte Situation nur schlechter und bindet all Ihre zukünftigen Erfolge im Leben an Ihre Fähigkeit, auf eine bestimmte Art zu essen oder abzunehmen. Sie sagen sich selbst, dass Ihr ganzes Glück von Ihrem Essverhalten und dem Gewicht Ihres Körpers abhängt. Vielleicht sind Sie im Moment sehr unglücklich über Ihr Gewicht, aber Sie werden völlig verzweifeln, wenn Sie sich eine so schwarze Zukunft ausmalen.

Wie können Sie Katastrophen-Denken abschütteln?
Klettern Sie aus dem Abgrund. Ersetzen Sie Ihre Katastrophen-Gedanken mit einem Denken, das positiver und optimistischer ist. Beispielsweise, indem Sie sich sagen, wie viele übergewichtige Menschen Ehepartner finden, die sie so lieben, wie sie sind. Sie bestätigen sich dann selbst in positiven

163

Botschaften, dass Sie im Moment glücklich sein können und in Zukunft glücklich sein werden.

Pessimistisches Denken oder »Das Glas ist halb leer«

Einige Menschen neigen dazu, in jeder Situation nur das Schlechte zu sehen. Sie finden das Leben furchtbar und sind der Meinung, dass sie nicht genug von dem haben, was sie wollen, und dass alles, was sie tun, falsch ist. Sie sind sehr kritisch und vorwurfsvoll, nicht nur sich selbst, sondern auch anderen gegenüber.

Halb leer	**Halb voll**
1. Ich hatte eine furchtbare Woche.	1. Ich hatte diese Woche einige Erfolge.
2. Ich habe mich so oft übergessen.	2. Ich habe oft meinen Hunger honoriert.
3. Ich habe nur Süßes gegessen.	3. Ich habe mehr Süßes gegessen als ich wollte, aber ich habe auch viele andere Sachen gegessen.
4. Ich fühle mich so dick.	4. Ich fühle mich besser mit mir selbst.
5. Ich bin eine solche Versagerin.	5. Nach und nach werde ich immer besser.

Wie kann man diese Art des Denkens ablegen?
Sehen Sie das Glas als halb voll. Um dieses pessimistische Denken umzukehren, müssen Sie sich jede negative Feststellung bewusst machen und sie sogleich durch eine positive ersetzen.

Wenn Sie das eine Zeit lang bewusst getan haben, werden Sie merken, dass sich die negativen Gedanken immer häufiger von allein in positive verwandeln. Sie werden auch sensibel dafür werden, wie hart Sie zu sich selbst gewesen sind. Haben Sie erst einmal angefangen, die Welt mit Begriffen zu belegen, die der Sicht des halb vollen Glases entsprechen, dann werden Sie jeden Tag mehr glückliche Momente erleben.

Lineares Denken

Wenn Sie Diät machen, beginnen Sie mit einem bestimmten Ausgangsgewicht, und dann denken Sie nur noch daran, Ihr Zielgewicht zu erreichen. Sie folgen einem sehr rigiden Plan, der keine Abweichungen zulässt. Es ist wie das Laufen auf der weißen Mittellinie einer Bundesstraße, um zu Ihrem Ziel zu gelangen. Wenn Sie exakt immer einen Fuß vor den anderen setzen, kommen Sie erfolgreich bis zum Ende. Wenn Sie sich aber auch nur einmal ein Stück von der weißen Linie entfernen, folgt schon die Katastrophe. Wir neigen dazu, linear zu denken. Wir wollen zum Ziel gelangen, und was unterwegs passiert, können wir nicht schätzen. Diese Erfolgsorientiertheit lässt uns unterwegs nie lange genug anhalten, um die Landschaft am Wegesrand zu genießen.

Hier sind ein paar Beispiel für lineares Denken, die für Sie zur Falle werden könnten:

- Alles was zählt, ist, dass ich diese Pfunde loswerde.
- Je schneller ich abnehme, desto erfolgreicher bin ich.
- Um erfolgreich zu sein, muss ich mein Zielgewicht an dem vorgegebenen Termin erreicht haben.
- Ich werde jede Woche zwei Pfund abnehmen.

Wie können Sie diese Art des Denkens verändern?
Schalten Sie auf prozessorientiertes Denken um. Das Mittel gegen lineares Denken ist prozessorientiertes Denken, das auf den Vorgang des kontinuierlichen Veränderns und Lernens ausgerichtet ist anstatt nur auf das Endergebnis. Wenn Sie in Ihr Denken mit einbeziehen, was Sie auf dem Weg lernen können, und wenn Sie akzeptieren, dass es im Laufe des Prozesses viele Höhen und Tiefen geben wird, dann werden Sie vorankommen. Indem Sie prozessorientiert denken, können Sie die Möglichkeit genießen, viele Aspekte Ihres Lebens zu bereichern, während Sie Ihre Beziehung zum Essen neu gestalten. Prozessorientiertes Denken wird Ihnen dabei helfen, empfänglicher für die Signale des intuitiven Essers zu werden, anstatt immer nur darauf zu starren, wie viel Sie gegessen oder wie viel Sie abgenommen haben.

Hier sind einige Beispiele für prozessorientiertes Denken:

- Das war eine harte Woche. Aber ich habe einige neue Dinge über mich selbst gelernt, die mir in Zukunft helfen werden, etwas zu verändern.
- Am wichtigsten ist, dass ich die positiven Veränderungen honoriere, die ich beim Essen mache. Das Abnehmen ist nicht so wichtig!
- Heute Abend habe ich im Restaurant mehr gegessen, als

ich eigentlich wollte, vor allem das Dessert. Aber ich habe etwas Wichtiges gelernt: Weil ich mir diese Erlaubnis gegeben habe, das Dessert zu essen, hatte ich nachher kein Verlangen nach Süßem mehr. Normalerweise hätte ich wahrscheinlich später zu Hause einen Essanfall gehabt.

9. Prinzip 5:
Spüren Sie Ihre Sättigung

Die Mehrheit der chronisch Diäthaltenden, mit denen wir gearbeitet haben, gehören zum »Sauberer-Teller«-Club. Und die meisten von ihnen erzählen uns, dass sie zwar versucht haben, ihren Teller nicht leer zu essen, es aber nie geschafft haben. Eigentlich scheint es ein offensichtlicher Schritt zur Normalisierung des Essverhaltens zu sein, dass man seine Sättigung respektiert. Trotzdem kann es sehr schwierig sein, einen Rest einer Mahlzeit zurückzulassen.

Wer eine Diät macht, darf meist nur zu vorgeschriebenen Zeiten essen, und gerade diese rigide Vorschrift verstärkt die Leere-Teller-Mentalität. Bei den meisten Diätprogrammen sind die Portionen recht klein. Wer würde da auch nur einen Krümel auf dem Teller lassen? Wir hatten mehrere Klienten, die eine ganze Packung *fettfreien* Schokoladenkuchen (oder eine andere Leckerei) mit sorgenfreier Hingabe aufgegessen haben, nur weil ihnen ihre Diät das erlaubte. Ihre Begründung: »Es enthält ja kein Fett, also kann ich essen, so viel ich will.« Nur leider heißt fettfrei nicht unbedingt kalorienfrei. Aber sogar die Kalorien wären kein Problem, wenn nur die Sättigung respektiert würde.

Natürlich führen noch andere Faktoren zu dem Verhalten, seinen Teller immer leer zu essen. Dazu gehören:

- Die Konditionierung durch wohlmeinende Eltern, die darauf achten, dass Kinder ihren Teller immer leer essen.
- Der Respekt gegenüber dem ökonomischen Wert des Essens – keine Verschwendung!
- Die tief verwurzelte Gewohnheit, immer alles aufzuessen.
- Mit einer Mahlzeit oder einem Snack beginnen, wenn man schon Heißhunger hat. Das Essen geschieht dann auf so gierige Art, dass man seine natürlichen Sättigungssignale nicht mehr wahrnimmt.

Auch wenn Sie Ihren Teller nicht immer leer essen, kann es trotzdem sein, dass Sie sich überessen oder jedenfalls über ein behagliches Sättigungsgefühl hinaus essen. Das Problem ist, das vorhergehende angenehme Gefühl der Sättigung nicht zu erkennen oder es nicht genügend zu respektieren, um sich daran zu halten.

Angenehme Sättigung erkennen

Wir sind immer wieder überrascht, wie oft unsere Klienten gar nicht wissen, wie sich eine behagliche Sättigung anfühlt. Wie kann man sie dann aber respektieren? Das ist, als würde man auf ein Ziel schießen, ohne zu wissen, wo es sich überhaupt befindet. Wenn das Respektieren der Sättigung das Ziel ist und man nicht weiß, wie sie sich anfühlt, wird man dieses Ziel höchstwahrscheinlich verpassen, vor allem wenn man auch noch darauf konditioniert ist, seinen Teller leer zu essen.

Hier sind einige Beschreibungen zum Sättigungsgefühl, die uns Klienten gegeben haben:

- Ein leichtes Gefühl, dass der Magen voll ist.
- Ein Gefühl von Zufriedenheit.
- Man empfindet weder Hunger noch ein übermäßiges Völlegefühl.

Das Empfinden einer behaglichen Sättigung ist sehr individuell. Wir könnten es endlos beschreiben, aber es ist ein bisschen, als wollte man beschreiben, wie sich Schnee anfühlt. Wir können Ihnen eine Idee davon geben, aber es ist etwas, das Sie persönlich erfahren müssen.

Wie Sie Ihre Sättigung respektieren

Wenn Sie gewohnheitsmäßig Ihren Teller leer essen, essen Sie schließlich nur noch automatisch – Sie essen, bis nichts mehr da ist. Um dieses Essensmuster zu durchbrechen, ist es hilfreich, sich Ihren Essvorgang überdeutlich bewusst zu machen und ganz genau auf Ihr Empfinden während des Essens zu achten. Natürlich wissen Sie, dass Sie gerade essen, aber wir haben festgestellt, dass das Essen zwischen dem ersten und dem hundertsten Bissen oft zu einem unbewusst ablaufenden Prozess wird. Manchmal schmeckt man das Essen dann nicht einmal mehr! Dann bemerkt man nur allzu leicht auch keine Sättigung und isst einfach weiter. Hier sind einige Beispiele:

- Mir war gar nicht bewusst, wie viele Bonbons ich schon im Kino gegessen hatte, bis meine Finger auf dem Boden der leeren Schachtel herumtasteten.
- Ich wäre nie auf die Idee gekommen, in einem Restaurant

eine Mahlzeit mit jemandem zu teilen, bis mich meine Chefin in ihrem Lieblingsrestaurant fragte, ob wir zusammen einen Hauptgang nehmen könnten. Ich stimmte zu, wenn auch ungern. Zu meiner Überraschung war ich nach diesem halben Hauptgericht vollkommen satt. *Aber wenn ich eine ganze Portion nur für mich bestellt hätte, hätte ich sie auch aufgegessen – aus reiner Gewohnheit.*

· Wenn ich irgendeine Tüte oder Schachtel mit Essen aufmachte, musste ich den ganzen Inhalt aufessen. Nie und nimmer hätte ich einen Krümel übrig gelassen. Dabei schmeckte ich die meiste Zeit das Essen noch nicht einmal.

Bewusstes Essen

Der erste Schritt weg vom automatischen Essen ist das *bewusste Essen.* Das ist eine Phase, in der Sie ganz neutral wie unter einem Mikroskop Ihr Essverhalten beobachten. (Hier kann Ihnen die Stimme Ihres Essens-Anthropologen gute Dienste leisten.) Wir haben diese Phase in mehrere Schritte unterteilt, im ersten machen Sie beim Essen eine Mini-Pause. Das hilft Ihnen dabei, Ihr Essverhalten einzuschätzen und eventuell neu auszurichten. Es ist wie eine Pause, die Sportler und Trainer während eines Spiels machen, um ihr weiteres Spiel oder ihre Strategie zu verbessern. Hier ist eine genaue Beschreibung des bewussten Essens.

· *Machen Sie in der Mitte einer Mahlzeit oder eines Snacks eine Mini-Pause.* Vergessen Sie nicht: Diese Pause bedeutet nicht, dass Sie aufhören sollen zu essen, sie dient nur dazu zu überprüfen, wie sich Ihr Körper anfühlt und ob Ihre Ge-

171

schmacksknospen am Essvorgang beteiligt sind. Führen Sie in dieser Pause folgende Kontrollen durch:

Geschmackskontrolle: Diese Überprüfung macht den meisten Spaß, deswegen beginnen wir mit ihr. Fragen Sie sich, wie Ihnen das Essen schmeckt. Ist es wert, dass Ihre Geschmacksknospen es erschmecken? Oder essen Sie nur weiter, weil das Essen nun einmal da ist?

Sättigungskontrolle: Fragen Sie sich, wie viel Hunger Sie noch haben und wie hoch Ihr Sättigungsgrad ist. Sind Sie noch hungrig, fühlen Sie sich unzufrieden, oder verschwindet Ihr Hunger langsam und Sie sind schon ein klein wenig satt? Anfangs mag Ihnen Ihre Einschätzung eher wie ein Glücksspiel vorkommen, weil Sie nicht wirklich fühlen, auf welcher Stufe sich Hunger und Sättigung befinden. Haben Sie Geduld und denken Sie daran, Sie lernen gerade erst, Signale aus Ihrem Inneren zu erkennen. Seien Sie für jede Antwort offen. Ihr Sättigungsgrad kann jedes Mal sehr anders ausfallen, auch wenn die gegessene Menge etwa gleich ist, denn er hängt auch davon ab, wann Sie zum letzten Mal gegessen haben und was Sie gegessen haben. Wenn Sie noch Hunger haben, essen Sie weiter.

- *Wenn Sie aufgehört haben zu essen (egal wie groß die Menge war), fragen Sie sich, wie hoch Ihr Sättigungsgrad jetzt ist.* Haben Sie eine angenehme Sättigung erreicht? Haben Sie darüber hinaus gegessen? Wenn ja, wie viel mehr haben Sie gegessen? Benutzen Sie die folgende Skala zur Überprüfung Ihrer Sättigung. Anmerkung: Diese Skala entspricht der Skala zur Überprüfung Ihres Hungers auf S. 107 (Kapitel 6), nur dass wir uns dieses Mal auf Ihre Sättigung konzentrieren.

Skala zum Überprüfen Ihrer Sättigung

Zeit	Essen	Gemessener Hunger									
		1	2	3	4	5	6	7	8	9	10

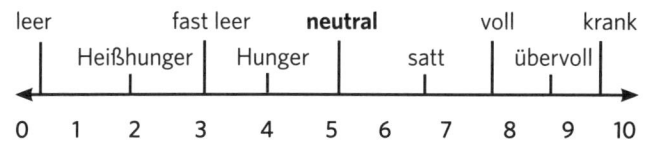

Wenn Sie zu Ende gegessen haben, überprüfen Sie Ihren Sättigungs-grad. Eine Stufe von 6 oder 7 bedeutet gerade satt oder satt. Bei der 8 sind Sie richtig voll, bei der 9 fühlen Sie sich vollgestopft, und bei der 10 geht es Ihnen schon nicht mehr gut, weil Sie sich schon übergessen haben. Streben Sie an, mit dem Essen bei der 6 oder 7 aufzuhören. Je mehr Hunger Sie zu Beginn des Essens hatten, desto höher ist wahr-scheinlich die Zahl Ihrer Sättigung, wenn Sie aufhören. Fangen Sie je-doch bei der 3 oder 4 an zu essen, werden Sie eher bei der 6 oder der 7 aufhören – satt und zufrieden, aber nicht übervoll.

- *Den Grad Ihrer Sättigung zu erkennen hilft Ihnen bei der Bestimmung Ihrer Letzter-Bissen-Schwelle.* Dies ist der Endpunkt. Sie wissen, dass dieser Bissen in Ihrem Mund der letzte ist – Schluss! Es kann sein, dass es eine Weile dauert, bis Sie das fühlen. Je länger Sie von Ihrem Körpergefühl der Sättigung abgekoppelt waren, desto länger wird es dauern, bis Sie diesen Punkt erkennen. Wenn Sie *Ihren Hunger honorieren* (Prinzip 2), ist es viel leichter, Ihre Sättigung zu spüren. Wenn Sie jedoch nicht aufgrund Ihres biologischen Hungergefühls essen, wie können Sie dann erwarten, aufgrund Ihres biologischen Sättigungsgefühls mit dem Essen aufzuhören (oder überhaupt zu wissen, wie sich dieses anfühlt)? Haben Sie Geduld mit sich selbst.

- *Fühlen Sie sich nicht verpflichtet, Essen auf Ihrem Teller zurückzulassen.* Das Gefühl der Verpflichtung ist ein Überbleibsel Ihrer Diätmentalität. Es geht darum, dass Sie Ihren Sättigungsgrad und das Empfinden Ihrer Geschmacksknospen kennenlernen. Auch wenn Sie Ihren speziellen Sättigungsgrad erkennen, können Sie sich dafür entscheiden weiterzuessen. Das ist völlig in Ordnung. Wir hören immer wieder, dass viele Klienten zunächst über ihren Sättigungsgrad (den sie spüren) hinaus essen – sie testen noch immer die »bedingungslose Erlaubnis« zu essen. Nach einer Weile, wenn die Essenserlaubnis nicht mehr neu ist und die Gefühle der Entbehrung abklingen, werden Sie merken, dass es ganz leicht ist, Essen auf dem Teller zurückzulassen. Es erfordert aber eine bewusste Wahrnehmung – Sie müssen sich selbst kontrollieren. Dann werden Sie sich auch körperlich und psychisch sehr viel wohler fühlen.

Wie Sie Ihr Bewusstsein schärfen

Es ist sehr schwierig, zwei Sachen auf einmal zu machen und sich dabei auf beide zu konzentrieren. Auch wenn Sie vielleicht zehn Sachen auf einmal machen können, ist Ihr Geist normalerweise auf eine konzentriert. Das ist der Grund, warum so viele Leute ihren Autoschlüssel stecken lassen. Sie sind im Kopf bereits anderswo, denken schon an den Einkauf, den sie gleich ausladen werden, oder daran, hoffentlich pünktlich im Büro anzukommen. Um aus Ihrem Essen das Beste zu machen, sollte es so oft wie möglich ein bewusster Vorgang sein.

* *Essen Sie ohne Ablenkung.* Schätzen und genießen Sie die Essenserfahrung, wenn möglich. Machen Sie sich das Essen mit seinem Geruch, seinem Geschmack und der Konsistenz im Mund bewusst. Auf der anderen Seite brauchen Sie sich nicht schuldig zu fühlen, wenn Sie beim Frühstück in die Zeitung schauen oder einen Snack zu sich nehmen, während Sie fernsehen. Wie auch bei jedem anderen Aspekt intuitiven Essens sind Sie derjenige, der die innere Weisheit besitzt zu entscheiden, was bei Ihnen funktioniert. Und Sie wissen auch, was nicht funktioniert. Womit Sie sich auch neben dem Essen beschäftigen, seien Sie ehrlich zu sich selbst und machen Sie sich klar, ob Sie beim Essen gleichzeitig volle Zufriedenheit erreichen können, oder ob Sie Ihre Aktivität zu sehr ablenkt.
* *Verstärken Sie Ihre bewusste Entscheidung, mit dem Essen aufzuhören.* Viele unserer Klienten finden es hilfreich, die Entscheidung, mit dem Essen aufzuhören, weil sie satt sind,

mit einer Handlung zu bestärken. Zum Beispiel schieben sie den Teller zurück oder legen ihr Besteck darauf. Sonst kann es passieren, dass man weiter nebenher von dem übrig gebliebenen Essen nascht, ohne es überhaupt zu wollen. (Wenn es Ihnen Probleme bereitet, Essen stehen zu lassen, weil Sie es für eine Verschwendung halten, können Sie Ihren Rest für den nächsten Tag aufbewahren. Im manchen Restaurants wird Ihnen auf Wunsch Ihr Rest zum Mitnehmen eingepackt.)

* *Schützen Sie sich vor Pflichtessen.* Das bedeutet im Allgemeinen, dass Sie üben müssen, »Nein, danke!« zu sagen. Das kostet manchmal Energie, vor allem bei freundlichen Gastgebern, die Sie drängen wollen, mehr zu essen. Noch ein Hinweis für diejenigen, die im Restaurant gern eine Flasche Wein bestellen: Ein guter Kellner wird dafür sorgen, dass Ihr Glas immer voll ist. Wenn Sie darauf nicht achten, kann es passieren, dass Sie unabsichtlich mehr trinken, als Sie eigentlich wollten. Denken Sie immer daran, *Sie* sind derjenige, der bestimmt.

Die Sättigungsfaktoren

»Ich hab doch erst vor zwei Stunden gegessen – ich habe meinen Hunger honoriert und meine Sättigung respektiert. Wie kann ich jetzt schon wieder Hunger haben?« Vielleicht erscheint es Ihnen manchmal rätselhaft, wieso Ihre Sättigungs- und Hungersignale so ungleichmäßig und unberechenbar auftreten; aber das ist ganz normal, vor allem, wenn Sie anfangen, auf sie zu hören. Es gibt mehrere Faktoren, die die

Sättigung beeinflussen. Diese Faktoren können sowohl biologisch bedingt als auch angelernt sein. Wenn Sie sie verstehen, wird es Ihnen leichter fallen, Ihrem Körper zu vertrauen. Die Sättigungsfaktoren hängen ab:

- *Von dem Zeitraum seit Ihrer letzten Mahlzeit.* Je öfter Sie essen, desto weniger Hunger werden Sie haben. Das war das Ergebnis von Studien, in denen Probanden im Laufe eines Tages mehrere Snacks oder Mini-Mahlzeiten zu sich nahmen. Diese »Snacker« waren insgesamt weniger hungrig als die Testpersonen der Kontrollgruppe, die dieselbe Kalorienmenge auf drei Mahlzeiten verteilt aßen.
- *Was für eine Art Essen Sie zu sich nehmen.* Die Makronährstoffe Eiweiß, Kohlenhydrate und Fett beeinflussen die folgende Essensaufnahme durch ihren Anteil an der Gesamtmenge der Nährstoffe im Magen. Andere Nahrungsmittelfaktoren beeinflussen ebenfalls den Sättigungsfaktor, Ballaststoffe zum Beispiel durch ihr Volumen und ihre Eigenschaft, Wasser zurückzuhalten. Mehrere Studien weisen darauf hin, dass vor allem Eiweiß unabhängig von seinem Anteil an der Gesamtkalorienmenge eine vermindernde Auswirkung auf die darauf folgende Nahrungsaufnahme hat.
- *Die Menge des Essens, die noch im Magen verblieben ist,* wenn Sie zum nächsten Mal essen. Wenn Ihr Magen leer ist, werden Sie mehr essen, als wenn sich noch Nährstoffe in Ihrem Magen befinden (von einem vorhergehenden Snack oder der letzten Mahlzeit).
- *Anfängliches Hungerniveau.* Wenn Sie zu Beginn Ihrer Mahlzeit heißhungrig sind, ist die Wahrscheinlichkeit grö-

ßer, dass Sie sich überessen und Ihre Sättigungssignale ignorieren.

- *Einfluss von Gesellschaft beim Essen.* Wenn Sie in Gesellschaft essen, kann das einen Einfluss darauf haben, wie viel Sie essen. Studien haben ergeben, dass
  - man dazu neigt, mehr zu essen, wenn man eine Mahlzeit in größerer Gesellschaft einnimmt.
  - das Essen gemeinsam mit anderen die Dauer der Mahlzeit erhöht.
  - eine Zunahme des Essens am Wochenende normalerweise darauf zurückzuführen ist, dass man mit anderen zusammen isst.
  - Diäthaltende jedoch weniger essen, wenn sie wissen, dass jemand zuschaut. Das Gleiche kann auch für Menschen zutreffen, die keine Diät machen, wenn sie ihre Mahlzeit zusammen mit einem »vorbildlichen« Esser zu sich nehmen. In einer Studie zeigte sich, dass das Beenden einer Mahlzeit durch den vorbildlichen Esser dazu führte, dass auch sein Esspartner aufhörte zu essen.

Man neigt dazu, in geselliger Umgebung seine biologischen Signale zu ignorieren, weil man abgelenkt ist. Daher ist es wichtig, besonders in Gesellschaft aufmerksam zu sein und in sich hineinzuhorchen.

Aufgrund dieser vielen Faktoren ist es außerdem nicht verwunderlich, dass die Essensmenge, die Sie jeweils zu sich nehmen möchten, sehr unterschiedlich sein kann. Die beste Lösung ist, mit Ihrer inneren Weisheit in Kontakt zu bleiben und sich immer wieder den Essvorgang bewusst zu machen.

Hüten Sie sich vor »Luft-Essen«

Sich einfach nur Essen in den Mund zu schieben, um den Hunger zu befriedigen, kann nachteilig wirken, denn oft hält die Sättigung nicht lange an. Das passiert vor allem bei »Luft-Essen« – Essen, das nur momentan den Magen füllt, aber keinen nährenden Gehalt hat. Zu Füllessen gehören Nahrungsmittel wie Popcorn, Reiskräcker, Müsli aus gepufftem Reis, fettfreie Kräcker, Selleriestangen und kalorienfreie Getränke. An sich ist an diesen Nahrungsmitteln nichts Schlechtes, aber wenn Sie sie zu sich nehmen, um satt zu werden, brauchen Sie oft große Mengen davon – und es kann gut sein, dass Sie trotzdem weiter auf der Suche nach etwas Gehaltvollerem sind, um die Mahlzeit abzurunden. Deswegen ist es besser, für einen kleinen Energiekick und ein zufrieden gesättigtes Gefühl einen ausgeglichenen Snack oder eine kleine Mahlzeit zu sich zu nehmen, die mehr Kohlenhydrate, etwas Eiweiß und/oder etwas Fett enthält.

Wenn Sie allerdings wissen, dass Sie gleich zu einem wunderbaren Abendessen oder einer Party mit großer Essensauswahl gehen und nur Ihr Hungergefühl etwas beschwichtigen wollen, dann sind leichte, wenig gehaltvolle Nahrungsmittel genau richtig.

Nahrungsmittel mit anhaltender Wirkung

Snacks oder Mahlzeiten mit etwas Ballaststoffen, komplexen Kohlenhydraten, etwas Protein und Fett erhöhen den Sättigungsfaktor. Ironischerweise schrecken viele unserer chronisch Diäthaltenden genau vor denjenigen Lebensmitteln zurück, die dazu beitragen könnten, dass sie ihre Mahlzeiten als zufrieden machendes Erlebnis genießen – komplexe Kohlenhydrate und Fett. Wir haben Ihnen einige Beispiele weniger befriedigender Nahrungsmittel aufgelistet und Vorschläge gemacht, womit Sie sie ergänzen können. (Es ist nichts falsch an diesen leichten Snacks, sie liefern nur wenig Energie, und ihre Wirkung hält nicht lange an.)

Wenig befriedigende Nahrungsmittel:	**Ausdauer-Verstärker:**
	Fügen Sie zum Beispiel diese Sachen hinzu, um länger satt und zufrieden zu bleiben.
Blattsalat (keine Kohlenhydrate)	Protein: Tunfisch, Hühnerfleisch, Kichererbsen oder Kidney-Bohnen
	Kohlenhydrate: Kräcker oder Vollkornbrötchen
	Fett: Salatdressing
Obst (kein Protein, kann je nach Menge wenig Kohlenhydrate enthalten)	Protein/Kohlenhydrate/Fett: Käse und Vollkorn-Kräcker; halbes Sandwich; fettarmer Joghurt
Putenbrust (keine Ballaststoffe, keine Kohlenhydrate, kaum Fett)	Kohlenhydrate/Fett: Vollkorn-Pitabrot; Vollkorn-Bagel, Vollkorn-Kräcker, Mayonnaise

Wenn man nicht aufhören kann zu essen

Wenn Sie merken, dass Sie noch immer essen, obwohl Sie keinen Hunger mehr haben, kann es gut sein, dass Sie Essen einsetzen, um mit negativen Emotionen fertigzuwerden. Das ist nicht immer so offensichtlich und dramatisch, wie man es manchmal in Zeitschriften oder Büchern liest. Kapitel 11 beschäftigt sich mit diesem Thema.

Wenn man das Gefühl hat, es fehlt etwas

Häufig passiert es, dass man angenehm satt ist und trotzdem das Gefühl hat, dass noch irgendetwas fehlt. Das könnte daran liegen, dass beim Essen der Zufriedenheitsfaktor nicht genügend berücksichtigt wurde. Genuss und Zufriedenheit sind beim Essen so wichtig, dass wir ihnen ein ganzes Prinzip gewidmet haben, das im nächsten Kapitel ausführlich dargestellt wird.

10. Prinzip 6:
Entdecken Sie den Genussfaktor

Was ist es, das dem Genuss beim Essen eine so mächtige Wirkung verleiht? Der US-amerikanische Psychologe Abraham Maslow hat dargelegt, dass unsere unerfüllten Bedürfnisse die Triebfeder unseres Wollens und Handelns sind. Wir werden immer das wollen, was unseren Bedürfnissen entspricht, wir aber nicht haben. Und wir werden alles daran setzen, damit das Gefühl der Entbehrung verschwindet. Ob es um Essen geht, um Beziehungen oder um berufliche Erfüllung – wenn unsere Bedürfnisse nicht befriedigt werden, sind wir nicht glücklich. Seit *Intuitiv abnehmen* vor siebzehn Jahren zum ersten Mal erschien, wurde immer deutlicher, dass die Befriedigung durch das Essen die treibende Kraft in diesem Prozess ist. Diesen Sachverhalt erklären wir unseren Klienten mit folgendem Bild: Stellen Sie sich ein Rad mit vielen Speichen vor. Die Radnabe, also der Mittelpunkt, ist die Befriedigung, die von zehn Speichen umgeben ist. Jede Speiche stellt ein Prinzip intuitiven Essens dar, das die Befriedigung beeinflusst.

Damit eine Mahlzeit befriedigend ist, muss sie Nahrungsmittel enthalten, die Sie mögen und die in dem Moment genau das Richtige für Sie sind. Einen Salat zu essen, wenn Ihnen nach einem Steak ist, wird nicht befriedigend sein. Wenn Sie kaum Hunger haben, aber eine sehr reizvolle große Mahlzeit serviert bekommen, wird das Ihre Befriedigung schmälern. Sie können das Ganze trotzdem essen, aber alles schmeckt viel besser, wenn man den entsprechenden Hunger hat.

Wenn Sie dagegen eine köstliche Mahlzeit mit mäßigem Hunger zu essen beginnen, werden Sie wahrscheinlich schon angenehm satt sein, wenn noch immer Essen auf Ihrem Teller liegt. Essen Sie jetzt alles auf, schmeckt das Essen nicht mehr so intensiv, weil die Geschmacksknospen den feinen Aromen gegenüber desensibilisiert sind, vor allem wenn Sie schon übervoll sind.

Zufriedenheit: Mittelpunkt intuitiven Essens

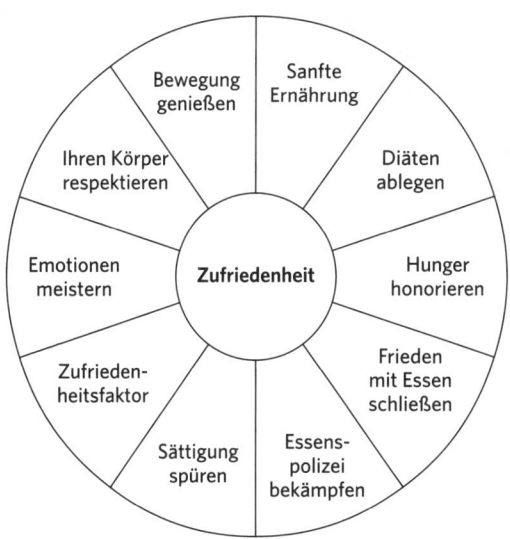

183

Stellen Sie sich nun vor, Sie sitzen beim Abendessen und streiten sich gleichzeitig mit einem Familienmitglied. Wie köstlich schmeckt das Essen während dieser Mahlzeit? Vielleicht können Sie sich danach nicht einmal mehr erinnern, was Sie überhaupt gegessen haben.

Ihren Hunger honorieren, Frieden mit dem Essen schließen, Ihre Sättigung fühlen und Ihre Gefühle ohne Essen meistern sind vier der Speichen auf unserem Rad. Eine andere Speiche ist das *Ablegen der Diätmentalität. Ihren Körper zu respektieren* ist eine weitere Speiche des Rades. Wenn Sie während des Essens bequeme Kleidung tragen und wenn Sie essen, ohne gleichzeitig Ihren Körper schlechtzumachen, werden Sie Ihre Mahlzeit noch mehr genießen können. Auch das *Bekämpfen der Essenspolizei*, die Sie für das, was Sie essen, tadelt, oder dafür, dass Sie überhaupt essen, ist eine Voraussetzung, um Ihre Mahlzeit ganz auskosten zu können. Später werden wir noch ausführlich darstellen, wie Bewegung und die Ernährung zum intuitiven Essen gehören. Im Moment nur so viel: Wer sich gut fühlt, wenn er sich bewegt oder Sport macht, wird merken, dass ein genussvolles Essen diese Zufriedenheit noch erhöht. Und wenn Sie in dem Prozess zum intuitiven Esser so weit fortgeschritten sind, dass Ihr Bedarf alle Arten von Nahrungsmitteln umfasst – nahrhafte Speisen und Genussnahrungsmittel (siehe Prinzipien 9 und 10) –, dann wird das Gefühl der Zufriedenheit, das Sie aus dem Essen ziehen, seinen Höhepunkt erreicht haben.

Haben Sie keine Angst davor, Ihr Essen zu genießen

Viele unserer Klienten haben anfangs Angst, dass sie die Auswahl und Menge ihres Essens überhaupt nicht mehr kontrollieren können, wenn sie erst einmal begonnen haben, sich genussvolles Essen zu gönnen. Doch wenn Sie selbst dafür sorgen, dass Sie Ihr Essen genießen, führt das eher dazu, dass Sie weniger anstatt völlig unkontrolliert essen. In Kapitel 7 haben wir dargestellt, dass Entbehrung Gegenreaktionen hervorruft.

Wer mit Genuss isst, isst später weniger

Bei vielen unserer Klienten konnten wir beobachten, dass das Gefühl von Zufriedenheit bei einer Mahlzeit ihr Verlangen nach Essen zu einem späteren Zeitpunkt schmälerte. Wir ließen unsere Klienten vergleichen, wie sie sich fühlten, wenn sie eine richtige Abendmahlzeit aßen oder nur schnell eine Kleinigkeit zu sich nahmen. Das Ergebnis: Wenn sie sich die Zeit nahmen, eine Mahlzeit zuzubereiten, die ihren Geruchs-, Geschmacks- und ihren visuellen Sinn ansprach, berichteten sie durchgehend von einem Gefühl der Zufriedenheit und einem verringerten Bedürfnis, später am Abend noch etwas zu essen. Wenn sie dagegen nach Hause kamen und sich mit einer Schachtel Kräcker und einem Softdrink aufs Sofa plumpsen ließen, standen sie später bei jeder Werbeunterbrechung im Fernsehen auf, um sich noch einen Snack zu holen. Sie hatten das Gefühl, nicht richtig gegessen zu haben, und schienen nie zufrieden zu sein. Am Ende des Abends fühlten sie sich übervoll und frustriert.

Wie Sie den Genuss am Essen zurückgewinnen

Als Folge ständiger Diäten haben Diäthaltende ihre Freude am Essen meist komplett verloren, und oft wissen sie nicht, wie sie sie wiedererlangen können. Bei unseren Klienten arbeiten wir mit folgenden Schritten, damit sie wieder Genuss und Zufriedenheit beim Essen erleben.

SCHRITT 1:
FRAGEN SIE SICH, WAS SIE *WIRKLICH* ESSEN MÖCHTEN

Die Voraussetzungen für eine genussvolle Mahlzeit sind, dass Sie sich die Zeit nehmen herauszufinden, was Sie wirklich essen möchten, dass Sie sich die bedingungslose Erlaubnis zum Essen geben und sich dann in einer entspannten, angenehmen Atmosphäre zum Essen niederlassen.

Das Problem bei den meisten chronisch Diäthaltenden ist allerdings, dass sie sich so viele »Tricks« haben einfallen lassen, um bestimmte Speisen zu vermeiden, dass sie gar nicht mehr wissen, was sie gerne essen! Wenn Sie gerade eine neue Diät anfangen wollen, haben Sie sich dann jemals gefragt, was Sie eigentlich essen möchten? Dieser Gedanke gehört nicht in den Kopf von jemandem, der eine Diät machen möchte. Die Grundvoraussetzung einer Diät ist schließlich, dass Ihnen gesagt wird, was Sie essen sollen – warum sollte man dann nach seinen eigenen Bedürfnissen fragen?

So ging es auch der vierzigjährigen Jennifer, die ihr Leben lang Diäten gemacht hatte. Schon als Kind hatten ihre Mutter und ihre Ärzte sie auf Diät gesetzt. Als Jennifer zum ersten Mal zu uns kam, erklärte sie kämpferisch, dass sie kein einziges Wort über Diäten hören wollte. Sie war nur gekommen, weil ihr Arzt darauf bestanden hatte, und sie stellte energisch fest, dass sie alles wüsste, was man über Diäten nur wissen konnte. Ich sagte ihr, dass ich nicht an Diäten glaubte und nur wissen wollte, was sie gerne aß. Erstaunt sah sie mich an. Als sie nach einer Pause schließlich antwortete, sagte sie, dass in ihrem ganzen Leben noch nie jemand gefragt hatte, was *sie* gerne essen wollte. Dann dachte sie eine Weile nach und erklärte schließlich, dass sie keine Ahnung hätte, was sie mochte.

Am Ende der Sitzung schlug ich Jennifer vor, in der kommenden Woche mit Essen zu experimentieren, um etwas über ihre Vorlieben herauszufinden. In dieser Woche fand Jenny nur zehn Nahrungsmittel, die sie wirklich mochte, und meinte, dass sie auf alle anderen verzichten könnte! In der nächsten Woche war es Jennys Aufgabe, nur diese zehn Nahrungsmittel zu essen und zu beobachten, wie viel sie davon zu sich nahm. Wieder war sie sehr überrascht von dem Ergebnis. Wenn sie aß, was sie mochte, war sie mit sehr viel weniger zufrieden, und sie hatte in dieser Woche insgesamt weniger gegessen, als sie seit Jahren in einer Woche zu sich genommen hatte. An einem Abend hatte sie sogar als Abendessen nur eine einzige Kugel Schokoladeneis gegessen. In der Vergangenheit verschlang sie auch dann, wenn sie keinen Hunger hatte, riesige Abendmahlzeiten mit Sachen, von denen sie dachte, dass sie sie essen *sollte*. Zum Abschluss aß sie dann noch eine halbe Packung Eiscreme, weil sie sich schuldig fühlte, überhaupt welche zu essen.

Jennifer war auf dem Weg zur intuitiven Esserin. Nachdem sie erfreut erkannt hatte, dass sie genau das essen konnte, was sie wollte, und das jedes Mal, wenn sie aß, merkte sie, dass es ihr die größte Zufriedenheit bereitete, dann zu essen, wenn sie Hunger hatte. Das Ergebnis dieser Offenbarung war, dass sie nur noch aß, wenn sie Hunger hatte. Dann fand sie auch heraus, dass es sinnlos war, noch weiterzuessen, wenn sie sich schon behaglich satt fühlte. Denn wenn sie das tat, schmeckte das Essen nicht mehr so gut, ihr Körper fühlte sich schlecht an und sowieso konnte sie das Gleiche ja bei ihrer nächsten Mahlzeit wieder essen, wenn sie wollte. Bald aß Jennifer automatisch regelmäßig kleinere Mengen, als sie je im Leben zu sich genommen hatte. Weil sie sich zum ersten Mal in ihrem Leben richtig gut fühlte, war sie motiviert, regelmäßig schwimmen zu gehen – nicht weil irgendjemand ihr sagte, dass sie es tun *sollte*, sondern weil sie es *wollte*, um sich physisch noch besser zu fühlen! Ihre Adipositas hatte dazu geführt, dass sie Probleme mit den Knien bekommen hatte und sich praktisch kaum noch bewegte. Als ihr Gewicht sich zu normalisieren begann, lösten die Mahlzeiten bei Jennifer stets ein Gefühl der Zufriedenheit aus, ohne dass sie sich in irgendeiner Art zu kurz gekommen fühlte.

Falls Sie auch Probleme haben, überhaupt herauszufinden, was Sie eigentlich wirklich gerne essen, dann hilft der nächste Schritt Ihnen bei der Klärung.

SCHRITT 2
ENTDECKEN SIE DIE GENUSSFÄHIGKEIT
IHRES GAUMENS

Wenn unsere Klienten zu uns kommen, richten sie größte Aufmerksamkeit auf alle möglichen Aspekte des Essens, nur nicht auf das Hier und Jetzt. Sie klagen über die Vergangenheit und machen sich Sorgen über die Zukunft (was werde ich essen, wie soll ich nur diese Kalorien wieder abarbeiten), aber sehr selten konzentrieren sie sich auf das tatsächliche Erlebnis beim Essen. Deswegen schmecken sie auch nicht – sie erleben und genießen das Essen nicht. Es ist fast, als müssten sie die Kunst des Essens ohne Vorurteile erst wieder erlernen.

Die sinnlichen Qualitäten des Essens

Um zu entdecken, welche Nahrungsmittel Sie wirklich mögen und wie Sie die Zufriedenheit beim Essvorgang erhöhen können, erforschen Sie am besten die sinnlichen Qualitäten Ihrer Mahlzeit. Für die meisten bedeutet das eine bewusste Phase des Experimentierens. Wenn Sie etwas essen, machen Sie sich bewusst:

- *Geschmack.* Nehmen Sie eine Speise in den Mund und achten Sie darauf, welche Ihrer Geschmacksempfindungen angeregt werden. Schieben Sie das Essen auf der Zunge hin und her, um zu schmecken, ob es hauptsächlich süß, salzig, sauer oder bitter ist. Und ist dieser Geschmack für Sie angenehm, neutral oder vielleicht sogar unangenehm? Machen Sie dieses Experiment zu unterschiedlichen Tageszeiten, um zu sehen, ob bestimmte Geschmacksrichtungen zu verschiedenen Zeiten angenehmer sind. Manche Menschen mögen morgens lieber etwas Süßes wie Waffeln und würden etwas Pikantes wie Rührei mit Speck nicht herunterbekommen. Andere bekommen erst nachmittags Lust auf Süßes.

- *Konsistenz.* Während Sie das Essen auf der Zunge hin und her schieben und es dann langsam kauen, achten Sie auf die Konsistenz: Wie fühlt sich etwas Knuspriges an? Finden Sie es zu rau, in etwas Knuspriges zu beißen, oder ist das Knackige für Sie ein gutes Gefühl? Wie reagieren Sie auf etwas Weiches oder Cremiges? Erinnert es Sie an Baby-essen, und finden Sie das reizvoll oder eher abstoßend? Manche Speisen erfordern eine Menge Kauarbeit. Wie fühlt sich das an? Manchmal wollen Sie vielleicht nur, dass etwas Flüssiges durch Ihren Mund und die Kehle hinunter-fließt. Und auch hier kann es wieder sein, dass Ihnen man-che Konsistenzen zu verschiedenen Zeiten des Tages unter-schiedlich zusagen, oder an manchen Tagen mögen Sie ein bestimmtes Gefühl im Mund, an anderen nicht.

- *Aroma.* Manchmal hat das Aroma eines Nahrungsmittels eine größere Wirkung auf unser Verlangen als sein Ge-schmack oder seine Konsistenz. Nehmen Sie bewusst die verschiedenen Aromen von Essen und Getränken wahr – atmen Sie den Duft des Kaffees tief ein, der durch den Filter tropft. Wenn der Duft eines Lebensmittels für Sie nicht reizvoll ist, werden Sie wahrscheinlich auch keine optimale Befriedigung beim Essen oder Trinken daraus zie-hen. Wenn Sie aber finden, dass es wunderbar riecht, wäh-rend Sie kochen oder etwas serviert bekommen, dann wird es Ihre Zufriedenheit noch erhöhen.

- *Aussehen.* Food-Designer, die Werbung für Nahrungsmittel

oder Speisekarten für ein Restaurant entwerfen, wissen, dass reizvoll und verführerisch aussehendes Essen das Bedürfnis weckt, es zu probieren. Schauen Sie sich an, was Sie gerade essen. Haben Ihre Augen Freude daran? Sieht es frisch aus? Gefällt Ihnen seine Farbe? Stellen Sie sich einen Teller vor, auf dem ein Stück gekochte Hühnerbrust, eine Kartoffel und etwas Blumenkohl ganz pur nebeneinanderliegen – nicht gerade aufregend. Wahrscheinlich werden Sie aus einer solchen Mahlzeit nicht so viel Befriedigung ziehen wie aus einer hübsch angerichteten.

· *Temperatur.* Eine dampfende Schale Suppe ist genau das Richtige, wenn es draußen kalt und regnerisch ist. Ein Frozen Yoghurt dürfte keine Punkte machen, wenn man gerade unter einem Regenschirm zittert. Fragen Sie sich, welche Temperaturen Sie beim Essen mögen. Nudeln kochend heiß oder eher mäßig warm? Kalte Getränke mit viel Eis oder lieber nur mit wenig? Oder ist Zimmertemperatur für Sie für fast alles richtig?

· *Volumen und Füll-Eigenschaft.* Manche Nahrungsmittel sind leicht und luftig, andere schwer und füllend. Die Fülleigenschaft dessen, was Sie essen, kann beeinflussen, wie viel Sie davon brauchen, um zufrieden zu sein, oder wie Sie sich nach dem Essen fühlen. An einigen Tagen brauchen Sie vielleicht unbedingt einen Teller Nudeln, die Ihren Magen angenehm voll machen, ein andermal reicht ein leichter Salat. Auch wenn etwas großartig schmeckt und sich auf Ihrer Zunge und in Ihrem Mund sehr gut anfühlt, wenn Ihnen davon ein zu volles oder ein leicht übles Gefühl im Magen bleibt, verringert das die Zufriedenheit.

Respektieren Sie Ihre individuellen Geschmacksknospen. Jeder macht seine eigenen Erlebnisse mit Geschmack und Konsistenz von Speisen. Nicht alles wird Ihnen gefallen. Während andere von der besten Sushi-Bar der Stadt schwärmen, kann der Gedanke daran, rohen Fisch zu essen, Ihnen unerträglich sein. Wenn Ihnen von Mais einmal schlecht geworden ist, dann spielt es keine Rolle, was der Grund dafür war, Sie werden keinen Mais mehr mögen. Ihre Essensvorlieben können ein Leben lang erhalten bleiben oder sich mit der Zeit verändern. Machen Sie sich immer wieder bewusst, was Sie besonders appetitanregend finden, damit Sie auswählen können.

Überlegen Sie, was Sie wirklich essen möchten

Wenn Sie diese bewusste Experimentierphase mit den sinnlichen Qualitäten des Essens durchlaufen haben, halten Sie einen kurzen Moment inne, wenn Sie das nächste Mal etwas essen möchten. Überlegen Sie, wonach Ihnen *wirklich* ist. Wenn es Ihnen schwerfällt, eine Entscheidung zu treffen, oder Sie mehr Klarheit brauchen, fragen Sie sich:

- Worauf habe ich Lust?
- Welches Aroma könnte mich reizen?
- Wie soll das Essen aussehen?
- Wie soll es sich in meinem Mund anfühlen und wie soll es schmecken?
- Möchte ich etwas Süßes, Salziges, Saures oder vielleicht sogar etwas ein wenig Bitteres?
- Möchte ich etwas Knuspriges, Glattes, Weiches, Cremiges, Festes, Flüssiges usw.?

- Möchte ich etwas Heißes, Warmes oder Kaltes?
- Möchte ich etwas Leichtes, Luftiges, Schweres, Füllendes oder ein Mittelding?
- Wie wird sich mein Magen nach dem Essen anfühlen?

Wenn Sie Ihre Essensvorlieben kennen, werden Sie das Richtige auf der Speisekarte aussuchen oder im Supermarkt einkaufen. Sich vor einer Mahlzeit noch einmal selbst zu überprüfen sorgt dafür, dass Sie das für diesen Moment Richtige wählen.

Ein weiterer wesentlicher Schritt, damit Sie nach dem Essen wirklich zufrieden sind, ist das kurze Innehalten, *nachdem* Sie ein paar Bissen Ihrer Mahlzeit genommen haben. Entsprechen Geschmack und Konsistenz wirklich dem, was Sie wollten? Finden Sie diese Speise befriedigend genug, um sie zu essen? Wenn etwas Ihnen nicht schmeckt, essen Sie es nicht zu Ende, nur weil es nun einmal vor Ihnen steht. Sonst werden Sie sich unzufrieden fühlen, wenn Sie es aufgegessen haben, und schließlich weiter auf der Suche sein nach etwas, das Sie befriedigt.

SCHRITT 3:
MACHEN SIE IHR ESSERLEBNIS GENUSSREICHER

Schmecken Sie Ihr Essen

Leider nehmen sich viele von uns zum sinnlichen Essgenuss wenig Zeit. Nicht selten essen sie mittags am Schreibtisch, während sie sich die Notizen für ein Meeting durchlesen. Oder sie schlingen Fast Food im Auto hinunter, weil die Kinder aus der Schule abgeholt werden müssen.

Hier sind einige Tipps, um aus Ihren Mahlzeiten mehr Befriedigung zu ziehen:

- Nehmen Sie sich Zeit, um sich am Essen zu erfreuen. Legen Sie eine bestimmte Zeitspanne für eine Mahlzeit fest. Sogar fünfzehn Minuten sind besser als gar keine Zeit.
- Setzen Sie sich an einen Tisch oder Ihren Schreibtisch. Am Kühlschrank zu stehen oder während des Essens herumzulaufen verringert Ihre Aufmerksamkeit für und die Befriedigung durch das Essen.
- Nehmen Sie ein paar tiefe Atemzüge, bevor Sie anfangen zu essen. Tiefes Durchatmen beruhigt und zentriert Sie, so können Sie sich besser darauf konzentrieren, langsam zu essen.
- Achten Sie darauf, so langsam wie möglich zu essen. Ihre Geschmacksknospen befinden sich auf Ihrer Zunge, nicht in Ihrem Magen! Ein Herunterschlingen des Essens beraubt Sie der Möglichkeit, es wirklich zu schmecken.
- Schmecken Sie jeden einzelnen Bissen, den Sie in den Mund stecken. Erleben Sie bewusst die verschiedenen Geschmacksrichtungen und Konsistenzen.
- Legen Sie ab und zu Ihre Gabel beiseite. Das hilft Ihnen, langsamer zu essen.
- Denken Sie an Prinzip 5: Fühlen Sie Ihre Sättigung. Halten Sie in der Mitte der Mahlzeit kurz inne und spüren Sie, wie satt Sie schon sind (Kapitel 9). Das Essen schmeckt nicht mehr so gut und ist auch weniger befriedigend, nachdem Sie die Letzter-Bissen-Schwelle erreicht haben.

- Und zum Schluss noch drei kurze Stichpunkte, die Sie für maximale Befriedigung bei jeder Mahlzeit bedenken sollten:
  - Essen Sie langsam.
  - Essen Sie mit allen Sinnen.
  - Genießen Sie jeden Bissen.

Essen Sie bei mäßigem Hunger anstatt bei Heißhunger

Wenn Sie sich mit einem solchen Hunger zum Essen niederlassen, dass Sie eine Kuh verschlingen könnten, werden Sie den Unterschied zwischen dem köstlichen Steak vor Ihnen und der Kuh kaum noch wahrnehmen können! Wenn Sie völlig ausgehungert sind, unterdrückt Ihr extremes biologisches Bedürfnis nach Energienachschub Ihre Fähigkeit, langsam zu essen und Ihre Mahlzeit zu schmecken. Fangen Sie dagegen an zu essen, wenn Sie noch gar keinen richtigen Hunger haben, kann es schwierig zu entscheiden sein, ob das, was Sie essen, das ist, was Sie wirklich wollen, und ob genau dieses Essen Sie auch zufriedenstellt. Warten Sie noch eine Weile, bis Ihr Hungergefühl deutlicher ist, dann werden Sie auch eher spüren, was Sie wirklich essen wollen.

Essen Sie möglichst in einer angenehmen Umgebung

Die meisten Menschen finden, dass Essen ihnen die größte Befriedigung verschafft, wenn sie es in einer angenehmen Umgebung einnehmen. Die Ästhetik eines Restaurants beispielsweise kann genauso wichtig sein wie die Qualität des Essens. Bei Ihnen zu Hause gilt das Gleiche. Wenn Sie Ihren Tisch auf ansprechende Art decken (Tischsets oder eine Tischdecke, hübsches Geschirr usw.), wird sich Ihr Genuss beim Essen noch erhöhen. Im Stehen zu essen oder während man Auto fährt, kann das Gefühl der Zufriedenheit schmälern. Wenn Sie im Auto essen, sind Sie doppelt abgelenkt: Sie müssen auf den Verkehr achten und Ihr Essen auf dem Schoß balancieren!

Vermeiden Sie Anspannung beim Essen

Streiten sollte am Esstisch tabu sein. Eins der sichersten Mittel, um Essgenuss zu schmälern, ist ein Streit mit einem Familienmitglied oder einem Freund. Ganz bestimmt ist Ihre Konzentration nicht aufs Essen gerichtet, und es könnte passieren, dass Sie alles aufessen, ohne es überhaupt zu merken – kein sehr befriedigendes Erlebnis!

Halten Sie eine breite Essensauswahl bereit

Unterschiedliche Lebensmittel zu essen ist nicht nur wegen der Nährstoffe weise, sondern es verschafft Ihnen auch ein umfassenderes und befriedigenderes Esserlebnis. Viele unserer Klienten sind stolz darauf, ihren Kühlschrank und ihre Vorratskammer möglichst leer zu lassen. Sie glauben, wenn sie bestimmte Nahrungsmittel nicht vorrätig haben, sind sie weniger versucht, sich zu überessen. Tatsächlich aber schafft ein Mangel an reizvollen Sachen ein Gefühl der Entbehrung und fördert eine kreative Wühlerei nach etwas, was einem ein angenehmes Esserlebnis beschert, die leider zu keinem befriedigenden Ergebnis führen kann. Gönnen Sie es sich, immer eine Auswahl an leckerem Essen im Vorrat zu haben, von Suppen über Nudeln bis zu Keksen, Obst und Gemüse. Sie wissen nie, wonach Ihnen morgen gerade ist. Und wenn Sie das nicht haben, was Sie essen möchten, haben Sie keine Chance auf ein wirklich rundum befriedigendes Esserlebnis.

SCHRITT 4
GEBEN SIE SICH NICHT ZUFRIEDEN

Sie sind nicht verpflichtet, etwas aufzuessen, nur weil Sie einen Bissen davon genommen haben. Aber wie oft haben Sie zum Beispiel schon ein Dessert gekostet, das so lecker aussah, dass Ihnen das Wasser im Mund zusammenlief, nur um festzustellen, dass es höchstens mittelmäßig war? Und wie oft haben Sie trotzdem weitergegessen? Einer der größten Vorteile eines intuitiven Essers ist, dass er die Fähigkeit hat, Essen, das ihm nicht gefällt, beiseitezuschieben. Das ist ganz einfach, wenn man wirklich schmeckt und gleichzeitig weiß, dass man immer wieder essen kann, was man möchte.

Machen Sie sich das Motto zu eigen: »*Wenn Sie es nicht mögen, essen Sie es nicht, und wenn Sie es lieben, genießen Sie es.*« Bestellen Sie etwas anderes, finden Sie etwas anderes im Kühlschrank oder essen Sie die Teile der Mahlzeit, die Sie mögen, und lassen Sie den Rest liegen.

SCHRITT 5
ÜBERPRÜFEN SIE: SCHMECKT ES NOCH IMMER GUT?

Haben Sie schon einmal eine ganze Tüte Kekse oder einen ganzen Becher Eis gegessen? Wenn ja, dann können Sie wahrscheinlich bestätigen, dass die ersten paar Kekse und/

oder Löffel Eiscreme sehr viel besser schmeckten als die letzten. Sogar der geschmackliche Genuss eines Apfels lässt nach, je näher Sie dem Kerngehäuse kommen. Studien der Hedonik (Hedonik ist der psychologische Zweig, der sich mit angenehmen und unangenehmen Gefühlen befasst) in Bezug auf Essen zeigen, dass das Bedürfnis nach einem bestimmten Nahrungsmittel schwächer wird, wenn man es ständig isst. Forscher bezeichnen dieses Phänomen als *sensorisch-spezifische Sättigung* (Epstein 2009). Es braucht nicht viele Bissen eines speziellen Nahrungsmittels, um die »Geschmacksbefriedigung« zu erreichen. Sensorisch-spezifische Sättigung wird definiert als ein Abnehmen des individuellen Gefallens an einer Speise, die man isst. Schon Minuten, nachdem man etwas zu essen begonnen hat, beginnt der Genuss daran abzunehmen, stark beeinflusst durch die sinnlichen Aspekte des Nahrungsmittels, zum Beispiel den Geschmack, die Konsistenz oder das Aroma.

Machen Sie Ihr eigenes hedonisches Experiment. Bewerten Sie den Geschmacksgenuss, den Sie bei den ersten Bissen einer Speise empfinden, auf einer Skala von eins bis zehn – eins bedeutet am wenigsten genussvoll, zehn die höchste Genussstufe. Halten Sie dann inne, wenn Sie die Speise zur Hälfte aufgegessen haben, und nehmen Sie diese Bewertung erneut vor und schließlich noch einmal nach dem letzten Bissen. Wahrscheinlich werden Sie feststellen, dass die Zahlen genauso abnehmen wie Ihr Essen.

Versuchen Sie sich anzugewöhnen, regelmäßig beim Essen immer wieder zu überprüfen, ob es Ihnen noch so gut schmeckt wie bei den ersten Bissen. Falls nicht, ziehen Sie in Betracht aufzuhören. Vielleicht warten Sie dann lieber ab, bis Sie wieder Hunger haben? Und denken Sie immer daran, niemand wird

Ihnen dieses Essen aus Ihrer Essensauswahl streichen. Sie können es den Rest Ihres Lebens haben. Warum sollten Sie dann Ihre Zeit und Ihr Essen auf ein weniger als zufriedenstellendes Esserlebnis verschwenden?

Es muss nicht immer alles perfekt sein

Wir haben darüber gesprochen, wie Sie mehr Genuss aus einer Essenssituation ziehen können, indem Sie sich die Zeit nehmen herauszufinden, was Sie wirklich essen möchten, und in einer angenehmen Umgebung essen. Aber was ist, wenn dies nicht möglich ist? Es wird sicher Zeiten geben, in denen Sie nicht die Möglichkeit haben, genau das zu bekommen, was Sie möchten. Zum Beispiel kann Ihnen bei Verwandten oder Freunden eine Mahlzeit serviert werden, an der Ihnen kaum etwas zusagt. Rufen Sie sich in solchen Situationen das Konzept vom *Denken in Grau* anstatt in *Schwarz und Weiß* in Erinnerung (siehe Kapitel 8). Intuitives Essen ist kein Prozess, bei dem es um Perfektion geht, sondern ein Prozess, der Ihnen Leitlinien bietet, um wieder eine lockere und genussreiche Beziehung zum Essen aufbauen zu können. Die meisten Ihrer Esserlebnisse werden von nun an beglückender sein, als sie es in Ihren Diät-Jahren je waren. Und dieses eine Gericht ist schließlich nur eine einzige Mahlzeit – keine Tragödie! Der Unterschied zu früher besteht darin, dass Sie sich nachher wieder selbst um Ihr Wohlergehen kümmern.

Holen Sie sich Ihr Recht auf genussvolles Essen wieder

Wenn Diäten viele Jahre lang ein bedeutender Teil Ihres Lebens waren, müssen Sie sich vielleicht erst einmal selbst fest versprechen, sich Ihr Recht auf Essen mit Genuss zurückzuholen. Es kann sein, dass Sie darauf programmiert sind, nur zu essen, was Ihnen vorgeschrieben wird, vor allem Nahrungsmittel, deren Geschmack wenig Freude bereitet. Dann wissen Sie wahrscheinlich zunächst kaum, wo Sie anfangen sollen, um wieder Genuss beim Essen zu empfinden. *Zu wissen, was Sie gerne essen, und daran zu glauben, dass Sie das Recht haben, Ihr Essen zu genießen, sind entscheidende Faktoren für ein Leben mit normalem Gewicht ohne Diäten.* Wenn es eine Weile dauert, bis Sie all das erreicht haben, seien Sie geduldig. Schließlich hat es viele Jahre gedauert, bis Sie Ihre Fähigkeit verloren haben, Essen wirklich zu genießen.

Künstliche Süßstoffe

Seit 1980 ist der Verbrauch künstlicher Süßstoffe ständig gestiegen. Viele sind der Ansicht, dass der Verzehr von mit Süßstoffen gesüßten Speisen ihnen beim Abnehmen hilft. Die Forschung hat jedoch ergeben, dass durchaus das Gegenteil passieren kann. Eine kürzlich erschienene Auswertung mehrerer wissenschaftlicher Studien zu Süßstoffen beschreibt, wie deren Verzehr zu Gewichtszunahme führen kann (Yang 2010):

- Künstliche Süßstoffe können zu vermehrtem Essen führen, da sie das Gefühl der Sättigung und Zufriedenheit durchs Essen vermindern.

- Kalorienfreie Süßstoffe aktivieren das durch Essen hervorgerufene Belohnungssystem nur zum Teil. Diese unvollständige Aktivierung kann bewirken, dass man weiter nach zufriedenstellenden Speisen sucht.

- Mit künstlichem Süßstoff gesüßte Nahrungsmittel können ein Verlangen nach Zucker fördern. Je mehr man einem bestimmten Geschmack ausgesetzt ist, desto mehr wünscht man sich diesen Geschmack. Zum Beispiel finden Menschen, die an stark gesalzene Speisen gewöhnt sind, ungesalzene oder wenig gesalzene Nahrungsmittel oft fade und geschmacklos. Ähnlich gewöhnen sich Menschen, die künstliche Süßstoffe zu sich nehmen, an den intensiv süßen Geschmack. Dieses ständig wiederholte Geschmackserlebnis kann zu einer verstärkten Vorliebe für einen unnatürlich süßen Geschmack führen.

- Künstlich gesüßte Speisen werden von vielen als nicht so kalorienhaltig wie natürlich süße oder mit Zucker gesüßte Speisen angesehen und daher in größeren Mengen gegessen.

11. Prinzip 7:
Bewältigen Sie Ihre Gefühle ohne den Einsatz von Essen

Beim Essen geht es nicht nur um das Stillen von Hunger; häufig werden dem Essen noch emotionale Komponenten zugeordnet. Sehen Sie sich nur die Werbung für Nahrungsmittel oder Getränke an. Sie drückt sozusagen unsere Essensknöpfe – nicht durch unseren Magen, sondern durch ihre emotionale Verbindung. Sie versucht Ihnen weiszumachen, dass Sie innerhalb von sechzig Sekunden

- mit einer Tasse Kaffee Ihren Traummann kennenlernen.
- mit einem Nudelauflauf jemanden glücklich machen können.
- mit einer Marmelade Ihre »süße Heimat« wiederfinden.

Essen kann eine der am stärksten emotional aufgeladenen Erfahrungen sein, die wir im Leben machen. Das beginnt schon am ersten Lebenstag, wenn das Baby auf sein Schreien hin die Brust oder die Flasche angeboten bekommt. Verstärkt wird die Verbindung zwischen Essen und Gefühlen jedes Mal, wenn ein Keks helfen soll, über ein verschrammtes Knie hinwegzutrösten, oder man zu Eiscreme einlädt, um den Sieg der

Sportmannschaft der Kleinen zu feiern. In fast allen Kulturen und Religionen hängen wichtige Bräuche auch mit Essenstraditionen zusammen, vom US-amerikanischen Thanksgiving bis zum jüdischen Passahfest. Jedes Mal wenn ein bedeutendes Ereignis im Leben mit einem Essen gefeiert wird, vertiefen sich die emotionalen Verbindungen, vom Festmahl zum bestandenen Examen bis zum jährlichen Geburtstagskuchen.

Essen ist Liebe, Essen ist Trost, Essen ist Belohnung, Essen ist ein verlässlicher Freund. Und es gibt Zeiten des Schmerzes und der Einsamkeit, in denen Essen zu Ihrem *einzigen* Freund wird.

Unsere Patienten sind manchmal peinlich berührt, wenn sie erkennen, welche Rolle Essen für sie spielen kann – dass es ihr bester Freund ist. Aber wenn man bedenkt, wie emotional aufgeladen Essen ist, dann ist es kein Wunder, dass es sich in ein Mittel zur Linderung von auch psychischen Wunden entwickeln kann. Wenn jemand, der eine Diät macht, sich in emotional rauen Zeiten überisst (ob ab und zu oder chronisch), ist es offensichtlich, dass das Essen als Bewältigungsmechanismus eingesetzt wird. Bei anderen Diäthaltenden ist es nicht immer so deutlich.

Manchen unserer Klienten sind ihre Emotionen nicht bewusst – sie haben noch nicht gelernt, ihre Gefühle zu identifizieren. Für sie mag es nicht so offensichtlich sein, dass sie Essen als Bewältigungsstrategie einsetzen. Der Grund ist häufig ein unbehagliches Gefühl, das sie nicht näher bestimmt haben. Aber auch, etwas zu knabbern, um die Zeit zwischen zwei Unterrichtsstunden oder Verabredungen zu füllen, kann im Ergebnis dasselbe sein, wie wenn man Essen einsetzt, um starke Gefühle zu betäuben – nämlich *Überessen*.

Das Esserlebnis selbst, vor allem das Überessen, ruft Gefühle hervor, und diese Gefühle können Ihre Fähigkeit beeinflussen, normal zu essen. Die schädlichsten Gefühle, die durch Überessen entstehen, sind Schuld und Scham. Wenn unsere Klienten sagen »Ich fühle mich schuldig, weil ich... gegessen habe«, fragen wir sie: Haben Sie das Essen gestohlen? Oder haben Sie das Geld für das Essen gestohlen? Dann sehen sie uns entgeistert an und erklären nachdrücklich: »Natürlich nicht!« Schuldgefühle bedeuten aber normalerweise, dass man ein Verbrechen verübt oder sich unmoralisch verhalten hat. Beim Essen gibt es eigentlich keinen Platz für Schuldgefühle. Wenn Sie die Schuldgefühle durch Mitgefühl mit sich selbst ersetzen, sind Sie eher in der Lage, sich auf die zugrundeliegenden Probleme zu konzentrieren und einen Weg zu finden, um sie zu verstehen und zu bewältigen.

Ein intuitiver Esser zu werden heißt auch, einfühlsam und freundlich mit sich selbst und der Art, wie man Essen einsetzt, umzugehen und keine Schuldgefühle aufkommen zu lassen. Auch wenn es sich vielleicht seltsam anhört, aber es kann sein, dass Essen der einzige Bewältigungsmechanismus war, den Sie überhaupt hatten, um schwierige Zeiten in Ihrem Leben zu überstehen. Es kann auch das unvermeidliche Ergebnis von vielen Diätjahren und Gefühlen von Entbehrung und Verzweiflung sein, die durch die Diäten verursacht wurden. *Diäten selbst können Emotionen auslösen, die letztlich dazu führen, Essen einzusetzen, um mit diesen Emotionen fertigzuwerden* – und schon beginnt der nächste Teufelskreis.

Das Spektrum emotionalen Essens

Emotionales Essen hat ein breites Spektrum an Intensität, das an einem Ende mit fast normalem Essen beginnt und sich steigert bis zu einem unkontrollierten Essen, um sich zu betäuben. Die folgende Grafik illustriert dieses Spektrum:

Befriedigung der Sinne • Trost • Ablenkung • Beruhigung • Bestrafung

$$\longleftarrow \qquad\qquad\qquad\qquad \longrightarrow$$

Genuss für die Sinne

Das mildeste und von Essen am häufigsten ausgelöste Gefühl ist Genuss. Wie wichtig es ist, Essen zu genießen, haben wir in Prinzip 6: *Entdecken Sie den Genussfaktor* dargestellt. Der Genuss am Essen ist nicht nur eine wesentliche Grundlage intuitiven Essens, er ist auch ein normaler, natürlicher Teil des Lebens. Und wie wir in Kapitel 10 erläutert haben, wird durch die Freude am Essen die Essensmenge sogar kleiner, die man zur Befriedigung seines biologischen Hungers braucht.

Trost

Allein der Gedanke an bestimmte Speisen kann schon Gefühle von tröstlichen Zeiten oder Orten wachrufen. Ist Ihnen zum Beispiel nach Hühnersuppe, wenn Sie krank sind, oder an trüben Tagen nach mit Käse überbackenen Makkaroni – weil es das bei Ihrer Mutter dann immer gab? Es ist normal, ein Repertoire an Trostessen zu haben. Wenn Sie sich manch-

205

mal mit einer Decke vor dem Kamin zusammenrollen und zum Abendessen einen heißen Kakao schlürfen wollen, ist das völlig in Ordnung. Sich ab und zu Trostessen zu gönnen, kann Teil einer gesunden Beziehung zum Essen sein, wenn Sie es ohne Schuldgefühle tun und gleichzeitig in Kontakt mit Ihren Sättigungssignalen bleiben. Wenn Essen jedoch das Erste und Einzige ist, was Ihnen einfällt, um Gefühle von Niedergeschlagenheit, Traurigkeit oder Einsamkeit zu verdrängen, kann das zu einem zerstörerischen Bewältigungsmechanismus führen.

Ablenkung

Essen zur Ablenkung kann benutzt werden, um unangenehme Gefühle nicht wahrzunehmen. Dies kann sehr problematisch werden, da es mit der Zeit die Fähigkeit blockiert, intuitive Signale zu erkennen. Außerdem kann es verhindern, dass man die Quelle der Gefühle offenlegt und sich um seine wirklichen Bedürfnisse kümmert. Ob ein Teenager mit einer Tüte Chips vor dem Fernseher sitzt, um sich von der Langeweile bei den zu erledigenden Hausaufgaben abzulenken, oder ob ein Manager die ganze Schüssel Erdnüsse auf seinem Schreibtisch leer isst, um die Nervosität vor einem schwierigen Treffen zu unterdrücken – mit dieser Art von Essen sollte man sich auseinandersetzen. Es ist völlig verständlich, wenn man sich gelegentlich von seinen Gefühlen ablenken möchte – manchmal kann es anstrengend und erdrückend sein, sie vierundzwanzig Stunden am Tag zu ertragen. *Aber Essen ist keine geeignete Ablenkungsmethode, um sich eine Auszeit zu verschaffen.*

Beruhigung

Einer unserer Klienten nannte das Essen zur Beruhigung »Koma-Essen«. Ein anderer stellte fest, dass diese Art Essen zu einem »Essens-Kater« führt. Wie es individuell auch aussehen mag, mit Essen seine Gefühle zu betäuben, kann emotional genauso gefährlich sein wie Alkohol- oder Drogenkonsum. Es blockiert die Fähigkeit, Gefühle über einen längeren Zeitraum aushalten zu können. Außerdem spürt man irgendwann seine intuitiven Hunger- und Sättigungssignale nicht mehr und beraubt sich so des befriedigenden Erlebnisses, das Essen unter normalen Umständen bietet. Die meisten Klienten, die Essen auf diese Art einsetzen, erzählen, dass sie sich außer Kontrolle fühlen, nicht in Verbindung mit dem Leben, irgendwie »danebenstehend«.

Wenn man Essen nur ab und zu kurzfristig einsetzt, um negative Gefühle zu dämpfen, hat das wahrscheinlich kaum schädigende Auswirkungen. Aber es kann leicht zur Gewohnheit werden, bevor Sie es überhaupt merken.

Bestrafung

Manchmal wird Essen zur Beruhigung so häufig und intensiv durchgeführt, dass die darauf folgenden Selbstvorwürfe schließlich in einer Selbstbestrafung enden. Klienten berichten, dass sie dann große Mengen Essen auf eine wütende, heftige Art in sich hineinschlingen, sodass sie sich dadurch bestraft fühlen. Das ist die schlimmste Form emotionalen Essens, die zu einem Verlust von Selbstachtung und sogar zu Selbsthass führen kann. Glücklicherweise verschwindet diese Art Essverhalten, wenn die Stimme des Ernährers herbeigerufen werden kann und Verständnis und Mitgefühl vermittelt. Wenn es kein Verbrechen gegeben hat, muss auch keine Bestrafung stattfinden.

Emotionale Auslöser

Wenn Sie merken, dass Sie öfter essen, ohne biologischen Hunger zu haben, besteht die Wahrscheinlichkeit, dass Sie Essen als Bewältigungsmechanismus einsetzen. Vielleicht sind Ihre emotionalen Gründe nicht tief sitzend; allein die Vorstellung, sich durch das Leben mit all seinen Widrigkeiten kämpfen zu müssen, kann ausreichen, um es sich mit Esserlebnissen etwas einfacher zu machen. Um zu erkennen, ob Sie Essen auf diese Art einsetzen, stellen Sie sich folgende Frage: »Wenn mein Körper mit einer bestimmten Menge Essen satt und zufrieden ist, ich aber trotzdem weiteresse oder zwischen den Mahlzeiten esse, obwohl ich eigentlich satt bin, welches andere Bedürfnis versuche ich dann mit Essen zu befriedigen?« Vielleicht entdecken Sie ja, dass das Essen einige der folgenden Gefühle beschwichtigen soll.

Langeweile und Aufregung

Einer der häufigsten Gründe, aus denen unsere Klienten essen, obwohl sie keinen Hunger haben, ist Langeweile. Auch Studien haben gezeigt, dass unabhängig vom Gewicht einer Person Langeweile einer der verbreitetsten Auslöser für emotionales Essen ist. Hier sind einige Situationen, in denen es häufig dazu kommt:

- Sonntagnachmittag zu Hause herumhängen, ohne Pläne für den Tag zu haben.
- Den Nachmittag zu Hause mit Schreibtischarbeit, dem Erledigen von Papierkram oder einem Schreibprojekt zubringen.
- Einen langweiligen Abend mit Fernsehen verbringen und nichts anderes zu tun zu haben, außer Essenspausen einzulegen.
- Zeit totschlagen: darauf warten, dass eine Besprechung anfängt, dass jemand anruft und so weiter.

Auch bei unseren überarbeiteten Klienten sehen wir diese Art zu essen oft – sie haben das Gefühl, immer etwas tun zu müssen, produktiv sein zu müssen. Sobald sich eine winzige Lücke in ihrem Terminplan auftut, müssen sie sie füllen – oft mit Essen. (Essen ist eine akzeptierte »Tätigkeit«, nicht dagegen das Einlegen einer Ruhepause.)

Aber Essen und das Esserlebnis selbst können auch ein Mittel sein, um etwas Aufregung in ein als langweilig empfundenes Leben zu bringen. Schon das Planen und Zubereiten einer besonderen Mahlzeit oder die Reservierung im Lieblingsrestaurant kann ein Gefühl der Aufregung vermitteln. Das Planen einer neuen Diät kann erwartungsfrohe Gefühle der Hoffnung auslösen. Das ist einer der Gründe, warum so viele sich von Diäten verführen lassen. Doch wenn die Diät nicht das gewünschte Ergebnis erbringt, wird die Aufregung durch Verzweiflung ersetzt. An diesem Punkt versucht man oft, das angenehme Gefühl neu zu beleben, indem man sich große Mengen des vorher verbotenen Essens kauft. Und dann geht der Kreislauf von vorne los...

Bestechung und Belohnung

Haben Sie sich schon einmal vorgenommen, sich nach Abgabe der Semesterarbeit oder Ihrer Steuererklärung etwas Leckeres zu gönnen? Dann haben Sie sich mit Belohnungsessen geködert. Es passiert nicht selten, dass man Essen einsetzt, um sich für das Erledigen ungeliebter Aufgaben zu motivieren. Zum Beispiel:

- Kinder werden mit Süßigkeiten bestochen, damit sie sich gut verhalten – beim Einkaufen, bei der Babysitterin und so weiter.
- Oftmals belohnt man sich selbst für harte Arbeit: am Arbeitsplatz, zu Hause oder in der Schule mit einem extra Stück Kuchen.

Essen als Belohnung einzusetzen kann zur Gewohnheit werden. Und es wird immer Aufgaben und Herausforderungen geben, die man leichter erträgt, wenn man dafür eine Essens-Belohnung bekommt.

Liebe und Verbundenheit

Manchmal wird Essen mit dem Gefühl, geliebt zu werden, in Verbindung gebracht. Essen hat ganz sicher auch einen romantischen Aspekt – ein klassisches Beispiel ist das Verschenken von Schokolade zum Valentinstag. Und wenn sich eine romantische Beziehung anbahnt, bedeutet eine Einladung zum Abendessen zu zweit unausgesprochen, dass man sich näherkommen möchte.

Klienten erzählen uns häufig, dass Essen das Einzige war, wodurch ihre Eltern ihnen ihre Liebe zeigen konnten. Weder waren sie in der Lage, ihre Liebe körperlich auszudrücken, noch konnten sie liebevoll mit ihnen sprechen. Aber sie kümmerten sich immer darum, dass reichlich Essen da war.

Und auch das Bedürfnis, sich als Teil einer Gruppe zu fühlen oder eine Verbindung mit anderen herzustellen, kann bei manchen beeinflussen, wie und was sie essen. Diese Erfahrung beschrieb uns Mathew, als er von einem Abendessen mit Freunden erzählte. Ihm schmeckte das servierte Essen nicht, aber er aß es trotzdem. Er entschied sich dafür, sich dadurch mit seinen Freunden verbunden zu fühlen, und nahm die Unzufriedenheit mit dem Essen in Kauf. Wie oft haben Sie gegessen, um zur Gruppe zu gehören, sind mitgegangen, um ein Eis oder eine Pizza zu essen, ohne dass Sie gerade Lust darauf hatten?

Frustration, Ärger, Wut

Sollten Sie eine Tüte voll harter, knuspriger Bretzeln aufessen, obwohl Sie keinen Hunger haben, liegt die Vermutung nahe, dass Sie frustriert oder verärgert sind. Bei manchen Menschen dient der physische Akt des Beißens und heftigen Kauens der Entlastung bei einem Gefühlsstau. Unsere Klientin Nancy, eine Rechtsanwältin, merkte selbst, dass sie die Angewohnheit hatte, ihren Ärger auf Klienten zu unterdrücken, indem sie nach hartem Essen griff – ob es Mohrrüben oder Kräcker waren – und heftig darauf herumkaute.

Stress

Viele unserer Klienten erzählen uns, dass sie in stressigen Situationen nach dem nächsten Schokoriegel greifen – auch wenn bei den meisten Menschen gerade in solchen Zeiten durch bestimmte biologische Mechanismen das Bedürfnis zu essen *ausgeschaltet wird.*

Die erhöhte Adrenalinausschüttung in Stresssituationen löst eine ganze Reihe biologischer Vorgänge aus, um sofortige Energie zur Verfügung zu stellen. Das Ergebnis ist ein erhöhter Blutzuckerspiegel und ein verlangsamter Verdauungsprozess. Beides unterdrückt normalerweise Hunger und verstärkt beim Essen das Gefühl der Sättigung. Diese biologischen Vorgänge sind eine Form der Selbsterhaltung – sie bereiten unseren Körper auf die so genannte »Kampf-oder-Flucht«-Reaktion vor. Während dies früher in einer akuten Stresssituation nützlich war – ein wildes, menschenfressendes Tier zu *bekämpfen* oder vor einer Gefahr zu *fliehen* erforderte sofortige Energie –, belegt eine wachsende Anzahl von Untersuchungen, dass dieser Mechanismus in der heutigen Zeit zu Übergewicht führen kann, wenn er chronisch wird. Es kann sehr stressig sein, sich in der Hauptverkehrszeit im Auto durch die Stadt zu *kämpfen* oder vor einer Abgabefrist zu *fliehen*, aber dafür braucht man nicht den extra Blutzucker, der dem Körper zur Verfügung gestellt wird. Chronischer Stress erhöht zudem den Cortisolspiegel, und dies kann über längere Zeit zu mehr Bauchfett führen, das wiederum mit Herzproblemen in Zusammenhang steht. Wenn man bei Stress mehr isst, werden diese biologischen Probleme noch verstärkt. Untersuchungen haben auch gezeigt, dass Menschen, die viele Diäten machen, besonders anfällig dafür sind, in Stresszeiten zu viel zu essen.

Angst, Besorgnis, Depression

Ängstlichkeit jeder Art, ob wegen einer bevorstehenden Prüfung oder weil man ungeduldig wartet, ob man einen bestimmten Job bekommt, kann das dringende Bedürfnis nach Essen auslösen, um dadurch das Gefühl der Besorgnis zu dämpfen.

Auch leicht Depressive sind häufig übergewichtig, vor allem solche, die Diäten machen. Eine Studie ergab, dass 62 Prozent der Probanden, die eine Diät machten, und 52 Prozent derjenigen, die keine Diät machten, mehr aßen, wenn sie sich depressiv fühlten.

Die Zügel lockern

Klienten, die in jedem Aspekt ihres Lebens außer beim Essen äußerst erfolgreich sind, tendieren oft dazu, ihre Leistungen abzutun. Sie haben das Gefühl, ihr Essproblem zeigt, dass sie eigentlich ein Versager sind. Wir haben die Erfahrung gemacht, dass in den meisten dieser Fälle Überessen der einzige Mechanismus ist, den ein solcher Mensch hat, um einmal im durchkontrollierten Leben die Zügel locker zu lassen. Ein gutes Beispiel ist Larry, ein wohlhabender Geschäftsmann, der einem großen Unternehmen vorsteht. Er kleidet sich tadellos, sein Auto ist immer perfekt sauber und gewachst, und er wohnt in einer Villa in einer reichen Gegend. Mit seinen Kindern hält er eine strenge Disziplin aufrecht, und an seine

Frau hat er hohe Erwartungen. Er trinkt nie und nimmt keine Drogen, er führt penibel Buch über seine Finanzen, hat einen gewissenhaft geführten Terminkalender und ist immer pünktlich. Larrys einzige Ausnahme von seiner militärischen Kontrolliertheit ist sein Überessen – seine Art, irgendwo die straff gespannten Zügel locker zu lassen.

Umgang mit emotionalem Essen

Ob Ihre Reaktion auf emotionalen Hunger in leichtem emotionalem Essen oder in unkontrollierten Essanfällen besteht, die folgenden vier Schritte können helfen, Essen nicht weiter als Bewältigungsmechanismus einzusetzen. Stellen Sie sich dazu die folgenden Fragen:

1. *Habe ich biologisch bedingten Hunger?* Wenn die Antwort Ja ist, dann ist der nächste Schritt, Ihren Hunger zu honorieren und zu essen! Haben Sie keinen Hunger, beantworten Sie die folgenden Fragen.
2. *Was fühle ich?* Wenn Sie merken, dass Sie etwas essen wollen, ohne Hunger zu haben, versuchen Sie herauszufinden, was Sie fühlen. Das ist nicht immer einfach, vor allem wenn Sie nicht in Kontakt mit Ihren Gefühlen sind. Versuchen Sie Folgendes:

   - Schreiben Sie auf, was Sie fühlen.
   - Rufen Sie eine Freundin an und sprechen Sie mit ihr über Ihre Gefühle.
   - Sprechen Sie über Ihre Gefühle auf Band.

- Setzen Sie sich ruhig hin und spüren Sie Ihre Gefühle, wenn Sie das können.
- Sprechen Sie mit einem Berater oder einer Psychotherapeutin.

3. *Was brauche ich?* Viele essen, um ein unerfülltes Bedürfnis zu befriedigen, das mit dem Gefühl, das sie empfinden, zusammenhängt. Vor allem chronisch Diäthaltende sind dafür sehr anfällig. Das unbefriedigte Bedürfnis führt zu einem Unbehagen, das man mit Essen abzuschwächen versucht. Wie bei Molly, einer selbstständigen Autorin, die bis in die frühen Morgenstunden arbeitete, um einen Abgabetermin einzuhalten. Gegen drei Uhr morgens ging sie in die Küche. Sie merkte, dass sie eigentlich keinen Hunger hatte, wollte aber gerade ein ganzes Schälchen Eiscreme hinunterschlingen. Als Molly sich fragte, was sie empfand, waren es Frustration, Erschöpfung und ein Gefühl, als sei ihr Gehirn verstopft. Ihr wurde klar, dass sie versuchte, mit Essen gegen Müdigkeit und Frustration anzugehen. Doch was sie wirklich *brauchte*, war eine Pause – keine noch so große Menge Essen würde ihr den Schlaf ersetzen können. Sie beschloss, ihre Arbeit zu unterbrechen und schlafen zu gehen. Vorher sagte sie sich noch, dass sie die Eiscreme am nächsten Tag essen könnte, wenn sie wollte, und dass sie auch viel besser schmecken würde, wenn sie ganz wach wäre. Am nächsten Morgen beendete Molly erfrischt ihre Arbeit und hatte keine Lust mehr auf die Eiscreme – ihr eigentliches Bedürfnis war befriedigt.

4. *Könntest du bitte...?* Auf die Frage »Was brauche ich?« ist die Antwort oft etwas, für das man einfach nur jemanden

ansprechen und um Hilfe bitten muss. Die US-amerikanische Spezialistin für Gesundheit und Adipositas, Laurel Mellin, hat bei ihrer therapeutischen Arbeit festgestellt, dass übergewichtige Kinder oft Probleme haben, ihre Bedürfnisse zu äußern. Wir haben festgestellt, dass dies auch auf viele unserer Klienten zutrifft. Laurel Mellin hat in ihrer Arbeit den »Könntest du bitte...«-Schritt entwickelt, und wir fanden diese Methode auch bei unseren Klienten äußerst hilfreich.

Danielle, Mutter und Hausfrau, die in dieser Rolle den ganzen Tag zu Hause arbeitete, erkannte, dass sie Essen einsetzte, um sich eine kleine Pause zu verschaffen. Essen war ihr einziger Rückzug von Babygeschrei und all ihren anderen Pflichten. Doch nun wurde ihr klar, dass sie eigentlich gar kein Essen brauchte, sondern etwas Zeit für sich selbst. Um sich ihre Ruhepause zu verschaffen, setzte sie den »Könntest du bitte...«-Schritt ein. Sie bat ihren Mann, sich für eine halbe Stunde zurückziehen zu können, wenn er von der Arbeit kam. Als sie sich auf diese kurze Erholungsphase freuen konnte, musste sie ihr Bedürfnis nicht mehr mit Essen durchsetzen.

Ihre Bedürfnisse ohne Essen befriedigen

Manche haben das Glück, schon früh zu erfahren, dass es in Ordnung ist, wenn sie ihre Gefühle ausdrücken und zum Beispiel äußern, dass sie in den Arm genommen werden möchten. Andere bekommen leider nicht beigebracht, wie sie sich auf produktive, fürsorgliche Art um sich selbst kümmern können. Als ersten Schritt dahin, seine Gefühle ohne den Einsatz von Essen zu bewältigen, muss man sich selbst klarmachen, dass man ein Recht auf die Erfüllung der eigenen Bedürfnisse hat. Oft jedoch berücksichtigt man selbst grundlegende Bedürfnisse zu wenig, wie zum Beispiel:

- das Bedürfnis nach Ruhe.
- das Bedürfnis nach Sinnesfreuden.
- das Bedürfnis, seine Gefühle auszudrücken.
- das Bedürfnis, gehört, verstanden und akzeptiert zu werden.
- das Bedürfnis nach intellektueller und kreativer Anregung.
- das Bedürfnis nach Trost und Wärme.

Sorgen Sie für sich

Sorgen Sie dafür, sich umhegt zu fühlen. Damit spenden Sie sich Trost und Wärme, und das Essen verliert diese Rolle. Es gibt viele Möglichkeiten, sich selbst zu verwöhnen. Hier sind ein paar Vorschläge:

- Gönnen Sie sich Ruhe und Entspannung.
- Gehen Sie in die Sauna oder zur Massage.
- Hören Sie entspannende Musik.
- Atmen Sie bewusst tief ein und aus.
- Lernen Sie meditieren.
- Spielen Sie mit Freunden Karten.
- Nehmen Sie ein Schaumbad bei Kerzenlicht.
- Besuchen Sie einen Yogakurs.

- Spielen Sie mit Ihrem Hund oder Ihrer Katze.
- Lassen Sie sich von Freunden in den Arm nehmen.
- Kaufen Sie sich selbst kleine Geschenke.
- Stellen Sie sich frische Blumen in die Wohnung.
- Arbeiten Sie im Garten.
- Gehen Sie zur Maniküre, zur Kosmetik, zum Friseur usw.
- Kaufen Sie sich einen Teddybär und umarmen Sie ihn!

Wenn Sie sich bei anderen getröstet und aufgehoben fühlen, ist es leichter, sich den Gefühlen zu stellen, die Sie ängstigen. Nehmen Sie wahr, was Ihnen Sorge bereitet, erlauben Sie Ihren Gefühlen, an die Oberfläche zu kommen. Dann ist es nicht mehr nötig, sie mit Essen zu unterdrücken. Hier sind einige Vorschläge, wie Sie mit Ihren Gefühlen umgehen können.

- Schreiben Sie Ihre Gefühle in ein Tagebuch.
- Rufen Sie eine Freundin an (oder mehrere).
- Erlauben Sie sich zu weinen.
- Atmen Sie tief ein und aus.
- Setzen Sie sich ruhig hin und empfinden Sie, wie die Intensität der Gefühle langsam nachlässt.
- Wenn Sie Ihre Gefühle nur schwer erkennen oder nicht mit ihnen umgehen können, kann es hilfreich sein, eine Psychotherapeutin aufzusuchen, vor allem wenn es sich um ein länger andauerndes Problem handelt.

Auch sich abzulenken ist in Ordnung, da es manchmal wirklich erdrückend sein kann, negative Gefühle vierundzwanzig Stunden am Tag ertragen zu müssen. Geben Sie sich die Erlaubnis, sich eine Zeit lang eine Pause von ihnen zu gönnen. Zerstreuen Sie sich ganz bewusst, ohne dafür Essen einzusetzen. Versuchen Sie zum Beispiel Folgendes:

- Lesen Sie ein spannendes Buch.
- Leihen Sie sich einen Film aus.
- Telefonieren Sie.
- Gehen Sie ins Kino.
- Räumen Sie Ihren Schrank auf.
- Legen Sie Ihre Lieblingsmusik auf und tanzen Sie.
- Blättern Sie eine Zeitschrift durch.
- Gehen Sie spazieren.
- Machen Sie Gartenarbeit.
- Hören Sie ein Hörbuch.
- Machen Sie ein Sudoku oder ein Kreuzworträtsel.
- Spielen Sie ein Computerspiel.
- Halten Sie einen Mittagsschlaf.

Wie emotionales Überessen schadet *und* hilft

Wenn Sie Ihren Einsatz von Essen als Bewältigungsmechanismus überprüfen, ist es hilfreich, sich auch klarzumachen, inwieweit Ihnen Essen tatsächlich geholfen hat. Dass Überessen auch Vorteile haben kann, hört sich für Sie vielleicht verrückt an, vor allem wenn Sie unter diesem Verhalten und Ihrem Gewicht leiden. Aber wenn es beim Überessen für Sie keine positive Seite gäbe, hätten Sie es wahrscheinlich längst aufgegeben. Nehmen Sie ein Blatt Papier und fertigen Sie neben-

219

einander zwei Listen an. Über die erste schreiben Sie: »Wie der Einsatz von Essen mir hilft«, und führen darunter alles Positive auf, das Sie aus dem Übereessen ziehen, und über die zweite schreiben Sie »Wie der Einsatz von Essen mir schadet«, und überprüfen, wie Essen schädlich und zerstörerisch auf Sie wirkt. Die Liste könnte in etwa so aussehen:

Wie der Einsatz von Essen mir hilft	**Wie der Einsatz von Essen mir schadet**
Es schmeckt gut.	Meine Cholesterinwerte sind zu hoch.
Es ist verlässlich – es ist immer da.	Meine Kleidung passt nicht mehr.
Es hilft mir, mich nicht zu langweilen.	Ich fühle mich beim Laufen und beim Sport unwohl.
Es beruhigt mich.	Ich fühle mich vollgestopft und unbehaglich.
Es betäubt meine negativen Gefühle.	Ich stumpfe den Freuden des Lebens gegenüber ab.

Wenn Sie sich die Liste ansehen, überrascht es Sie vielleicht, dass der Einsatz von Essen für Sie nicht nur negative Folgen hatte. Indem Sie anerkennen, dass Sie tatsächlich etwas davon haben, Essen einzusetzen, nehmen Sie Ihr Esserlebnis »in Besitz«. Sie übernehmen selbst die Kontrolle (»Ich habe etwas davon, dass ich das tue«), anstatt sich außer Kontrolle zu fühlen.

Wenn das Essen seine Wichtigkeit verliert

Viele unserer Klienten haben uns erzählt, dass sie sich manchmal unbehaglich fühlen, wenn sie Essen nicht mehr zum Bewältigen ihrer Emotionen einsetzen. Gleichzeitig fühlen sie sich glücklich und sicher mit ihrem neuen intuitiven Essstil und haben aufgehört, mit dem Essen und ihrem Körper zu kämpfen. Es gibt mehrere Gründe für diese widersprüchlichen Gefühle.

- Sie haben nicht mehr die »Vorteile« aus dem Einsatz von Essen. Während es zerstörerisch sein kann, Essen zur Bewältigung von Gefühlen einzusetzen, erzählte uns zum Beispiel eine Klientin, dass ihr an harten Tagen das Wissen half, nach Hause zu »ihrer Schokolade« gehen zu können. Jetzt muss sie stattdessen ihre Gefühle aushalten. Es könnte sein, dass Sie sogar eine Trauerphase durchmachen, weil Sie Essen als Tröster und Freund verloren haben.
- Vielleicht stellen Sie auch fest, dass Sie Ihre Gefühle jetzt stärker spüren. Da Sie sie nicht mehr mit Essen »zudecken«, haben sie vielleicht eine tiefer gehende Wirkung auf Sie. An diesem Punkt beschließen manche, dass sie sich einem Psychotherapeuten anvertrauen, um lange Zeit begrabene Gefühle zu bearbeiten.

Sandy ist eine Klientin, die es als Verlust empfand, Essen nicht mehr zur Bewältigung ihrer Gefühle einsetzen zu können. Als sie anerkannte, dass das Essen auch etwas *für* sie tat und nicht nur *gegen* sie, konnte Sandy verstehen, dass es normal war,

221

unangenehme Gefühle zu haben. Sandy hatte ihr Leben lang entweder Diäten gemacht oder Essen als Bewältigungsmechanismus eingesetzt. Für sie war es frustrierend, als sie aufhörte zu essen, nachdem sie die »Letzte-Bissen-Schwelle« spürte und danach nicht mehr weiteressen konnte. Sie wusste, dass sie genug gegessen hatte, sie wollte sich nicht durch Überessen unwohl fühlen, war aber trotzdem unglücklich, dass sie nicht mit dem Essen fortfahren konnte. Sie hätte gern den Geschmack des Essens noch weiter genossen. Sie war auch verärgert, dass sie sich nicht mehr dem Essen zuwenden konnte, wenn sie sich schlecht fühlte. Der ganze Essensprozess war weniger aufregend. Doch nachdem Sandy lange genug betrauert hatte, dass sie Essen nicht mehr für ihre Zwecke *benutzen* konnte, verschwanden diese Gefühle, und Sandy verspürte nur noch Freude darüber, dass sie eine intuitive Esserin geworden war.

Ein sonderbares Geschenk

Es kann passieren, dass Sie sehr lange Zeit Essen nicht mehr zur Bewältigung eingesetzt haben und sich dann ganz plötzlich und überraschend wieder dem Essen zuwenden, weil Ihre Gefühle Ihnen zu schaffen machen. Falls das passiert, ist es kein Zeichen für Versagen, sondern eher eine Art Geschenk. Das Überessen zeigt dann einfach, dass die Stressauslöser in Ihrem Leben in dem Moment stärker sind als die Bewältigungsstrategien, die Sie sich neu angeeignet haben. Solche Situationen können zum Beispiel eine Scheidung, ein Arbeitswechsel, ein Umzug in eine andere Stadt, der Tod einer Ihnen nahestehenden Person, Heirat oder die Geburt eines Kindes sein. Diese Ereignisse sind unerwartet oder neu für Sie, und Sie hatten nicht die Möglichkeit, Strategien dafür zu entwickeln, wie Sie damit umgehen. Daher greifen Sie zurück auf Essen als die Ihnen vertraute Methode, sich um sich selbst zu kümmern.

Überessen kann auch auftreten, wenn Ihr Lebensstil sich verändert und Sie zu viele Verantwortlichkeiten und Verpflichtungen haben, dabei aber nicht genügend Zeit für Freude und Entspannung. Als Folge wird Essen eingesetzt, um sich zu verwöhnen, zu entfliehen und zu entspannen (wenn auch nur kurz). Falls das bei Ihnen der Fall ist, könnte es ein Zeichen sein, dass Sie Ihren Lebensstil überdenken und vielleicht nach Möglichkeiten suchen sollten, wie Sie es ausgeglichener gestalten können. Wenn Sie diese notwendigen Veränderungen nicht herbeiführen, bleibt Essen wichtig, um unbefriedigte Bedürfnisse zu stillen.

In beiden dargestellten Situationen ist das Überessen eine rote Fahne, die Sie wissen lässt, dass etwas in Ihrem Leben aus dem Ruder läuft. Wenn Sie das erkennen, wird sich Ihr Essverhalten nicht mehr unkontrolliert anfühlen, sondern eher wie ein Frühwarnsystem. Seien Sie froh, dass Sie diesen Mechanismus haben, der Sie warnt, dass etwas in Ihrem Leben nicht in Ordnung ist. (Unsere Klienten finden diese Vorstellung anfangs ein bisschen sonderbar, bis sie in ihrem eigenen Leben erfahren, wie wahr sie ist.)

12. Prinzip 8:
Respektieren Sie Ihren Körper

Solange Sie mit Ihrem Körper auf Kriegsfuß stehen, wird es schwer sein, mit sich selbst und mit dem Essen Frieden zu schließen. Denn mit jedem abfälligen Blick in den Spiegel gewinnt die Essenspolizei an Macht, und schließlich werden Sie doch wieder eine Diät machen wollen – nur noch eine einzige!

Aber hat Ihnen all der Selbsthass wegen Ihres Körpers geholfen? Hat das Grübeln über Ihre nicht perfekten Körperteile Ihnen geholfen, schlanker zu werden, oder haben Sie sich danach nur schlechter gefühlt? Haben Sie abgenommen, wenn Sie sich jedes Mal, wenn Sie auf die Waage stiegen, ausgeschimpft haben? Den Klienten müssen wir noch finden, der uns sagt, dass ein derart negativer Blick auf den eigenen Körper hilfreich war. Studien haben gezeigt, dass man sich umso schlechter mit sich selbst fühlt, je mehr man sich auf seinen Körper konzentriert. Und doch geht das Spiel, den eigenen Körper zu quälen, immer weiter – Spieglein, Spieglein an der Wand, wer ist die Dünnste im ganzen Land?

Es ist schwer, sich dem Körper-Quäle-Spiel zu entziehen, wenn das ganze Land es spielt. Im Namen der Fitness ist eine schlanke und feste Körperform zum Kultobjekt unserer Zeit geworden. Fitness-Gurus behaupten, dass man seinen Körper formen kann, als sei er ein Klumpen Ton, dass man seine genetisch bedingte Form mit Aerobic und allen möglichen Sportarten verändern kann, wenn man nur genügend schnauft und keucht. Wir sind dafür, dass man sich fit hält, und wir erkennen die Gesundheitsvorteile von Sport an, aber häufig sind die erzeugten Erwartungen unrealistisch. Es ist wissenschaftlich belegt, dass man die Reduktion von Körperfett nicht so lenken kann, dass sie sich auf eine bestimmte Körperstelle bezieht. Wie sollte es dann möglich sein, seinen Körper zu formen, indem man an bestimmten Körperteilen arbeitet? Ja, man kann durch Kraft- und Ausdauertraining bestimmte Muskeln aufbauen. Und ja, man kann durch Aerobic-Übungen Körperfett insgesamt verlieren. Aber man kann nicht auswählen, wo das Fett verloren geht. Daher ist es auch möglich, dass man Muskeln unterhalb von Fettschichten aufbaut – aber das ist wohl nicht die Vorstellung von Körperformung, die die meisten im Kopf haben.

Auch die Modewelt hat das Ideal der schlanken Frau mitgeprägt. Als der Kleidungsgigant Guess das Model Anna Nicole Smith einstellte, machte dies in den USA in Modezeitschriften und sogar in Nachrichtenmedien Schlagzeilen, weil sie »dick« war. Tatsächlich war ihr Gewicht in dem untersten Spektrum des Idealgewichts, gemessen an offiziellen Größen- und Gewichtstabellen der USA von 1990! Wenn eine Person mit normalem Gewicht als »dick« angesehen wird, was sagt das einer Frau mit Durchschnittsgewicht? Realistische Erwartungen an die Körperform werden dadurch nicht gefördert.

Wenn der ideale Frauenkörper zwischen Fitness-Look in engem Elastan und modischer Magerkeit liegt, haben die meisten Körper keine Chance. Da wundert es nicht, dass es

225

beinahe normal geworden ist, mit seinem Körper unzufrieden zu sein. Doch immer wieder wird uns die Botschaft vermittelt: Wenn sie es können, kannst du es auch. Gib dir einfach mehr Mühe (und auch wenn du schon schlank bist, kannst du schließlich noch schlanker werden). Ob Mann oder Frau, Fett wird als Feind angesehen.

Zweifellos üben Medien, die Werbe-, Mode- und Schönheitsindustrie und viele andere Druck auf Frauen und Männer aus, dünn zu sein. Wir können aufstöhnen und mit dem Finger auf die Ursachen zeigen, die zu immer mehr Unzufriedenheit mit dem eigenen Körper führen. Ja, es gibt ungeheuer viele kulturelle Faktoren, die zu unrealistischen Körpererwartungen führen. Aber wir wollen nicht in der Ursache-Wirkungs-Analyse hängen bleiben, sondern unsere Energie darauf konzentrieren, wie wir das wachsame und kritische Beobachten unseres Körpers hinter uns lassen können.

Körperbild:
Auf die Taille zu achten ist frustrierend

Die meisten unserer Klienten kritisieren ihren Körper übermäßig oder hassen ihn sogar. Es ist keine leichte Aufgabe, der Sorge um den Körper und dem Selbsthass, der damit einhergeht, ein Ende zu bereiten. Die meisten Menschen haben schon Probleme, ein Kompliment anzunehmen, geschweige denn die Vorstellung, ihren eigenen Körper zu akzeptieren. Wir haben die Erfahrung gemacht, dass das Akzeptieren des eigenen Körpers am Beginn des Prozesses zum intuitiven Esser eine zu schwierige Anforderung wäre. Unsere Klienten äußerten die Befürchtung, dass das Annehmen ihrer momentanen Körpergröße bedeuten würde, dass sich nichts verändert, dass sie aufgeben und sogar noch dicker werden. Den Kampf um die Fettpolster zu verlieren ist die eine Sache, sagten sie, aber ganz aufzugeben würde das endgültige Scheitern bedeuten. In der Fortsetzung des Kampfes läge wenigstens noch etwas Ehre und Würde. Außerdem – so argumentierten unsere Klienten – wäre der Versuch der Akzeptanz ihres jetzigen Körpers scheinheilig. Schließlich suchten sie ja unsere Hilfe, weil sie ihren Körper so nicht akzeptierten – sie wollten ihn verändern.

Doch unsere Erfahrung hat uns gezeigt, dass man zunächst locker mit sich selbst umgehen, das Abnehmen zurückstellen und seinen Körper mit Respekt behandeln muss, wenn man sein *natürliches* Idealgewicht erreichen will.

Denken Sie daran, dass wiederholte Diäten und eine geringschätzige Einstellung Ihrem Körper gegenüber nicht geholfen haben – beides hat im Gegenteil zu Ihrer heutigen Situation beigetragen. Wenn Sie in der Gedankenfalle von Ich-hasse-meinen-Körper gefangen sind, dann werden Sie Dinge, die Ihnen guttun, aufschieben, weil Sie warten wollen, bis Sie einen Körper haben, der sie mehr verdient. Nur dass dieser Tag niemals kommt (vor allem wenn Ihre Standards unerreichbar sind). »Ich gönne mir einen besonderen Urlaub, wenn ich mein angestrebtes Gewicht erreicht habe«, »Ich gehe mit meinen Freunden aus, wenn ich ein bisschen von diesem Fett los bin« – und so macht man sich immer weiter Versprechungen, die man nie einhalten kann. Das Leben wird immer ein bisschen leerer.

Die Körperbild-Expertin und Psychologin Judith Rodin

schreibt in ihrem Buch *Die Schönheitsfalle*: »Sie müssen nicht
zuerst abnehmen, um sich dann um sich zu kümmern. Der
Prozess funktioniert genau andersherum!« Auch wir haben
die Erfahrung gemacht, dass es Ihnen hilft voranzukommen,
wenn Sie bereit sind, das Abnehmen zum zweiten Ziel zu erklären und das Respektieren Ihres Körpers zum ersten.

*Wir sagen nicht, Sie sollen nicht auf Ihren Körper achten –
wir raten Ihnen nur dringend, ihn zu respektieren und anzuerkennen.* Das bedeutet nicht, dass Sie das Handtuch werfen.
Es bedeutet auch nicht, dass Sie nicht auf Ihre Gesundheit
achten sollen. Im Gegenteil – wenn Sie Ihren Körper respektieren, bedeutet das auch, sich um Ihre Gesundheit zu kümmern. Es gibt eine wachsende Bewegung, die den Fokus auf
die Gesundheit anstatt auf das Gewicht legt. Anstatt sich auf
Zahlen zu konzentrieren (Gewicht), liegt die Betonung auf
gesundem Leben und Verhalten.

Es ist ganz normal, dass der Gedanke, seinen Körper zu respektieren, zunächst ein Gefühl der Panik hervorruft. Aber wenn
Sie genau das fertigbringen, werden Ihnen die Schritte auf dem
Weg zum intuitiven Esser sehr viel leichter fallen. Diejenigen,
die dahin kommen, ihren Körper zu respektieren, haben mehr
Geduld mit dem ganzen Prozess. Diese Geduld gestattet ihnen
eine tiefere Erforschung der Prinzipien, wodurch sie schneller
voranschreiten.

Diejenigen, die Probleme haben, ihren Körper zu respektieren, befinden sich oft in einem Dilemma. Manchmal verachten sie ihren Körper und kämpfen mit dem intensiven
Wunsch, eine Diät zu machen, »um diese Pfunde wegzube-
kommen«, dann wieder haben sie ein Gefühl von Frieden,
wenn sie sich durch den Prozess zum intuitiven Essen durch-

arbeiten. Und es sind diese Momente des Friedens, die ihnen Hoffnung geben, weiter voranzuschreiten.

Warum »Respekt«?

Wir haben das Wort Respekt als Ausgangspunkt für die Arbeit an Ihren Körperproblemen gewählt. Sie müssen dabei nicht jeden Teil Ihres Körpers mögen, um ihn zu respektieren. Ihren Körper zu respektieren heißt, ihn würdig zu behandeln und seine Grundbedürfnisse zu befriedigen. Viele unserer Klienten behandeln ihre Haustiere mit mehr Respekt als ihren eigenen Körper – sie füttern sie, gehen mit ihnen spazieren und sind freundlich zu ihnen. Wenn Sie zu denjenigen gehören, die Essen ein Leben lang als Bewältigungsmechanismus für Gefühle eingesetzt haben, ist Ihre momentane Körperform vielleicht kennzeichnend für die Art, wie Sie sich um sich selbst gekümmert haben, als Sie keinen anderen Weg kannten. Anstatt das Ergebnis dieses Handelns zu erniedrigen, respektieren Sie sich für Ihr Überleben.

In unserer Kultur gibt es ein weit verbreitetes Vorurteil gegen Dicksein, und gleichzeitig spielt die äußere Erscheinung eine große Rolle. Es ist wichtig sich klarzumachen, dass diese Vorurteile existieren, denn es kann Ihnen vorkommen, als seien Sie wie ein Fisch, der gegen die kulturelle Norm anschwimmt. Schließlich sind wir andauernd mit dem Schlankheitskult konfrontiert, von der dünnen Schauspielerin in der Werbung für Diät-Softdrinks bis zu den Modestrecken in Frauenzeitschriften. Es ist eine bewusste Anstrengung nötig, um sich von dieser gesellschaftlichen Norm abzuwenden. Aber dass das Ziel eines dünnen Körpers die gesellschaftliche Norm ist, macht dieses Ziel noch lange nicht richtig!

Wie Sie Ihren Körper respektieren

Respekt für Ihren Körper zeigt sich in zwei Punkten: Erstens indem Sie es ihm bequem machen, und zweitens indem Sie seine Bedürfnisse erfüllen.

Die folgenden Ideen und Werkzeuge haben unseren Klienten geholfen, eine neue Beziehung zu ihrem Körper aufzubauen.

Machen Sie es Ihrem Körper bequem. Jetzt wird's persönlich: Wann haben Sie sich zum letzten Mal neue Unterwäsche gekauft? Lachen Sie nicht. Wir haben nur zu oft Klienten, die meinen, sie verdienten keine neue Unterwäsche (ganz zu schweigen von neuer Kleidung), bevor sie nicht ein bestimmtes Gewicht oder eine bestimmte Kleidergröße erreicht haben. Überlegen Sie, was das bedeutet. Unterwäsche zu tragen, die dauernd kneift oder hochrutscht, ist äußerst unbequem. Wie können Sie sich in Ihrem Körper wohlfühlen, wenn etwas ihn einzwängt? Wie können Sie sich wohlfühlen, wenn Ihr Körper ständig von schlecht sitzenden Kleidungsstücken gezwickt und zusammengedrückt wird?

Es seinem Körper bequem zu machen heißt aber mehr, als sich passende Unterwäsche zuzulegen. Es geht um Ihr gesamtes Outfit. Wenn Sie gerne ein geschneidertes Kostüm tragen, warum sollten Sie dann damit aufhören, nur weil Ihr Körper nicht so aussieht, wie Sie ihn gerne hätten? Geben Sie sich nicht mit Ladenhütern oder Sachen ohne jeden Schick zufrieden. Aber natürlich ist auch nichts falsch daran, abgetragene Jeans und ein übergroßes T-Shirt zu tragen, *wenn es das ist, woran Sie gewöhnt sind und worin Sie sich wohlfühlen.*

Weg mit den Körpermessgeräten. Hören Sie auf, sich zu wiegen! Die Waage ist das Werkzeug eines chronisch Diäthaltenden – das sind Sie nicht mehr!

Hüten Sie sich auch davor, eine superenge Jeans als Pseudo-Waage oder als Körpermessgerät einzusetzen. Ein zu kleines Kleidungsstück zu behalten und jeden Tag oder jede Woche anzuprobieren, kann genauso dazu führen, dass Sie sich nicht wohl mit sich selbst und Ihrem Körper fühlen. *Auch eine schlanke Person fühlt sich in einer zu engen Hose unwohl!*

Lassen Sie das Body-Check-Spiel. Die meisten unserer Klienten geben es nur ungern zu, aber wenn sie einen Raum mit anderen Menschen betreten, spielen sie das stumme Spiel, die anderen Körper zu checken. Es dreht sich um die Fragen: Wie macht sich mein Körper, verglichen mit den anderen? Bin ich die Dickste hier? Wer hat den tollsten Körper?

Klienten erzählten uns, wie sie den Körper einer Fremden bewunderten und beneideten: »Oh, wenn ich doch nur *ihren* Körper hätte. Sie ist bestimmt jeden Tag im Fitnessstudio. Und was sie isst – nur fettarme Sachen. Das müsste ich auch können. Irgendetwas stimmt mit mir nicht. Ich muss mir mehr Mühe geben.« Das sind alles nur Vermutungen. Sie wissen nicht, wie jemand zu seiner momentanen Körperform gekommen ist. Das ist kein gerechtes Spielfeld. Die andere hat sich vielleicht Fett absaugen lassen, oder womöglich leidet sie sogar an einer Essstörung. Oder sie hat gerade eine Schnelldiät hinter sich. Es gibt so viele Möglichkeiten, Sie können nicht die Form irgendeines Körpers beurteilen und davon ausgehen, dass sich die Person diese Form »verdient« hat. Vielleicht isst sie in der Öffentlichkeit anders als zu Hause. Es kann auch sein, dass sich sogar diese Person ganz elend in ihrem Körper fühlt. Oder sie ist einfach natürlich schlank – ohne jede Anstrengung. Das Body-Check-Spiel führt fast immer dazu, dass man unzufrieden mit seinem Körper ist und die nächste Diät in Betracht zieht – zumal man sich meist nur mit den Körpern vergleicht, die schlanker, schöner und jünger sind als der eigene.

Kein Kompromiss für einen besonderen Tag. Ob es ein Klassentreffen oder eine Hochzeit ist, es ist nur natürlich, bei wichtigen Gelegenheiten besonders gut aussehen zu wollen. Das ist eine subtile Form des Body-Checks. Wenn Sie dem Druck aber nachgeben, indem Sie hungern oder eine Schnelldiät machen, um in ein besonderes Kleid zu passen, wird das zu einem Rückschlag führen. Der Jo-Jo-Effekt wird wie immer eintreten, nur dass der Grund diesmal ein besonderer war.

Bedenken Sie, dass es in Ihrem Leben immer wieder besondere Gelegenheiten geben wird. Eine Klientin ging zur Grammy-Preisverleihung, weil ihr Mann einen Grammy bekam. Natürlich wollte sie an dem Abend nicht nur gut aussehen, sondern ganz besonders schön. Aber es war klar, dass sie bis zu dieser glanzvollen Veranstaltung nicht ihr ideales Gewicht erreichen konnte. Sie war verzweifelt und überlegte, ob sie eine kurze Fastenzeit einlegen sollte, um schnell abzunehmen. Die Frage an sie lautete: »Und wann hören Sie auf, Diäten zu machen?«

Es wird immer irgendein wichtiges Ereignis geben, einen scheinbar legitimen Grund, eine Diät zu machen. Die Klientin sah die Vergeblichkeit zukünftiger Radikaldiäten ein, die von wettkampfmäßigem Body-Checking ausgelöst wurden. Sie beschloss, ihren jetzigen Körper zu respektieren. Sie blieb bei der Kleidung, an die sie gewöhnt war, und trug ein maßgeschneidertes Outfit. Doch dieses Mal war es auf ihren jetzigen Körper zugeschnitten, sodass sie sich nicht hineinquetschen und sich bei jeder Bewegung sorgen musste. Wie sie es gewohnt war und mochte, ließ sie dazu ihre Haare besonders stylen und trug glitzernde Accessoires. Anders als sonst war nur, dass sie sich wohlfühlte anstatt gehemmt, denn ihr Kleid passte.

Es passiert schnell, dass man wieder in die Diätmentalität rutscht, wenn man sich weismacht, dass ein besonderes Ereignis eine kurze Diät rechtfertigt. Aber je mehr Druck Sie sich auferlegen, in eine bestimmte Kleidergröße zu passen, desto mehr Probleme schaffen Sie damit. Und Sie bringen die gesamte Zeit damit zu, sich Sorgen um Ihren Körper zu machen, anstatt den Anlass einfach zu genießen.

Wie viel Zeit haben Sie damit verbracht und wie viel Energie darauf verwandt, Ihren Körper für ein großes Ereignis vorzubereiten? Wie wäre es gewesen, wenn Sie diese Energie darauf gerichtet hätten, sich mit Ihren inneren Qualitäten, Ihrem Witz, Ihrer Intelligenz oder Ihrer Zuhörfähigkeit zu beschäftigen? Wenn Sie sich stattdessen auf das Treffen vorbereitet hätten, indem Sie sich überlegt hätten, wie Sie sich an sinnvollen Gesprächen beteiligen oder neue interessante Menschen kennenlernen könnten? Wahrscheinlich hätten Sie einen schöneren Abend gehabt!

233

Gladys verzichtete fast darauf, zu ihrem zwanzigjährigen Klassentreffen zu gehen, weil sie sich zu dick fand und nichts anzuziehen hatte. Sie konnte den Gedanken nicht ertragen, sich größere Kleidung zu kaufen. Doch schließlich beschloss Gladys, ihre Sorgen beiseitezuschieben und zu dem Klassentreffen zu gehen. Dort konzentrierte sie sich darauf herauszufinden, was ihre Klassenkameraden all die Jahre gemacht hatten, anstatt sich mit den Sorgen um ihren Körper zu beschäftigen. Sie tanzte sogar viel mit alten Freunden. (Gladys hatte seit Jahren nicht mehr getanzt!) Für Gladys war der Abend viel schöner gewesen, als sie erwartet hatte. Sie hatte ihr »altes Ich« wiedergefunden – die witzige und charmante Person, die gerne fröhlich war und tanzte.

Schluss mit der Körperschelte. Jedes Mal, wenn Sie sich mit Ihren nicht perfekten Körperteilen beschäftigen, schafft das noch mehr Gehemmtheit und Sorge. Wie oft haben Sie solche Gedanken?

- Ich hasse meine Oberschenkel.
- Meine Arme sind zu fett und schwabbelig.
- Mein Hintern ist widerlich.
- Ich hasse mein Doppelkinn.
- Mein Bauch ist ekelhaft.

Viele unserer Klienten sind selbst überrascht, wie oft sie ihren Körper innerhalb eines Tages heruntermachen. Wie viele Male am Tag schelten Sie sich wegen Ihres Aussehens? Versuchen Sie einmal, es einen Tag oder ein paar Stunden lang zu zählen. Oft reicht ein kurzer Blick in die Reflektion einer Schaufensterscheibe oder das Vorbeigehen an einem Spiegel. Sich mit diesen negativen Gedanken zu belasten, wird Sie nur noch unglücklicher und frustrierter machen.

Anstatt sich darauf zu konzentrieren, was Sie an Ihrem Körper nicht mögen, finden Sie Körperstellen, die Sie mögen oder zumindest tolerieren. Fangen Sie mit etwas Einfachem an. Vielleicht mögen Sie Ihre Augen oder Ihr Lächeln. Wir hatten Klienten, die nur einen einzigen Körperteil finden konnten, gegen den sie keine Abneigung hatten, zum Beispiel ihre Hand- oder Fußgelenke. Das ist in Ordnung; es ist ein Anfang. Wenn Sie sich bei einem abfälligen Körperkommentar erwischen, entwaffnen Sie ihn sofort, indem Sie ihn mit einer freundlichen Feststellung zu Ihrem Körper ersetzen, zum Beispiel »Ich mag mein Lächeln«.

Wenn Sie es zu schwierig finden zu sagen, dass Sie einen Teil Ihres Körpers »mögen«, versuchen Sie es mit respektvollen Feststellungen.

Anstatt:	Respektvolle Feststellung:
Ich kann meine Cellulite-Beine nicht ausstehen.	Ich habe Glück, Beine zu haben, die meinen Körper vorwärtsbewegen.
Mein Körper ist so außer Form geraten, es ist fürchterlich.	Mein Körper hat mich zum Unterricht getragen. Ich habe meine Familie unterstützt, während ich meine Prüfungen machte, deswegen war es schwer, genug Sport zu treiben.

Verweigern Sie sich dem »Fett-Reden«. In den USA und England gibt es sogar einen Ausdruck für eine öffentliche Form von Körperschelte, bei der sich Menschen in Gesprächen abfällig über ihren eigenen Körper oder die Körper anderer äußern: »Fat-talk«. Es gibt Studien, die zeigen, dass Frauen, die sich solchem Reden verweigern, weniger unzufrieden mit ihrem Körper sind, weniger Diäten machen und weniger Essstörungssymptome zeigen.

Respektieren Sie die Vielfalt von Körpern. Menschen gibt es in allen Formen und Größen, und doch erwarten wir irgendwie, dass alle sozusagen in eine Größe passen sollten, und zwar in eine für Dünne. Solange dieses kulturelle Stigma existiert, kann es lange dauern, bevor die gesellschaftliche Norm sich in eine gesunde Akzeptanz der Körpervielfalt verwandelt.

Es gibt viele Faktoren, die zu Fettleibigkeit beitragen, darunter die genetische Veranlagung, das Aktivitätsniveau und die Ernährung. Man kann zum Beispiel nicht voraussetzen, dass jemand, der übergewichtig ist, sich seine Pfunde angegessen hat. Mehrere Studien haben gezeigt, dass übergewichtige Menschen nicht unbedingt mehr essen als ihre schlanken Mitmenschen. Ja, es gibt zwanghafte Esser. Ja, es gibt Menschen, die sich kaum bewegen. Aber wir können nicht davon ausgehen, dass jemand mit einem beleibten Körper immer zu viel isst und sich nicht bewegt. Viele klassische Zwillingsstudien haben ergeben, dass die Erbanlage für den Körperbau eine entscheidende Rolle spielt.

Heute wäre es undenkbar, jemanden rassistisch zu beleidigen, aber Beleidigungen wegen des Körperumfangs hört man

allemal. Wenn Sie auf der Straße jemanden sehen, der ungewöhnlich dick ist, verurteilen und verachten Sie diese Person? Und wenn Sie mit Fremden so hart ins Gericht gehen,
wie können Sie dann ein freundliches Umfeld für sich selbst
schaffen? Wenn es Ihnen aber schwerfällt, freundlich und
respektvoll mit Ihrem eigenen Körper umzugehen, vielleicht
können Sie dann bei anderen anfangen.

Ein wissenschaftlicher Bericht des Rudd Center for Food
Policy and Obesity in Yale zeigt, dass das Stigma des Gewichts ernsthafte medizinische und psychologische Folgen
hat (Puhl 2009, Rudd Report 2009). Gewichtsvorurteile erzeugen Scham und diese wiederum schafft eine Atmosphäre,
die dazu führt, dass eine Person mit Übergewicht den Gang
zum Arzt eher hinauszögert und Vorsorgeuntersuchungen
vermeidet.

Achten Sie darauf, übergewichtige Menschen nicht in ein
Stereotyp zu pressen. Dicke sind nicht weniger intelligent
oder leistungsfähig, aber auch nicht gefräßiger als Dünne.
Versuchen Sie zunächst, einen Standpunkt der Neutralität
und des Mitgefühls einzunehmen. Überprüfen Sie Ihre Vorurteile, bevor Sie aus dem Haus gehen!

Wir wollen noch hinzufügen, dass natürlich manche Menschen von Natur aus eine schlanke Körperform haben, auch
wenn sie in der Minderheit sind. Und auch bei ihnen können
wir nicht davon ausgehen, dass jemand eine Essstörung hat
oder zwanghaft Diäten macht, nur weil er dünn ist.

Seien Sie realistisch. Wenn das Halten oder das Erreichen
Ihres Gewichts nur möglich ist, indem Sie von Reiskräckern
und Wasser leben und außerdem vier Stunden am Tag Sport

treiben, dann ist sonnenklar, dass Ihr Ziel nicht realistisch ist, oder dass Sie eine Essstörung haben. Wenn Ihre Eltern zum Beispiel beide sehr beleibt sind, dann können Sie davon ausgehen, dass Sie nie dünn wie ein Model sein werden. Bedenken Sie, die Erbanlage ist ein bestimmender Faktor für Ihre Körpergröße.

Tun Sie Ihrem Körper Gutes. Ihr Körper verdient es, verwöhnt und berührt zu werden. Lassen Sie sich sooft Sie können eine Massage geben, und wenn es nur eine Viertelstunde Nackenreiben ist. Gehen Sie in die Sauna, setzen Sie sich in den Whirlpool. Kaufen Sie sich luxuriöse Duftlotions und -cremes, um Ihren Körper damit zu verwöhnen. Nehmen Sie Schaumbäder mit Badeölen und -salzen. Wenn Sie das für Ihren Körper tun, zeigt es, wie sehr Sie ihn respektieren und wie sehr Sie möchten, dass Sie selbst sich wohlfühlen.

Ihr natürliches Körpergewicht

Viele unserer Klienten fragen uns: Wie viel sollte ich wiegen? Die Antwort unterscheidet sich von Person zu Person, und niemand kann genau sagen, was ein ideales Gewicht ist. Die offiziellen Ernährungsziele, die in den USA 1990 veröffentlicht wurden, haben sogar darauf verzichtet, den US-Amerikanern ein bestimmtes Idealgewicht zu empfehlen, da es keine genauen Kriterien gibt, um dies zu bestimmen.

Die 2010 von der US-amerikanischen Regierung herausgegebenen Dietary Guidelines for Americans (Ernährungsrichtlinien für Amerikaner) benutzten den Body-Mass-Index (BMI), der sich aus dem Verhältnis von Körpergewicht zu Körpergröße errechnet, um Kategorien von Übergewicht zu bestimmen. Ursprünglich wurde der BMI nur für den statistischen Vergleich von Populationen eingeführt. Doch auch der BMI als Kriterium für Übergewicht wurde kritisiert, unter anderem weil er die Zusammensetzung der Körpermasse aus Fett und Muskelgewebe nicht berücksichtigt. Muskeln wiegen mehr als Fett, deswegen haben viele professionelle Sportler so hohe BMI-Werte, dass sie als übergewichtig klassifiziert werden würden, obwohl sie in Wirklichkeit sehr schlank sind. Der Wissenschaftler und Adipositas-Experte Kelly Brownell, Direktor des Rudd Center for Food Policy and Obesity in Yale, hält den BMI für nicht besonders nützlich (Brownell 2006). Viel wichtiger als eine Zahl sei es, wie man die Gesundheit der Menschen verbessern könnte.

Der Meinung sind wir auch. Das ist ein Grund, warum wir mit dem Konzept des *natürlichen gesunden Gewichts* arbeiten. Das ist das Gewicht, das Ihr Körper bei *normalem/intuitivem* Essen und *normaler* Bewegung hat.

Das Problem der meisten Menschen, die unsere Praxen aufsuchen, ist, dass ihr Verhältnis zum Essen *nicht normal* ist, und zwar aufgrund von jahrelangen Diäten. Wenn Ihr Leben sich ständig zwischen Perioden des Diäthaltens und Überessens bewegt, haben Sie wahrscheinlich nicht Ihr natürliches gesundes Gewicht. Wenn Sie die emotionalen Wirrnisse in Ihrem Leben bisher mit Essen zu bewältigen versuchten, ist es ebenfalls unwahrscheinlich, dass Sie Ihr natürliches gesundes Gewicht haben.

Aber vielleicht stimmt Ihr natürliches gesundes Gewicht auch nicht mit der Vorstellung überein, die Sie im Kopf haben. Das Gewicht, das viele Menschen sich wünschen, hat oft mehr mit Ästhetik als mit Gesundheit zu tun.

In den Jahren von 1959 bis 1988 sank das Gewicht der Damen von *Miss America* und auf dem Mittelblatt des *Playboy* stetig, und sie wurden immer *dünner*. Dieser Grad an Magerkeit stimmt überein mit einem der Kriterien für Anorexie – davon spricht man, wenn das Körpergewicht 15 Prozent unter dem zu erwartenden liegt. Wenn also die kulturelle Idealvorstellung für die Figur von Frauen mit einem Kriterium für Anorexie übereinstimmt, dann jagen viele Frauen nicht nur einem unerreichbaren Ziel nach, sondern sie verfolgen auch ein potenziell gefährliches Ideal.

Sollten Sie ein Wunschgewicht im Kopf haben, das aus einer Zeit stammt, in der Sie eine Diät machten, dann machen Sie sich klar, dass diese Zahl nur eine Information ist, wie tief Ihr Körpergewicht unter enormem Druck sinken kann – und das ist *nicht* realistisch. Je extremer die Methode war, um Gewicht zu verlieren, desto weniger wahrscheinlich ist es, dass das Ergebnis dieser Diät ein für Sie gesundes Gewicht war. Bedenken Sie, dass Untersuchungen gezeigt haben, dass der Prozess des chronischen Diäthaltens – also das Verlieren und Wiedergewinnen der gleichen fünfzehn Pfund – wahrscheinlich schädlicher für Ihren Körper ist als Ihr eventuelles Übergewicht selbst. Und Studien haben auch herausgefunden, dass man unabhängig vom Alter nach häufigen Diäten sogar mehr wiegt als vor der ersten Diät.

Verabschieden Sie sich von der Fantasie

Es ist eine der am schwersten zu verkraftenden Tatsachen, denen sich unsere Klienten gegenübersehen, dass ihre Gewichtserwartung für ihren Körper nicht realistisch ist. Die meisten wollen es am liebsten gar nicht hören. Bei manchen macht es einen Traum zunichte, den sie ein Leben lang geträumt haben. Aber wir lehnen es ab, sie beim Verfolgen eines unerreichbaren Ziels zu unterstützen. Wir wollen nicht dabei helfen, wie jemand seinen Stoffwechsel oder seine Gesundheit zerstört. Das wäre, als würde man einem Raucher ein Streichholz hinhalten.

Viele unserer Klienten stellen fest, dass sie heute mit dem Gewicht glücklich wären, das sie hatten, als sie zum ersten Mal eine Diät begannen. Wenn sie ihr Gewicht damals nur hätten akzeptieren können! Stattdessen haben sie mit einer Diät nach der anderen ihre Kleidergröße immer weiter erhöht. So oft hören wir den Satz: »Wenn ich damals nur gewusst hätte, was ich heute weiß. Ich fand mich in der Highschool zu schwer, heute würde ich für dieses Gewicht einen Mord begehen!«

Vielleicht werden Sie um das Trugbild eines Körpers, den Sie niemals hatten oder niemals haben werden, trauern. Aber bedenken Sie, was die Aufgabe dieser Illusion bedeutet. Was haben Sie für einen Preis gezahlt (Energie, Zeit, emotionale Investition), indem Sie mit einer Diät nach der anderen Ihrem Körperform-Fantasiebild nachjagten? Indem Sie dieser Fantasie »Auf Wiedersehen!« sagen, öffnen Sie die Tür, um nicht nur mit Ihrem Körper in Frieden zu leben, sondern auch mit anderen Facetten Ihres Lebens.

Gesund in jeder Größe

Gesund in jeder Größe (Health at Every Size, HAES) ist eine Bewegung in den USA, die sich auf Gesundheit konzentriert anstatt darauf, wie viel jemand wiegt. HAES fördert Gesundheitsverhalten für alle, egal wie dick oder dünn (Bacon und Aphramor 2011).

Der auf das Gewicht fokussierte Krieg gegen Übergewicht hat die obsessive Beschäftigung mit Essen und dem Körper vorangetrieben, den Jo-Jo-Effekt gefördert, der Selbstachtung geschadet, Essstörungen vermehrt und die Stigmatisierung und Diskriminierung von Übergewichtigen unterstützt. Die Succeed Foundation, eine Stiftung mit dem Ziel, gegen den Abnehmwahnsinn vorzugehen, gab eine Studie zum Körperbild in Auftrag, mit folgenden Ergebnissen:

- Für ihr Idealgewicht und ihre ideale Körperform würden 30 Prozent der Frauen mindestens ein Jahr ihres Lebens eintauschen.
- 46 Prozent der Frauen sind wegen ihres Körpers schon gehänselt worden, oder man hatte sich über sie lustig gemacht.

Die HAES-Bewegung propagiert folgende Ziele (die mit denen von *Intuitiv abnehmen* übereinstimmen):

- Die natürliche Vielfalt von Körpergrößen und -formen zu akzeptieren und respektieren.
- Auf eine flexible Art zu essen, die den Genuss wertschätzt und innere Hinweise auf Hunger und Sättigung honoriert.
- Freude an körperlicher Bewegung finden und physisch aktiver werden.

Die Forschung weist darauf hin, dass der Ansatz von HAES statistisch und klinisch relevante Verbesserungen der Gesundheit erbringt, unter anderem die Verbesserung der Blutdruckwerte, des Blutlipid-Niveaus, der physischen Aktivität und des Körperbildes. Bei Stoffwechselrisikofaktoren und Essstörungen konnte eine Verringerung festgestellt werden. Nicht eine einzige Studie fand gegenteilige Veränderungen. Dies ist daher besonders wichtig, weil häufig die Sorge geäußert wird, dass es der Gesundheit schaden könnte, wenn man das Abnehmen *nicht* in den Vordergrund stellt. Diese Befürchtungen sind offensichtlich grundlos.

13. Prinzip 9:
Bewegung – fühlen
Sie den Unterschied

Wenn Sie Ihre Haltung gegenüber Sport beschreiben sollten, wäre es »einfach tun« oder »vergiss es«? Bei vielen unserer Klienten trifft das Letzte zu. Sie wollen nicht mehr. Oft hängt Sport bei ihnen mit den negativen Erfahrungen einer wirkungslosen Diät zusammen. Meist fühlen sie sich schuldig, weil sie nicht genug getan haben.

Wenn Sie ein Sportprogramm gleichzeitig mit einer Diät beginnen, ist Ihre Energiezufuhr (Kalorien) wahrscheinlich zu niedrig für körperliche Leistung. Ohne genügend Energie ist Sport nicht belebend und macht schon gar keinen Spaß. Er wird zur Pflicht, zur puren Plackerei.

Kohlenhydrate sind der bevorzugte Treibstoff für Sport. Wie Sie in der Tabelle »Energiegewinn durch Kohlenhydrate« sehen können, verbraucht man die Kohlenhydratmenge von drei Scheiben Brot, wenn man drei Kilometer joggt. Ist der Verzehr von kohlenhydratreichen Nahrungsmitteln wie Nudeln oder Brot eingeschränkt und man macht Sport, belastet man den Körper mit einem Kohlenhydratdefizit. Bei einem Defizit wird er das Eiweiß der Muskeln abbauen und in für ihn lebensnotwendige Energie umwandeln.

Das haben Studien sogar bei Ausdauersportlern nachgewiesen.

Wenn Sie nie Freude am Sport hatten, ist die Wahrscheinlichkeit hoch, dass es an Ihren Diäten oder dem gezügelten Essverhalten aufgrund Ihrer Diätmentalität lag. Wird eine Diät abgebrochen, hört man meist auch mit dem Sport auf, weil er zur Diät gehört. Was Ihnen bleibt, sind Erinnerungen daran, dass Sie sich beim Sport schlecht gefühlt haben. Daher ist es wenig wahrscheinlich, dass Sie in Zukunft Lust auf Sport haben.

Energiegewinn durch Kohlenhydrate

Aktivität	Äquivalent (in Brotscheiben)
Joggen	
3 km	3
10 km	10–11
42 km	33–37
Schwimmen	
200 m	1
1500 m	6
Radfahren	
1 Stunde	15–17

Aus: Costill, D. L.: »Carbohydrates for Exercise: Dietary Demands for Optimal Performance«, International Journal of Sports Medicine 9:5 (1988)

Oft machen sich unsere Klienten Vorwürfe, dass sie beim Sport einfach nicht genug Willenskraft hatten. Das ist, als würde man sich schuldig fühlen, weil man ein Auto mit leerem Tank nicht fahren kann – genauso geht es nämlich dem Körper chronisch Diäthaltender.

Hinzu kommt, dass man nur dann etwas von den vielen positiven Auswirkungen des Sports hat, wenn man auch dauerhaft dabeibleibt. Viele unserer Klienten sind jedoch von zu extrem betriebenem Sport sowohl physisch als auch mental völlig erschöpft. Wie bei einer Radikaldiät hält auch die Wirkung von Radikalsport nicht lange an. Beides ist typisch, wenn jemand schnell abnehmen und sich in Form bringen möchte. Der Sport wird dann zu extrem in zu kurzer Zeit betrieben, und am Ende tut einem alles weh, oder Sport macht gar keinen Spaß mehr.

Andere sind zu gehemmt, um ins Fitnessstudio zu gehen oder anderswo Sport zu machen, weil sie sich zu dick finden. Die Einschüchterung schlägt gleich zweimal zu. Einmal bekommen sie zwischen all den durchtrainierten Körpern Minderwertigkeitskomplexe, zum anderen werden sie dauernd an ihre nicht ins Bild passende Figur erinnert, weil an jeder freien Stelle der Wand ein bis zum Boden reichender Spiegel hängt.

Weitere Gründe können sein:

- schlechte Erfahrungen in der Kindheit und Jugend, zum Beispiel: als Bestrafung in der Schule Runden rennen oder Sportübungen machen müssen; von anderen aufgezogen werden, weil man sich im Sportunterricht ungeschickt anstellt; nicht in Sportmannschaften gewählt werden.

- Rebellion gegen Eltern, Ehepartner und andere, die einem Sport aufdrängen wollen wie eine »gute« Diät: »Du solltest joggen, du solltest ins Fitnessstudio gehen«, und so weiter.

Barrieren gegen Sport durchbrechen

Wir bestehen nicht darauf, dass unsere Klienten gleich anfangs mit Sport beginnen, wir warten, bis sie so weit sind. Die körperliche Aktivität ein paar Wochen oder sogar Monate zu verschieben, macht relativ zu einem ganzen Leben keinen großen Unterschied. Also machen Sie sich keine Sorgen, wenn Sie sich nicht danach fühlen, Ihre Turnschuhe anzuziehen und ein paar Runden zu traben, vor allem wenn Sie Sport womöglich auf ungesunde Art betrieben haben. Es gibt viele Mittel, die Barrieren zu durchbrechen, die Sie vom Sport abhalten.

Konzentrieren Sie sich darauf, wie es sich anfühlt

Um sich gerne regelmäßig zu bewegen, konzentriert man sich am besten darauf, wie sich die Bewegung *anfühlt*, anstatt wieder das Zahlenspiel zu spielen und die verbrannten Kalorien zu zählen. Anstatt während des Sports zu hoffen, dass die Zeit schnell vergeht, oder die Zähne zusammenzubeißen, spüren Sie in sich hinein. Wie fühlen Sie sich über den ganzen Tag gesehen in Bezug auf:

- Stress: Sind Sie besser in der Lage, mit Stress umzugehen? Sind Sie weniger reizbar? Können Sie leichter mit den Dingen umgehen, sie nehmen, wie sie kommen?
- Energie: Fühlen Sie sich munterer, etwas schwungvoller? Wenn Sie morgens Sport machen, werden Sie wach, anstatt sich groggy zu fühlen?
- allgemeines Wohlbefinden: Sehen Sie besser aus?
- Gefühl der Stärke: Fühlen Sie sich entschiedener? Sagen Sie »Das schaffe ich« und gehen positiv an den Tag heran?
- Schlaf: Schlafen Sie fester und wachen erfrischter auf?

Gerade wenn Sie sich vielleicht in einer sehr inaktiven Phase befinden, ist es wichtig, sich diese Gefühle bewusst zu machen. Sie sind sozusagen Ihre Ausgangsbasis, um den Unterschied zwischen Ihrem Leben mit Sport und ohne Sport zu ermitteln. Wenn Sie den Unterschied wirklich fühlen, dann können die positiven Gefühle Sie motivieren weiterzumachen. Warum sollten Sie aufhören, etwas zu tun, das sich gut anfühlt? Wenn Sie stattdessen mit der alten Diätmentalität Sport machen, dann gehört dazu, dass Sie es gewöhnt sind, wieder aufzuhören und irgendwann wieder anzufangen, genau wie bei jedem neuen Diätversuch. Tatsächlich ergab eine Untersuchung (Miller 1994), dass 70 Prozent derjenigen, die mit einem Sportprogramm begannen, es im Verlauf eines Jahres wieder abgebrochen haben. Aber Sie wissen jetzt: Sport ist mehr als eine kalorienfressende Maschine.

Körperliche Aktivität ist der »Stressdämpfer« überhaupt

Sport hilft dabei, den Körper vor den gesundheitsschädlichen Folgen von chronischem Stress zu schützen. Chronischer Stress kann zu einem hormonellen Ungleichgewicht führen, das wiederum die Fetteinlagerung und den Hunger steigert. Und es führt zu einer erhöhten Cholesterinproduktion und damit geringerer Insulinwirksamkeit, die als Insulinresistenz bezeichnet wird. Erhöhte Cholesterinwerte werden auch mit einer erhöhten Freisetzung von Neuropeptid Y in Zusammenhang gebracht (was den Hunger steigert).

Regelmäßige körperliche Aktivität hemmt diese Folgen, weil sie die Wirksamkeit von Insulin steigert. Darüber hinaus verbessert regelmäßige Bewegung den Schlafrhythmus, der in stressigen Zeiten oft unterbrochen ist. Und Schlafentzug hängt wiederum mit Gewichtszunahme, Insulinresistenz und gestörter Appetitregulierung zusammen.

Mit Sport sorgen Sie gut für sich selbst

Ob man jung oder alt ist, viel oder wenig wiegt – körperliche Aktivität nützt jedem. Sie führt zu Wohlbefinden und guter Laune und hilft mit, Gesundheitsprobleme im späteren Leben zu verhindern. Vorteile sportlicher Bewegung sind zum Beispiel:

- Ihre Knochen werden gestärkt.
- Sie werden stressresistenter.
- Der Blutdruck wird gesenkt.

- Das Risiko chronischer Krankheiten wird geringer, darunter das von Herzkrankheiten, Diabetes, Osteoporose, Bluthochdruck und einigen Krebsarten.
- Der Spiegel des »guten« Cholesterins (HDL) wird erhöht; niedrigerer Gesamtcholesterinspiegel.
- Herz und Lunge werden gestärkt.
- Anregung des Stoffwechsels – hilft magere Körpermasse beizubehalten und kurbelt die Energieproduktion in den Zellen an.
- geringeres Risiko eines »stillen« Schlaganfalls (Gandey 2011).
- verbesserte Hinweise auf Sättigung und verbesserte Appetitregulation (Chaput et al. 2011).
- bessere Laune (Chaput et al. 2011).
- Verbesserung der Lernleistung und des Gedächtnisses (Chaput et al. 2011).
- verhindert oder verzögert das Nachlassen kognitiver Leistung im Alter (Chaput et al. 2011).

Tappen Sie nicht in die
Anti-Sport-Mentalitätsfalle

Wenn Sie über Jahre von Diätmentalität beherrscht waren, haben sich wahrscheinlich auch einige »Anti-Sport-Mentalitätsfallen« in Ihnen festgesetzt. Enttarnen und widerlegen wir sie.

Die »Lohnt-sich-nicht«-Falle. Wir kennen viele, die nicht spazieren gehen, wenn sie nicht wenigstens eine Stunde Zeit dafür haben – alles darunter zählt für sie nicht. Eine Viertelstunde finden sie zu wenig, um die Mittagspause zu nutzen. Stattdessen tun sie gar nichts. Wir sehen häufig Klienten, die abfällig über ihr Fitnesstraining reden, weil sie ihr vorgeschriebenes Soll nicht abgearbeitet haben. Es »zählt nicht«, weil sie nur dreimal in der Woche im Studio waren anstatt fünfmal. Diese Einstellungen sind ein Grund mehr, sich darauf zu konzentrieren, wie sich Sport anfühlt, anstatt penibel Zahlen ins Feld zu führen.

Außerdem – langfristig gesehen zählt alles. Wir wollen den Zahlen ihre Macht über Sie nehmen, ob sie sich nun auf Pfunde, Kalorien oder sogar Minuten, die man Sport treibt, beziehen. Aber in diesem Fall benutzen wir die Zahlen einmal, um Ihnen zu zeigen, dass auch schon kurze Bewegungsphasen etwas ausmachen.

Aktivität	**Damit verbrachte Zeit in 1 Jahr**
Zweimal täglich am Arbeitsplatz fünf Minuten Treppen laufen	43 Stunden
Dreimal wöchentlich zehn Minuten mit Ihrem Kind zu Fuß zur Schule gehen	26 Stunden
Einmal wöchentlich 15 Minuten den Rasen mähen	13 Stunden

Die Couch-Potato-Falle. Das klassische Bild einer Couch-Potato ist jemand, der auf dem Sofa sitzt oder liegt, in einer Hand die Fernbedienung, in der anderen einen Snack. Aber man kann auch ein hektisches Couch-Potato-Leben führen, ohne sich jemals auf der Couch auszustrecken. Ständig beschäftigt zu sein ist nicht dasselbe wie körperlich aktiv zu sein. Die meisten von uns bringen ihre Wege hinter sich, indem sie im Auto sitzen, aber das hat mit Fitness nichts zu tun. Folgende Beschäftigungen könnten typisch für das Leben einer beschäftigten Couch-Potato sein:

- stundenlang sitzend zur Arbeit fahren (Auto, Zug, Bus).
- den ganzen Tag hinterm Schreibtisch sitzen (Papiere hin- und herschieben und Fax- und Telefonknöpfe drücken ist genauso wenig Bewegung wie das Spielen mit der Fernbedienung).
- den ganzen Tag am Computer arbeiten.
- erschöpft von der Arbeit nach Hause kommen, dann im Sitzen Mails lesen, Rechnungen begleichen, essen und schließlich schlafen gehen.

Das Mittel gegen dieses Couch-Potato-Dasein: Finden Sie Möglichkeiten, um körperliche Aktivitäten in Ihren Alltag einzubauen. Ein voller Terminkalender und geistige Anstrengungen halten Ihr Gehirn aktiv – aber wer sorgt für Ihren Körper?

Die »Hab-keine-Zeit«-Falle. Bestimmt würden die meisten Menschen auf die Frage, ob sportliche Betätigung wichtig ist, mit einem überzeugten Ja antworten. Doch diese Überzeugung tritt oft in den Hintergrund, weil Zeit und Aufmerksamkeit ständig von anderen Dingen in Anspruch genommen werden. Ganz deutlich wird das durch eine Untersuchung, die ergab, dass weniger als zehn Prozent der Erwachsenen in den USA sich regelmäßig sportlich betätigen (Miller 1994).

Klienten, die in diesem Dilemma stecken, fragen wir manchmal: »Wie könnten Sie es schaffen, Sport zu einer nicht-verhandelbaren Priorität in Ihrem Leben zu machen?« Damit fordern wir nicht die Einhaltung einer rigiden Vorschrift ein, sondern wir möchten sie dahin bringen, Sport auf neue Art zu betrachten, damit er nicht unabsichtlich auf der Strecke bleibt. Wir ersetzen das Wort »Sport« meist durch »Bewegung«, um zu betonen, dass es eine der wichtigsten Voraussetzungen für Gesundheit ist, dass man seinen Körper *bewegt*. Es geht nicht darum, ins Fitnessstudio zu gehen, um schnaufend sein Programm abzuarbeiten, sondern es geht darum, eine realistische Art zu finden, wie man regelmäßige, genussvolle Bewegung in sein Leben integrieren kann.

Wenn Ihnen das unmöglich vorkommt, versuchen Sie einmal, die Anforderungen und Prioritäten in Ihrem Leben zu bewerten. Ist Ihr Terminkalender vielleicht chronisch übervoll, haben Sie immer mehr vor, als Sie überhaupt schaffen können? Können Sie so weitermachen? Was für einen Preis zahlen Sie dafür? Passen Sie auf sich selbst auf? Sind Sie glücklich? Fühlen Sie sich wohl? Merkwürdigerweise schieben viele unserer Klienten mit viel zu vollem Terminkalender es auf ihre Faulheit, wenn sie keinen Sport machen, obwohl sie doch eigentlich viel zu beschäftigt sind! Aber wenn Ihre Zeit knapp und wertvoll ist, dann können Sie es sich ganz sicher nicht leisten, krank zu werden. Desto mehr Grund haben Sie, sich zu überlegen, wie Sie sich ein bisschen Zeit schaffen können, um sich um sich selbst zu kümmern.

Die »Ohne-Schwitzen-zählt-es-nicht«-Falle. Viele meinen, dass Fitness nur durch Sport erreichbar ist, bei dem man richtig schwitzt. Aber Sie müssen nicht Schweißkapital investieren, um Fitnessdividenden zu ernten. Auch einfache Aktivitäten wie Gartenarbeit, Blätter harken oder Wandern bringen Ihnen viele Vorteile. Obwohl das nicht schweißtreibend ist, macht es für Ihren Körper einen großen Unterschied, ob Sie in Bewegung sind oder auf dem Sofa sitzen. In einer groß angelegten wissenschaftlichen Auswertung von mehr als 43 Untersuchungen kamen die amerikanische Gesundheitsbehörde Centers for Disease Control and Prevention (CDC) und das American College of Sports Medicine (ACSM) in den USA 1990 zu dem Schluss, dass es ausreicht, sich in den meisten Tagen der Woche im Verlauf eines Tages eine halbe Stunde auf einfache Art zu bewegen, um das Risiko einer Herzkrankheit zu halbieren!

Sie brauchen also nur dreißig Minuten Bewegung am Tag anzusammeln, und das an den meisten Tagen der Woche. Es müssen *keine zusammenhängenden* dreißig Minuten sein. (Besonders diese Schlussfolgerung aus der Untersuchung ist für viele überraschend.) Zum Beispiel kann die Aktivität aus drei zehnminütigen Tätigkeiten bestehen oder aus zwei fünfzehnminütigen und so weiter. Kürzlich wurde sogar durch eine Studie belegt, dass schon zwei Minuten sportliche Übungen täglich Schulter- und Nackenschmerzen signifikant verringern (American College of Sports Medicine 2011). Und eine andere ermutigende Studie fand heraus, dass auch kurze sporadische Aktivität (definiert als zufällige, nicht absichtsvolle physische Aktivitäten, die sich durch Tätigkeiten des täglichen Lebens anhäufen) signifikante Vorteile erbrachte (McGuire et al. 2011). Jedes kleine bisschen zählt!

Der Anfang eines lebenslangen Engagements

Werden Sie im Alltag aktiv

Kinder sind meistens in Bewegung – sie rennen, springen, hopsen, zappeln. Doch wenn wir älter werden, lässt unsere physische Aktivität trotz eines hektischen Lebensstils nach. Anders als Kinder müssen wir also bewusst nach Möglichkeiten suchen, körperliche Bewegung in unsere Routinetätigkeiten zu integrieren. Zum Beispiel könnten Sie überlegen, ob Sie Ihr Auto etwas weiter vom Arbeitsplatz entfernt parken, um dann zehn Minuten zur Arbeit zu laufen. Wenn Sie den Rückweg dazurechnen, haben Sie schon zwanzig Minuten Bewegung eingebaut. Fügen Sie noch einen zehnminütigen Spaziergang in der Mittagspause hinzu, dann haben Sie das Minimum für körperliche Fitness und deren Gesundheitsvorteile bereits erreicht. Wenn Sie das fünfmal in der Woche machen, sind Sie in einem Jahr 130 Stunden oder ungefähr 700 km gelaufen! Bedenken Sie also immer, dass auch ganz normale Bewegungsaktivitäten einen Unterschied machen. (Natürlich können Sie außerdem auch gezielten Sport machen, zum Beispiel Joggen oder Aerobic.)

Lassen Sie Geräte, die es uns »bequem« machen, ausgeschaltet und nutzen Sie stattdessen »Humanenergie«, um sich zu mehr täglicher Bewegung zu verhelfen:

- Benutzen Sie einen Handrasenmäher anstatt eines Elektrorasenmähers.
- Laufen Sie die Treppen, anstatt mit der Rolltreppe oder dem Fahrstuhl zu fahren.
- Gehen Sie mit dem Hund spazieren (oder überlegen Sie, ob Sie sich einen anschaffen).
- Fahren Sie mit dem Rad zur Arbeit, wenn Sie nahe genug wohnen.

Wählen Sie einen Sport, der Spaß macht

Beim Sport Spaß zu haben kann heißen, dass man ihn zusammen mit einem Freund, einem Familienmitglied oder dem Trainer macht. Es ist vielleicht die einzige Zeit am Tag, in der Sie sich in Ruhe unterhalten können. Vielleicht sind Ihre Tage aber auch angefüllt mit anstrengender Kommunikation, sodass Sie es genießen, beim Sport allein zu sein.

Ganz sicher vergällt man sich den Spaß am Sport, wenn man sich dabei verletzt. Achten Sie also darauf, dass Sie langsam anfangen, egal wofür Sie sich entscheiden. Hier sind ein paar Vorschläge:

- In Gesellschaft kann Sport viel Spaß machen, zum Beispiel beim Volleyball, Basketball oder Tennis.
- Werden Sie auf unterschiedliche Arten aktiv. Wenn Sie Verschiedenes machen, verringern Sie Verletzungsmöglichkeiten und erhöhen den Spaßfaktor.
- Wenn Sie zu Hause an Sportgeräten trainieren, können Sie währenddessen Ihre Lieblingsfilme auf DVD ansehen, eine CD hören oder ein Buch lesen.

- Machen Sie aus Ihrem Spaziergang den puren Genuss mit einem iPod oder einem tragbaren CD-Spieler, auf dem Sie Hörbücher oder Ihre Lieblingsmusik hören.

Machen Sie Bewegung zur nicht-verhandelbaren Priorität

Überlegen Sie, wie Sie auf regelmäßiger Basis Zeit für Bewegung einplanen können, und tragen Sie sich den Termin ein. Nehmen Sie ihn so ernst wie eine Besprechung oder eine andere Verabredung.

Wenn Sie viel reisen:

- Packen Sie Ihre Wanderschuhe ein. (Zu Fuß kann man eine neue Stadt sehr gut entdecken.)
- Nehmen Sie ein Springseil mit. (Ein leichtes Gepäckstück, das in kürzester Zeit das Herz in Schwung bringt.)
- Wählen Sie Hotels mit Fitnessbereich. (Davon gibt es inzwischen viele.)
- Nutzen Sie Aufenthaltszeit bei Zwischenlandungen und laufen Sie auf dem Flughafen umher. (Ist nach stundenlangem Sitzen sehr wohltuend.)

Nehmen Sie Krafttraining und Stretching mit ins Programm

Krafttraining hilft, die Muskeln nach dem Verschleiß durch die Diäten wieder aufzubauen. Das ist auch wichtig, weil unsere Muskelmasse mit dem Alter schwindet. Im Durchschnitt verliert man etwa drei Kilogramm Muskelmasse in jedem Lebensjahrzehnt. Wer jahrelang Diäten gemacht hat, verliert sein Muskelgewebe sowohl aufgrund des Alterungsprozesses als auch aufgrund der Diäten. Und wie weiter oben bereits ausgeführt, ist Muskelmasse stoffwechselaktives Gewebe, das Ihren Stoffwechsel in Schwung hält. Bill Evans und Irwin Rosenberg, Forscher und Autoren von *Biomarkers: The 10 Keys to Prolonging Vitality*, schätzen, dass unsere Stoffwechselrate von unserem zwanzigsten Lebensjahr an jedes Jahr um zwei Prozent sinkt und schreiben dies der geringer werdenden Muskelmasse zu.

Normale sportliche Betätigung, sogar schnelle Bewegungen wie Joggen verhindern den Rückgang der Muskelmasse aufgrund des Alterungsprozesses nicht. Eine über zehn Jahre gehende Studie an Joggern (Mindestalter vierzig Jahre) zeigte, dass sie zwar fit blieben, aber trotzdem im Durchschnitt vier Pfund Muskelmasse von den nicht trainierten Körperbereichen verloren. Ihre Beinmuskeln veränderten sich nicht, aber ihre Armmuskeln verloren an Masse. Eine Ausnahme bildeten drei Läufer, die gleichzeitig Gewichtstraining für die Oberarme gemacht hatten. Sie behielten auch am Oberkörper ihre Muskelmasse bei. Man kann also etwas gegen den Verlust von Muskelmasse tun.

Stretching hilft Verletzungen vorzubeugen und die Arbeit der Muskeln zu verbessern. Außerdem hält es die Sehnen flexibel, was mit zunehmendem Alter immer wichtiger wird. Denn mit dem Alter lässt die Elastizität der Sehnen nach, was die Beweglichkeit einschränkt und das Verletzungsrisiko vergrößert.

Das American College of Sports Medicine (ACSM) empfiehlt, Krafttraining und Stretching in ein Fitnessprogramm für alle gesunden Erwachsenen aufzunehmen (Pollock et al. 1998). Vor allem empfehlen sie:

- Krafttraining mindestens zweimal wöchentlich.
- Ein Durchgang von acht bis zehn Wiederholungen aus acht bis zehn Übungen für das Training jeder größeren Muskelgruppe.
- Stretching mindestens zwei bis drei Tage pro Woche.

Kann man zu viel Sport machen?

Ist etwas dagegen zu sagen, noch mehr Sport zu machen, um sich gut zu fühlen? Nein. Aber seien Sie vorsichtig, um nicht in die Diät-Abnehm-Falle zu tappen. Werden Sie nicht zum Sklaven Ihres Trainings und zählen Sie nicht die verbrannten Kalorien. Hinweise auf den *Missbrauch von Sport* sind zum Beispiel:

- Unfähigkeit, Sport wegzulassen, sogar wenn man krank oder verletzt ist.
- Sich schuldig fühlen, wenn man auch nur einen Tag keinen Sport macht.
- Nachts nicht schlafen können – ein Zeichen für zu viel Training.
- Sport als Strafe einsetzen, wenn man zu viel gegessen hat, zum Beispiel fünf Kilometer extra laufen wegen eines Stücks Kuchen.
- Angst haben, dass man plötzlich dick wird, wenn man einen Tag keinen Sport macht.

Ruhepausen sind hilfreich

Ruhepausen sind genauso wichtig wie das Training. Auch für viele unserer Klienten ist es schwierig, dies anzuerkennen. Wenn Sie an einem bestimmten Tag aus irgendeinem Grund nicht Sport treiben können, heißt das nicht, dass Sie plötzlich aus der Form geraten oder zunehmen werden.

Einige Klienten befürchten, dass sie ihren Sport nicht weiter fortführen, wenn sie eine Pause machen. Doch dabei handelt es sich um das Alles-oder-nichts-Denken der Diäthaltenden. Fangen Sie einfach wieder damit an, sobald Sie können. Je häufiger Sie ein Bewegungsprogramm wiederaufnehmen, nachdem Sie es unterbrochen hatten, desto größer wird Ihr Vertrauen in Ihre Fähigkeit, mit Ihrem Programm fortzufahren, auch wenn Sie mal ein paar Tage verhindert sind. Nach einiger Zeit werden Sie Ihre Befürchtung los sein, nicht dabeibleiben zu können. Außerdem ist es dieses Mal sowieso etwas anderes, denn Sie machen ja keine Diät.

Sich um sich selbst zu kümmern kann manchmal auch heißen, *keinen* Sport zu machen. Wenn Ihnen zum Beispiel nicht mehr als vier Stunden Schlaf bleiben und Sport bedeuten würde, dass Sie um fünf Uhr morgens aufstehen müssen, dann ist es sicher besser, an diesem Tag eine Pause einzulegen. Ruhepausen sind ebenfalls wichtig. Auch wenn Sie den Beginn einer Erkältung spüren oder sich einfach nur erschöpft fühlen, lassen Sie den Sport einmal weg. Ruhepausen führen außerdem dazu, dass Sie Bewegung danach wieder als besonders erfrischend und genussvoll empfinden.

Achtsamkeit und Sport

Sie können Bewegungsempfehlungen für Ihre Gesundheit umsetzen, während Sie gleichzeitig dem Erlebnis in Ihrem Körper nachspüren (in den USA »mindful exercise« genannt). Ein Konzept, das unter anderem von den Psychologinnen Rachel Calogero und Kelly Pedrotty-Stump propagiert wird. Achtsamkeit und Sport sind dabei eins. Vier Komponenten gehören zu diesem Ansatz:

- Der Zusammenhang zwischen Geist und Körper wird intensiviert und die Koordination verbessert.
- Geistiger und körperlicher Stress wird verringert.
- Achtsamkeit führt zu Freude und Genuss an der Bewegung.
- Achtsamkeit bei der Bewegung kann den Körper verjüngen.

Wenn Sie eine körperliche Aktivität achtsam ausführen, erleben Sie Ihren Körper intensiver. Richten Sie Ihre Aufmerksamkeit darauf, wie sich der Körper vor, während und nach dem Sport anfühlt. Das Hauptziel ist, eine Verbindung zum Körper herzustellen, Signale von Müdigkeit und Schmerz wahrzunehmen und zu spüren, wann man mit der Bewegung aufhören sollte.

Wenn das Ziel der körperlichen Betätigung darin liegt, sich gut zu fühlen, und nicht darin, verbrannte Kalorien zu zählen oder sich für »falsches« Essen zu bestrafen, wird die Bewegung zur Freude.

14. Prinzip 10:
Erhalten Sie Ihre Gesundheit mit sanfter Ernährung

Entscheiden Sie sich für Nahrungsmittel, die Ihre Gesundheit und Ihre Geschmacksknospen ehren und dazu führen, dass Sie sich wohlfühlen. Denken Sie daran, dass Sie sich nicht genau nach irgendwelchen Richtlinien ernähren müssen, um gesund zu sein. Von einem Snack, einer Mahlzeit oder einem Essenstag bekommen Sie nicht plötzlich ein Nährwertdefizit oder nehmen zu. Es kommt darauf an, was Sie regelmäßig über längere Zeit essen – auf den Fortschritt kommt es an, nicht auf Perfektion.

»Ich denke noch immer, dass ich eines Tages hier hereinkomme und Sie mir sagen, dass die Essensparty vorbei ist.« Diese Furcht hören wir sehr häufig, und sie ist einer der Gründe, warum wir mit unseren Klienten lieber später im Verlauf des Prozesses zum intuitiven Essen über Ernährung sprechen, als zu Beginn. Es ist auch der Grund, dass *Erhalten Sie Ihre Gesundheit* in diesem Buch als letztes Prinzip behandelt wird. Man kann schwerlich über Gesundheit und das fürsorgliche Umgehen mit sich selbst sprechen, ohne auch die Art der Ernährung zu berücksichtigen. Aber unsere Erfahrung hat uns gezeigt, dass es sehr schwer ist, wirklich gesundes Essen anzustreben, solange man keine gesunde Beziehung zum Essen hat. Wer eine Diät nach der anderen gemacht hat, kann sogar die besten Ernährungsrichtlinien noch mit einer Diätmentalität im Kopf anwenden.

Aber wir wollen nicht den Eindruck erwecken, dass wir Ernährung nicht für wichtig halten, nur weil sie im letzten Prinzip des Prozesses zum intuitiven Essen behandelt wird. Selbstverständlich schätzen wir die Gesundheit als ein sehr hohes Gut. Doch keine Angst; wir werden Ihnen trotzdem nicht den Essensteppich unter den Füßen wegziehen.

Die Rolle der Ernährung zur Vorbeugung chronischer Krankheiten ist eindeutig wissenschaftlich belegt. Andererseits hat das Betonen der Wichtigkeit von bestimmten Ernährungsfaktoren in den USA eine Nation von schuldbewussten Essern hervorgebracht, die meinen, sich entschuldigen zu müssen, wenn sie ein traditionelles Thanksgiving-Festmahl oder ein reichhaltiges Dessert genießen.

Essenssorgen

Fast täglich gibt es eine neue Schlagzeile oder eine Titelgeschichte über ein Essensthema; die Inhalte reichen von Berichten über die schädliche Wirkung von Produkten aus gentechnisch veränderten Pflanzen bis zur Wiedergabe von Untersuchungen, die ergaben, dass Margarine doch nicht gesünder ist als Butter (und vielleicht sogar gesundheitsschädlicher). Im besten Fall verwirren solche widersprüchlichen Meldungen, im schlechtesten tragen sie zu einer wachsenden Essensphobie bei. Interessensgruppen, die ihren Einfluss auf die Medien ausüben, vergrößern diese Ängste noch. Fügt man noch die Lebensmittelunternehmen hinzu, die jedes Forschungsergebnis aufgreifen, um es für sich zu nutzen, dann kommen dabei verwirrte und besorgte Konsumenten heraus.

Die Ernährungsforschung, so wie sie in den Medien dargestellt wird, erzeugt schnell den Eindruck, dass Essen einen entweder tötet oder heilt oder fett macht. Das fördert die Vorstellung, dass Essen eine Zauberkraft ist, die alles kann. Da überrascht es auch nicht, wenn einige glauben, dass eine Mischung aus Apfelessig, Honig und Cayennepfeffer Körperfett beseitigt oder dass bestimmte Essenskombinationen die Stoffwechselrate erhöhen. Doch leider ist das nicht der Fall.

Berichte über irreführende Nahrungsmittelwerbung schaffen unabsichtlich noch mehr Angst vorm Essen. Die Botschaft für den Konsumenten heißt, dass man den Lebensmittelfirmen nicht trauen kann, oder zumindest nicht dem, was auf den Lebensmitteletiketten steht – man wird betrogen. Wenn Sie sich aber Sorgen machen, was in Ihrem Essen wirklich drin ist, wie können Sie es da genießen? Wenn Sie glauben, dass es bald ein Zauberessen oder eine Zauberpille geben wird, die Sie von Ihren Gewichtsproblemen befreit, warum sollen Sie sich dann selbst mit dem Problem beschäftigen?

Im Gegensatz zur landläufigen Meinung ist die Ernährungswissenschaft nichts in Stein Gemeißeltes. Die Forschung ist ein langsamer, sich entwickelnder Prozess des Sammelns und Auswertens von Daten, in dessen Verlauf häufig Theorien umgekrempelt werden, die lange Zeit als anerkannt galten. Hier sind zwei eklatante Beispiele:

- 80 bis 90 Prozent aller Magengeschwüre werden von einem Bakterium namens Helicobacter pylori verursacht. Doch bis dies im Jahr 1982 entdeckt wurde, hielt man bestimmte Bestandteile von Nahrungsmitteln für eine der Hauptursachen und versuchte, Magengeschwüre durch das Verschreiben einer rigiden medizinischen Diät zu heilen.
- Jahrzehntelang hielt man mehrfach ungesättigte Fettsäuren (PUFA) für gesund für das Herz, doch eine kritische Analyse der Daten ergab, dass ein bestimmter Typ dieser Fettsäuren tatsächlich das Risiko einer Herzkrankheit erhöhen kann (Ramsden et al. 2010).

Oder vielleicht glauben Sie, dass reichhaltige, fette Speisen automatisch zu Herzkrankheiten oder Fettleibigkeit führen, und dass Sie eine »perfekte« spartanische Diät einhalten müssen, um fit zu sein. Beides ist nicht der Fall. Wenn Sie sich verdeutlichen, dass die Ernährungswissenschaft sich ständig weiterentwickelt, können Sie vielleicht eher den Glauben ablegen, dass Sie eine perfekte Essensauswahl treffen müssen, um gesund zu bleiben.

Frankreich und das Genussprinzip

In Frankreich gibt es im Vergleich zu den Vereinigten Staaten relativ zur Gesamtbevölkerung nur halb so viele Übergewichtige, sowohl bei Erwachsenen als auch bei Kindern. Die Franzosen haben eine höhere Lebenserwartung, nehmen weniger Medikamente und haben eine bemerkenswert niedrigere Rate an Herzkrankheiten, und doch ernähren sie sich auf eine Art, die nicht gerade gesund erscheint. Dieses Phänomen wird auch als französisches Paradox bezeichnet. Bemerkenswert ist auch, dass Frankreich von allen Industrienationen den höchsten Pro-Kopf-Verbrauch an Milchfettprodukten (Sahne, Butter, Käse usw.) hat (Guyenet 2008).

Bei den Franzosen gibt es weniger Essstörungen, und sie machen auch weniger Diäten als die Amerikaner. Während man spekuliert, dass Rotweinkonsum und das Essen kleinerer Portionen die Erklärung für das französische Paradox sein könnte, glauben wir, dass es vielleicht die Beziehung der Franzosen zum Essen ist. Die Franzosen haben eine positivere Haltung dem Essen gegenüber – es wird als eine der Freuden des Lebens angesehen, nicht als ein Gift. Essen hat für sie nichts Abstoßendes, sondern ist im Gegenteil etwas Verehrungswürdiges. Vielleicht ist das der Grund, warum unsere Klienten, die in Frankreich waren, bevor sie den Prozess des intuitiven Essens begannen, beschreiben, wie sehr sie ihre Essenserfahrung dort und die Freude am Essen genossen.

Die Franzosen schenken den sinnlichen Qualitäten des Essens mehr Aufmerksamkeit und nehmen sich für eine Mahlzeit bedeutend mehr Zeit, während sie gleichzeitig weniger essen – und verschaffen sich so ein viel befriedigenderes Esserlebnis. Sogar wenn die Franzosen Fast Food essen, nehmen sie sich dafür mehr Zeit, verglichen mit der Essgeschwindigkeit der Amerikaner (Rozin et al. 2003). Und sie kultivieren die Freuden des Gaumens schon in einem sehr frühen Alter. Zum Beispiel werden in staatlichen Kindergärten in Paris den Kleinkindern Drei-Gänge-Menüs serviert.

Interessanterweise hat die Forschung ergeben, dass die medizinische Praxis von französischen und amerikanischen

Ärzten deren jeweilige Esskultur widerspiegelt. Amerikanische Ärzte verschreiben mehr Medikamente, während französische Ärzte eher dazu neigen, ihren Patienten Ruhe, Urlaub oder einen Aufenthalt im Spa zu empfehlen (Rozin 1999).

Was wir von Ernährungs-Abweichlern lernen können

Der Arzt Stewart Wolf machte eine bemerkenswerte Entdeckung: In einer kleinen italienischen Immigranten-Gemeinde in Roseto, Pennsylvania, war die Häufigkeit von Todesfällen aufgrund von Herzinfarkt und von Herzkrankheiten allgemein über drei Generationen hinweg erstaunlich niedrig (Stout et al. 1964, Wolf et al. 1994, Egolf et al. 1992). Noch verblüffender war die Entdeckung, dass es nicht die besondere Ernährung der Menschen in dieser Gemeinde war, die ihre Herzen schützte. Im Gegenteil, in Roseto wurde normales amerikanisches Essen gegessen, das noch dazu auf amerikanische Art zubereitet wurde. Die italienisch-mediterrane Ernährung war verloren gegangen.

Als Ursache ihrer gesunden Herzen und ihrer Langlebigkeit machte man schließlich ihren sozialen Zusammenhalt und die gegenseitige soziale Unterstützung aus. Dieses Phänomen wurde als Roseto-Effekt bekannt und inspirierte den Autor Malcolm Gladwell zu seinem Bestseller *Überflieger*. Der Roseto-Effekt zeigt, dass die Wirkung positiver emotionaler Erlebnisse einen größeren Einfluss auf die Gesundheit haben kann als das, was wir essen.

Olympia-Schwimmer – Poster-Boy
für Junkfood

Der Schwimmer Michael Phelps machte weltweit Schlagzeilen – nicht nur, weil er so viele Rekorde brach und so viele Goldmedaillen gewann. Auch seine Nahrungsmittelauswahl zog die Aufmerksamkeit der Medien auf sich. Hier ist ein typisches Beispiel für Phelps' Mahlzeiten:

- Frühstück: Sandwiches mit gebratenem Ei, zusätzlich dick mit Käse belegt, gebratene Zwiebeln und Mayonnaise.
- Mittagessen: ein Pfund angereicherte Pasta. Sandwiches mit Schinken und Käse, mit Mayonnaise auf Weißbrot.
- Abendessen: eine ganze Pizza und ein Pfund Pasta.

Die hohe Aufnahme an Kalorien (etwa zwölftausend) war für Sporternährungsfachleute nicht überraschend, aber die Qualität von Phelps' Ernährung wurde kritisiert.

In der Zeitschrift *People* erschien ein zweiseitiges Foto von Phelps in seinem olympischen Schwimmanzug, umgeben von den Nahrungsmitteln, die er üblicherweise isst – ein bemerkenswertes Bild! Diese visuelle Botschaft hat vielen unserer Klienten geholfen. Wenn sie bei uns das Foto sehen, fragen wir sie: »Wenn Nahrungsmittel, die einige als Junkfood bezeichnen, einen Menschen automatisch ungesund machen könnten – wie kann Phelps dann solche Spitzenleistungen erbringen?«

Nahrungsmittel sind nicht entweder gut oder schlecht. Es scheint häufig die Furcht zu herrschen, die man mit dem Satz zusammenfassen könnte: »Wenn ich davon einen Bissen esse, bekomme ich ...« (Füllen Sie die Lücke aus: einen Herzinfarkt, Krebs oder zehn Pfund mehr auf die Hüften.) Wenn Sie keine potenziell tödliche Essensallergie haben und keine Krankheit wie zum Beispiel Zöliakie, wird ein Bissen eines Nahrungsmittels, eine Mahlzeit oder ein Essenstag Ihre Gesundheit oder Ihre Taille weder ruinieren noch retten. Dafür ist Phelps ein gutes Beispiel.

Der Ernährungspsychologe Paul Rozin vermutet, dass ein Hauptgrund für den »Gutes-Essen/Schlechtes-Essen«-Glauben die steigende Anzahl von Studien über Nahrungsmittel ist, die in den Medien diskutiert werden. Natürlich werden diese Artikel nicht von einer pädagogischen Einführung begleitet, die die Bedeutung in wissenschaftlichen Untersuchungen von Wahrscheinlichkeit, Risiken, Vorteilen und den Unterschied zwischen einem Grund und einem Zusammenhang erläutert. Für den durchschnittlichen Leser sind die Ergebnisse dieser Untersuchungen Fakten, vor allem wenn von den gesundheitsschädlichen Wirkungen eines bestimmten Nahrungsmittels berichtet wird. Und um sich nicht bei jedem Bissen unsicher zu sein, entwickeln viele den eingeengten Glauben, dass ein Nahrungsmittel entweder gut oder schlecht ist.

Ernährung nach Zahlen?

Der Kolumnist der *New York Times,* Michael Pollan, traf einen Nerv, als er in seinem 2008 in den USA veröffentlichten Buch *Lebens-Mittel: Eine Verteidigung gegen die industrielle Nah-*

269

rung und den Diätenwahn eine ganz einfache Empfehlung aussprach. Er schaffte es, in nur sieben Wörtern zu beschreiben, wie man gesund isst: »Esst Nahrung, nicht zu viel und überwiegend Pflanzen.« Keine Zahlen, nach denen man sich richten muss – keine Gramm, keine Kalorien oder irgendwelche Nährwertanteile.

In den USA gibt es seit über zwei Jahrzehnten eine amtliche Vorschrift, beinahe jedes Lebensmittel mit Nährwertinformationen zu versehen, und trotzdem steigen Fettleibigkeit und Essstörungen ständig an. Je mehr eine Person sich beim Essen auf das ängstliche Berechnen von Inhaltsstoffen konzentriert, desto schwieriger wird es, die Signale des eigenen Körpers wahrzunehmen.

Gesund zu essen sollte sich gut anfühlen, sowohl körperlich als auch psychisch, und ein zufriedenstellendes Erlebnis sein. Aber dieses Gefühl haben wir aus den Augen verloren, weil es von einer allgemein verbreiteten Essens- und Fettphobie überdeckt wird. Unser Credo: *Genießt das Essen von Nahrung, nicht zu viel – und nicht zu wenig.* Überwiegend das, *was euch zufriedenstellt.*

Frieden mit der Ernährung schließen: Gesundheit erreichen

Wir definieren gesundes Essen als ein gesundes Gleichgewicht zwischen Nahrungsmitteln *und* einer gesunden Beziehung zum Essen. Natürlich gibt es einen Nährwertunterschied zwischen einem Apfel und einem Stück Apfelkuchen. Eine gesunde Beziehung zum Essen zu haben bedeutet, dass man nicht aufgrund seiner Essensauswahl moralisch besser oder schlechter ist. Die Essensauswahl hat mit dem Charakter nichts zu tun.

Wir haben uns in diesem Buch auf die gesunde Beziehung zum Essen konzentriert, weil dieser wichtige Aspekt oft viel zu kurz kommt. Der größte Teil der Prinzipien intuitiven Essens (Prinzip 1 bis 8) beschäftigt sich mit der Einstimmung auf Ihre innere Welt, die Ihre Gedanken, Gefühle und Überzeugungen (wie Hunger- und Sättigungssignale) umfasst.

Das Erreichen »wahrhafter Gesundheit« beruht auf einem Prozess der dynamischen Integration Ihrer inneren Welt und der äußeren Welt der Gesundheitsrichtlinien, wie Bewegung und Ernährung. Sie selbst entscheiden, was aus der äußeren Welt Sie integrieren wollen, um Ihre »wahrhafte Gesundheit« zu erreichen. Zur äußeren Welt gehören auch die Gesundheitspolitik (Forschung und Meinungen von Gesundheitsexperten) und philosophische Einstellungen, zum Beispiel der Wunsch, regionale Produkte mit einer geringen CO_2-Bilanz zu essen. Wenn Sie innerlich sehr stabil sind, können Sie diesen Wert integrieren, während Sie gleichzeitig Hunger, Sättigung oder Zufriedenheit respektieren. Wenn Sie jedoch solche Ziele zu früh mit einbeziehen, besteht das Risiko, dass sie Ihre innere Einstimmung behindern.

Grundsätze der Essensweisheit

Es ist allgemein bekannt, wie wichtig Vielfalt, Mäßigung und Ausgewogenheit für die Ernährung sind. Eine im *American Journal of Nutrition* veröffentlichte Studie ergab, dass bei Menschen, die in ihrer Ernährung mehrere Nahrungsgruppen wegließen, das Sterberisiko stieg! Bei Erwachsenen, die Nahrungsmittel aus nur zwei oder noch weniger Nahrungsmittelgruppen aßen, zeigte sich eine Zunahme des Sterberisikos von 50 Prozent bei Männern und 40 Prozent bei Frauen. Wie oft isst man Tag für Tag das Gleiche? Wann haben Sie zum letzten Mal ein neues Müsli ausprobiert oder eine neue Brotart?

Vielleicht ist es in der Welt der Diäten einfach leichter und sicherer, bestimmte Nahrungsmittel ganz auszuschließen, anstatt sie nur hin und wieder zu essen. Oder Sie befürchten, dass Sie bei einigen Nahrungsmitteln nicht in der Lage sind, nur eine moderate Menge zu essen? Hier können die Ernährungsgrundsätze der Mäßigung und der Ausgewogenheit helfen. Zunächst einmal heißt Mäßigung nicht Weglassen. Wenn Sie ganze Nahrungsmittelgruppen weglassen, bekommt Ihr Körper vielleicht nicht mehr, was er braucht. Mäßigung heißt einfach nur, alle Lebensmittel in angemessener Häufigkeit und Menge zu essen, ohne in die Extreme von zu viel oder zu wenig zu fallen.

Und Ausgewogenheit kann man über eine gewisse Zeit hinweg erreichen – es muss nicht bei jeder Mahlzeit von jedem etwas sein. Ihr Körper läuft nicht nach Stechuhr. Die meisten Ernährungsempfehlungen sollen durchschnittlich über eine gewisse Zeit angestrebt werden, nicht bei einer Mahlzeit oder an einem einzigen Tag.

Geschmack zählt

Beim Essen auf die Ernährung zu achten, hat nichts mit Entbehrung zu tun. Das Problem ist, dass gesundes Essen bei vielen Menschen mit negativen Essenserfahrungen in Zusammenhang steht. Wie oft haben Sie zum Beispiel gehört »Daran gewöhnt man sich«, was in Wirklichkeit hieß, dass das Essen so schlecht schmeckte, dass man sich selbst konditionieren musste, um es zu mögen! Oder wie viele Male wurde Ihnen als Kind gesagt »Iss dein Gemüse, dann kannst du auch den Nachtisch haben« –, was den Eindruck erweckte, dass Gemüse zu essen so unangenehm ist, dass man eine Belohnung verdient, wenn man es herunterwürgt. Oder vielleicht haben Sie die folgenden Erfahrungen gemacht:

- Minderwertige »neue gesunde Nahrungsmittel« – von Lebensmittelunternehmen, die aus dem letzten Ernährungstrend Kapital zu schlagen versuchen – von fettfrei bis glutenfrei. Die Einführung von gummiartigem fettfreien Mozzarella bis zu Frischkäse, der nach Fugenkitt schmeckt, fördert nicht gerade die Begeisterung für gesundes Essen.
- Selbsttäuschung – wenn Sie Ihre Augen schließen (und Ihre Geschmacksknospen) und so tun, als wenn Sie einen großartigen Ersatz für etwas essen, was Sie eigentlich gern essen würden. Zum Beispiel ein paar Eiswürfel in einen Mixer geben und eine heiße Diätschokolade dazu und das dann einen Milchshake nennen – brrh!

Die Qualität der Ernährung

Bestimmt möchten einige unbedingt hören, was die Ernährungsgemeinde empfiehlt, wenn es darum geht, durch Essen die Gesundheit zu fördern. Wählen Sie aus den folgenden Abschnitten aus, was zu Ihnen passt, und werfen Sie alle Schuldgefühle über Bord. Wir betonen noch einmal, dass wir Ihnen nicht den Essensteppich wieder unter den Füßen wegziehen und Ihnen sagen werden, was Sie essen *sollen*. Wir stellen nur Informationen zur Verfügung.

Essen Sie genügend Obst und Gemüse. Drei Jahre nach dem Erscheinen von Michael Pollans Buch (mit der Empfehlung »Esst Nahrung, nicht zu viel und überwiegend Pflanzen«) hat die amerikanische Gesundheitsbehörde die Essenspyramide überarbeitet und mit einem neuen, *Mein Teller* genannten Konzept ersetzt. Eine der sechs Hauptbotschaften scheint Pollans Rat widerzuspiegeln: Füllen Sie Ihren Teller zur Hälfte mit Obst und Gemüse.

Wer mehr Obst und Gemüse isst, hat ein niedrigeres Risiko, an vielen chronischen Leiden zu erkranken, vor allem auch ein niedrigeres Krebsrisiko. In fast jeder Studie zum Zusammenhang von pflanzlicher Nahrung und Gesundheit (bis heute mehr als zweihundert) ergibt sich ein Zusammenhang zwischen pflanzlicher Nahrung und einem niedrigeren Krebsrisiko. Obst und Gemüse sind voller Ballaststoffe und Antioxidantien und bieten dadurch noch viele andere Gesundheitsvorteile, außerdem enthalten sie Phytochemikalien, die zusätzliche Gesundheitsvorteile haben (siehe Tabelle).

Phytochemikalie	Obst/Gemüse	möglicher Nutzen
Limonen	Zitrusfrüchte	Hilft Enzyme zu vermehren, die krebserregende Substanzen eliminieren.
Sulforaphan	Kreuzblütler-Gemüse: Broccoli, Blumenkohl, Rosenkohl, andere Kohlsorten	Stärkt die körpereigene Verteidigung gegen krebserregende Substanzen.
Allylsulfide	Porree, Knoblauch, Zwiebeln, Schnittlauch	Steigert die Produktion von Enzymen, die es dem Körper erleichtern, krebserregende Substanzen auszuscheiden.
Ellagsäure	Weintrauben	Dockt an Karzinogene an und kann verhindern, dass sie die Körper-DNA verändern.

Es gibt Hunderte, vielleicht Tausende Phytochemikalien. Die Forschung kratzt im Moment gerade mal an der Oberfläche ihrer Gesundheitsvorteile. Das ist einer der Gründe, warum wir uns niemals auf künstliche Ernährung aus der Flasche oder als Tablette werden verlassen können. Wir können keine Bestandteile künstlich herstellen und in ein Nahrungsergänzungsmittel stecken, die noch gar nicht identifiziert sind!

Ein Problem chronisch Diäthaltender ist oft, dass sie kein Gemüse mehr sehen können, denn fast jedes Diätprogramm schreibt Sellerie- und Karottensticks als den sicheren und abgesegneten Snack der Wahl vor. Wenn das bei Ihnen der Fall ist, überlegen Sie, wie Sie Gemüse und Obst auf genussreiche Art in Ihren Speiseplan integrieren können, ohne dass es nach einer Diät aussieht. Fügen Sie zum Beispiel Ihrer Lieblings-Pasta-Soße geriebene Mohrrüben bei und denken Sie sich andere Möglichkeiten aus, zum Beispiel:

- Gemüselasagne
- Ratatouille
- Rösti mit verschiedenen geraspelten Gemüsen
- frittiertes Gemüse auf Reis
- gefüllter Backofen-Kürbis, gefüllte Paprika, gefüllte Ofenkartoffel
- Fajitas (enthalten meist vitaminreiche Chilischoten)
- Pfannkuchen mit frischem Obstsalat
- Obstkompott
- Früchte-Smoothie

Wir haben es noch nie erlebt, dass jemand, der gern und viel frisches Obst und Gemüse isst, irgendwelche Probleme dadurch bekommt (es sei denn, das ist alles, was er isst). John Potter, Arzt und Forscher der University of Minnesota, führt eine Studie mit einer Gruppe durch, deren Teilnehmer bis zu acht Portionen Obst und Gemüse am Tag essen. Seine vorläufigen Daten belegen, dass die Menschen *sich damit besser fühlen*.

Essen Sie genug Fisch. Es gibt eine große Anzahl Untersuchungen, die nachweisen, dass der Verzehr von Meeresfrüchten viele gesundheitliche Vorteile bietet – von besserer Stimmung bis zu einem geringeren Risiko chronischer Krankheiten.

Trinken Sie genug – vorwiegend Wasser anstatt süßer Getränke. Wasser punktet gleich doppelt als Getränk und als Nährstoff. Wasser ist lebensnotwendig – ohne können wir nur ein paar Tage überleben. Wir haben es mit aufgenommen, weil es oft übersehen wird. Die Notwendigkeit, viel zu trinken, ist allgemein bekannt, aber trotzdem berücksichtigen viele unserer Klienten diese Tatsache nicht ausreichend. Die traditionelle Empfehlung lautet achtmal täglich eine Tasse von einem viertel Liter, also etwa zwei Liter pro Tag. Auch Milch oder Tee helfen, die tägliche Flüssigkeitsmenge zu erreichen. Sogar feste Nahrung wie Obst oder Gurken liefert Flüssigkeit.

Industriell verarbeitete Nahrungsmittel. Allgemein kann man sagen, dass ein Nahrungsmittel desto mehr Nährstoffe und weniger Zusätze von Zucker und Natrium enthält, je weniger es industriell verarbeitet ist. Versuchen Sie möglichst folgende Nahrungsmittelarten öfter in Ihren Speiseplan aufzunehmen:

- nährstoffreiche Nahrungsmittel: Dazu gehören Vollkorngetreide, Bohnen, Fisch, Avocado, Nüsse und kalziumreiche Lebensmittel wie Milch, Käse, Joghurt und mit Kalzium angereicherte Sojamilch.
- proteinreiche Nahrungsmittel: Dazu gehören Bohnen, Meeresfrüchte, Huhn, Pute, Nüsse, mageres Fleisch, Eier und Milchprodukte. Protein spielt eine wichtige Rolle beim Aufbau und Erhalt von Muskeln und Hormonen und schafft außerdem ein Gefühl der Sättigung.
- »gute« Fette: Auch Fett ist ein vom Körper benötigter Nährstoff. Als die große Bedeutung von essentiellen

Fettsäuren für den Körper entdeckt wurde, wurden diese zunächst als »Vitamin F« bezeichnet (Evans et al. 1928). Zu schade, dass dieser Begriff nicht beibehalten wurde – sonst würde der Beiname Vitamin die Menschen immer daran erinnern, wie wichtig bestimmte Fettbestandteile für unsere Ernährung sind. Beispielsweise brauchen wir Fett, damit der Körper fettlösliche Nährstoffe wie Vitamin A und E verwerten kann. Das Gehirn besteht hauptsächlich aus Fett und funktioniert am besten mit Omega-3-Fettsäuren, die zum Beispiel in Meeresfrüchten, Fischöl und Algen vorkommen. Andere wertvolle Fette sind Olivenöl, Avocado, Nüsse, Samen, Leinsamenöl und Rapsöl. Fett ist zudem Geschmacksträger und fördert die Sättigung.

- vollwertige Nahrungsmittel: nicht industriell verarbeitete, ballaststoffreiche Nahrungsmittel, wie Vollkornreis, Haferflocken, Hirse, Bohnen, Quinoa, frische Früchte und Gemüse.

Die »Fettfrei«-Falle

Die Angst vor Fett hat bei vielen chronisch Diäthaltenden ein extremes Ausmaß angenommen und ist zu einer regelrechten »Fettfrei«-Falle geworden. Weil Fett zum Feind einer ganzen Nation geworden ist, ist eine profitable Industrie für fettfreie Produkte entstanden, die von fettfreiem Käse über fettfreie Kartoffelchips alles nur Erdenkliche anbietet. Problematisch daran ist die weit verbreitete Auffassung: »Das zählt ja nicht, da kann ich essen, so viel ich will.« Ein solches Denken kann leicht dazu führen, dass man sich überisst. Statt auf seine

Hungersignale zu achten, hat man oft von Beginn an die Absicht, alles aufzuessen. Wenn man aber über das innere Hungergefühl hinausisst, setzt das die Disharmonie mit den eigentlichen Körperbedürfnissen weiter fort. Außerdem *bedeutet fettfrei nicht kalorienfrei.* Viele unserer Klienten stellten fest, dass sie viel weniger aßen, wenn sie die »echte« Version eines Nahrungsmittels wählten. Das liegt daran, dass dieses befriedigender ist und man bei Essen mit Genuss eher in Kontakt mit seinen Sättigungssignalen bleibt.

Fettfreie Nahrungsmittel zu essen ist *nicht* der Inbegriff gesunden Essens. Zucker ist natürlicherweise fettfrei, aber man würde wohl kaum eine gesunde Ernährung auf der Basis von Zucker zusammenstellen. Das tun viele aber leider tatsächlich, wenn ihre Ernährung vor allem aus industriell verarbeiteten fettfreien Nahrungsmitteln besteht, denn viele dieser Produkte enthalten große Mengen Zucker (vor allem Desserts) und kaum Vollkorngetreide. Zum Beispiel ist Müsli aus Reiscrispies vielleicht fettfrei, enthält aber auch kaum Ballaststoffe. Es ist nichts falsch daran, fettfreie Nahrungsmittel zusammen mit einer gesunden Ernährung zu essen. Aber wer sich nur fettfrei ernährt, ernährt sich noch lange nicht gesund.

Was ist auf Ihrem Teller? Wir haben schon darüber gesprochen, wie wichtig es ist, mit dem Essen Frieden zu schließen. Wir erweitern dieses Prinzip auf die Nährwerte bei Mahlzeiten mit einem einfach zu merkenden Bild. Stellen Sie sich Ihren Teller als schiefes Friedenszeichen vor (siehe Grafik nächste Seite), angefüllt hauptsächlich mit kohlenhydratreichen Nahrungsmitteln (Getreide, Früchte und Gemüse). Dieses Bild soll Ihnen auf zwei Arten nützlich sein. Erstens ist es eine leicht zu behaltende Richtlinie für gesundes Essen, und zweitens erinnert es Sie daran, in Frieden mit dem Essen zu leben. Aber behalten Sie im Kopf, dass es nur eine Richtlinie ist, keine strikte Vorschrift. Es wird immer Tage geben, an denen Ihre intuitiven Signale Ihnen eine andere Verteilung vorgeben. Noch einmal: Wichtig ist, das große Ganze zu sehen und die Ernährung nicht nach einem einzelnen Tag zu beurteilen.

Tellermethode

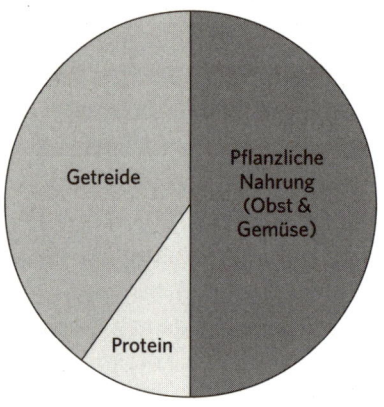

Und wo ist das Schokoladensegment? Wie schon gesagt, haben wir keine Tricks mit Ihnen vor. Es gibt keine verbotenen Nahrungsmittel, denn *Entbehrung funktioniert nicht.* Alle von uns empfohlenen Richtlinien sind so gedacht, dass sie sich über einen längeren Zeitraum ausgleichen – ein Schokoriegel bringt das Gleichgewicht nicht durcheinander. Wenn

Sie die Diätmentalität abgelegt und Frieden mit dem Essen geschlossen haben, werden Sie merken, dass Sie manchmal ein Bedürfnis nach etwas haben, das unter Nährwertgesichtspunkten keine gute Zensur bekäme. Wir nennen solche Nahrungsmittel Spaßessen. Wir ziehen diesen Begriff demjenigen vor, der im Allgemeinen verwandt wird, wenn es um weniger gesundes Essen geht – Junkfood. Der Begriff Junkfood lässt die Assoziation aufkommen, dass dieses Nahrungsmittel keinen eigentlichen Wert hat – dass es eigentlich eher in die Mülltonne gehört. Solche Auffassung finden wir unberechtigt. Es gibt Zeiten, in denen ein Stück Schokoladentorte oder eine Rolle Lakritze genau das ist, was Ihre Geschmacksknospen zufriedenstellt. Und wenn Sie so etwas ab und zu essen, sind Sie deswegen noch längst kein ungesunder Esser.

Essensauswahl – gut informiert

Wir werden oft von unseren Klienten gefragt, ob es ihnen etwas bringt, wenn sie über die Nährwerte in einem Lebensmittel Bescheid wissen. Die Frage ist nicht einfach zu beantworten. Wenn Sie noch Reste der alten Diätmentalität im Kopf haben, dann kann der Blick auf ein Lebensmitteletikett alte Diätgedanken wiederaufleben lassen. Wenn Sie Ihre Essensauswahl aber aufgrund von Ihren Hungersignalen und der angestrebten Zufriedenheit durch das Essen treffen, dann kann eine allgemeine Kenntnis der Nährwertbestandteile im Essen wie zum Beispiel Ballaststoff, Fett und Natrium Ihnen eine zusätzliche Hilfe bei der Auswahl bieten.

Nehmen wir ein Beispiel: Sie wissen, dass es Ihrem Magen-

Darm-Trakt beim Erfüllen seiner Aufgaben hilft, wenn Ihre Mahlzeiten einen hohen Ballaststoffanteil enthalten. Nun fällt Ihnen auf, dass ein Vollkornweizenbrot mehr Ballaststoffe als ein anderes hat. Natürlich wählen Sie das Brot mit dem höheren Ballaststoffanteil. Informationen über Nahrungsmittel auf diese Art zu nutzen respektiert sowohl Ihren Gaumen als auch Ihre Gesundheit.

Oder stellen Sie sich vor, Sie entdecken zum ersten Mal, dass eine bestimmte Dosensuppe einen sehr hohen Salzgehalt hat, und Sie haben Sorge, dass dies nicht gut für Ihren Blutdruck sein könnte. Vielleicht können Sie die Suppe genauso gut stehen lassen, weil sie nicht zu Ihren Favoriten gehört, und stattdessen eine Suppe mit weniger Salz nehmen. Oder Sie entscheiden sich, dass Sie, wenn Sie schon etwas mit viel Salz essen, lieber eine Pizza nehmen!

Es kann sein, dass auf Ihrer Reise zum intuitiven Esser eine Zeit kommt, in der es für Sie wichtig wird, die Nährwerte zu berücksichtigen. Ob Sie dazu bereit sind, können Sie herausfinden, wenn Sie sich folgende Fragen stellen:

- Wenn Sie Ihre Essensauswahl treffen, berücksichtigen Sie dann die sinnlichen Qualitäten des Essens, während Sie auch mit in Betracht ziehen, wie Sie sich körperlich nach dem Essen fühlen werden?
- Haben Sie medizinische Beschwerden, die sich bessern, wenn Sie bestimmte Nährstoffe zu sich zu nehmen?
- Wenn Sie an Ernährung und die Bestandteile von Nahrungsmitteln denken, fühlt sich das für Sie neutral an oder wühlt es alte Diätgedanken auf?
- Können Sie sich für ein Nahrungsmittel entscheiden, das

vielleicht keinen hohen Nährwertgehalt hat, aber Ihnen Genuss bereitet, ohne dass Schuldgefühle in Ihnen aufsteigen?

Können Sie diese Fragen mit Ja beantworten, dann wird es Ihre Fähigkeit zum intuitiven Essen nicht beeinträchtigen, wenn Sie bei Ihrer Essensauswahl auch gesundheitliche und ernährungstechnische Kriterien berücksichtigen.

Gesundes Essen ohne Genussverzicht

Wenn gesundes Essen ein genussvolles Erlebnis ist *und* Sie sich dadurch besser fühlen, dann ist die Wahrscheinlichkeit größer, dass Sie durch Ihre Essensauswahl weiterhin Ihre Gesundheit respektieren werden. Es ist aber entscheidend, dass Sie aus dem Konzept des gesunden Essens *keine* Alles-oder-Nichts-Ideologie machen, die auf Entbehrung beruht. Fragen Sie sich:

- Mag ich den Geschmack dieses Essens wirklich oder bin ich ein Diät-/Gesundheitsmärtyrer?
- Wenn ich dieses Nahrungsmittel oder diese Mahlzeit esse, wie fühlt sich mein Körper danach? Gefällt mir dieses Gefühl?
- Wie fühle ich mich, wenn ich weiter auf diese Art esse? Und gefällt mir dieses Gefühl – möchte ich mich weiter so fühlen?
- Wie wird das Essen meine Energie beeinflussen?

Es kann schwer sein, eine Mahlzeit zu genießen, wenn die Leute um Sie herum über Diäten sprechen oder schlecht über ihren Körper (oder den anderer) reden, weil sie ihn nicht mager genug finden. Um Ihr Essen trotzdem genießen zu können, denken Sie an Ihre festgeschriebenen Grundrechte eines intuitiven Essers:

1. Sie haben das Recht, Ihre Mahlzeit zu genießen, ohne dass Sie jemand drängt oder Sie verurteilt, und ohne Diskussion über die zu sich genommenen Kalorien oder den erforderlichen Sport, um diese Kalorien wieder zu verbrennen.

2. Sie haben das Recht, sich eine zweite Portion zu nehmen, ohne sich dafür entschuldigen zu müssen.

3. Sie haben das Recht, Ihre Sättigung zu respektieren und zum Dessert oder einer zweiten Portion ohne zusätzliche Erklärung »Nein, danke« zu sagen.

4. Sie haben das Recht, bei Ihrem ersten Nein zu bleiben, auch wenn Sie mehrere Male gefragt werden. Wiederholen Sie einfach ruhig und höflich: »Nein, danke, wirklich nicht.«

5. Es liegt nicht in Ihrer Verantwortung, jemanden dadurch glücklich zu machen, dass Sie sich überessen, auch wenn jemand Stunden damit zugebracht hat, ein besonderes Menü zuzubereiten.

6. Sie haben das Recht, zum Frühstück Kürbiskuchen zu essen (oder Müsli zum Mittag!), egal ob jemand abwertende Kommentare von sich gibt oder mit den Augen rollt.

Bedenken Sie immer, dass niemand außer Ihnen selbst weiß, wie Sie sich gerade fühlen, sowohl körperlich als auch emotional. Das erfordert eine innere Einstimmung, keine wohlmeinenden Empfehlungen und Vorschläge von außen.

Lassen Sie sich nicht auf ein Essenspodest heben

Unsere Klienten denken anfangs, wir müssten perfekte Essgewohnheiten haben – schließlich sind wir Ernährungsberater. Aber wir sind keine Ernährungsgöttinnen und möchten auch nicht auf ein Podest gehoben werden. Eine der besten Informationen, die wir unseren Patienten weitergegeben haben, war nicht die, wie sehr wir auf unsere Ernährung achten, sondern dass wir ein ganzes Stück Tiramisu gegessen und jeden Bissen genossen haben. Oder als wir uns in einer Situation befanden, in der wir einfach den nächsten Schokoriegel verschlingen mussten. Und trotz solcher Momente ernähren wir uns insgesamt ausgewogen.

Viele unserer Klienten wurden als intuitive Esser von Freunden, Kollegen und Familienmitgliedern in einen besonderen Rang erhoben, weil sie sich so perfekt zu ernähren schienen. »Sie ist die Gesundheitsbewusste.« Am Anfang macht die besondere Aufmerksamkeit vielleicht noch Spaß, weil man selbst froh über sein neues Essgefühl ist. Aber nach einer Weile wollen die meisten dieses Image nicht mehr. Es erzeugt Druck, dieser Rolle gerecht zu werden. Wenn man sich auf einem Podest befindet, kann dies wieder Gefühle der Entbehrung hervorrufen. Dann essen Sie Ihren Schokoriegel heimlich, was sich nicht gut anfühlt oder womöglich Ängste hervorruft, »erwischt zu werden«. Meine Güte, erwischt zu werden, wenn man gegen seine Diät verstößt! Horror!

Unsere Klienten sind normalerweise erleichtert, wenn sie sich als Essens- und Fitness-Zaren absichtlich selbst entthront haben. Sie brauchen nichts mehr heimlich zu essen, weil der Druck weg ist, eine perfekte Essensfassade aufrechtzuerhalten. Wenn Sie nach der Mahlzeit ein Dessert bestellen möchten, dann tun Sie es. Das ist Ihre Gelegenheit, um zu zeigen, dass man kein perfekter Esser sein muss, um den Wert optimaler Gesundheit und Fitness zu schätzen. Der Schlüssel heißt Ausgewogenheit!

15. Einen intuitiven Esser großziehen: Kinder und Teenager

Wir werden oft gefragt, ob es möglich ist, Kindern intuitives Essen beizubringen. Es ist nicht nur möglich, Kindern den Rückweg zum intuitiven Esser zu zeigen, der sie bei Geburt waren, es ist oft auch einfacher als bei Erwachsenen. Kinder haben weniger Bedenken und sind offener und bereitwilliger, Neues auszuprobieren.

Beginnen wir mit der Vorbeugung. Wenn ein Kind geboren wird, ist es mit der Fähigkeit ausgestattet zu wissen, was es an Nahrung braucht.

Für die meisten Babys ist ihr Hungersignal intensiv spürbar, und ihr natürlicher Instinkt veranlasst sie, ihren Hunger durch Schreien kenntlich zu machen. Wenn Babys gestillt werden, drehen sie nicht selten ihr Köpfchen weg und schlafen ein, sobald sie satt sind – wie ein intuitiver Esser eben.

Wenn jemand ein Gespür für die Bandbreite deutlicher und unterschiedlicher Botschaften hat, die das Kind aussendet, dann wird dieses Kind mit einem Gefühl des Vertrauens aufwachsen, dass seine Bedürfnisse akzeptiert und regelmäßig gestillt werden. Wird das Kind bei Hunger gleich gestillt, werden damit viele wichtige Botschaften übermittelt. Die erste ist, dass Hunger ein natürliches, normales und akzeptiertes Gefühl ist. Zu dem Gefühl des Hungers gesellt sich der Trieb, Essen zu finden. Bekommt das Kind sogleich etwas, erzeugt dies ein Gefühl der Sicherheit, und Angst und Entbehrung entstehen gar nicht erst. Wird jedoch dieses Primärbedürfnis des Kindes nicht zu den Zeiten erfüllt, die das Kind aufgrund seiner inneren Signale vorgibt, wird es zu fürchten beginnen, dass es nicht genug Essen gibt. Als Reaktion besteht die Gefahr, dass es seine Hungersignale unterdrückt, anstatt sie sein Leben lang vertrauensvoll für eine verlässliche Botschaft zu halten.

Stellen Sie sich ein Baby vor, das nach einem Essensplan gefüttert wird – in früheren Generationen eine weit verbreitete Empfehlung. Die Zeiten variierten von alle zwei bis drei Stunden bis zu alle drei bis vier Stunden. Viele Eltern nahmen diese Empfehlung an, da sie ihnen zudem den Vorteil bot, den ganzen Tag planen zu können. Aber die meisten Eltern übernahmen diese Methode nicht aus selbstsüchtigen Gründen, sie glaubten wohl meist an die dahinterstehende Annahme, dass ein regelmäßiger Fütterungsplan für das Kind das Beste sei.

Leider ist dies normalerweise nicht der Fall, und diese Methode kann eine Anzahl von Problemen schaffen. Wenn das Kind eine halbe Stunde vor der festgelegten Essenszeit Hunger bekam und anfing zu schreien, wurde empfohlen, bis zur festgelegten Zeit mit dem Füttern zu warten. Wenn das Kind dagegen zum vorgegebenen Zeitpunkt noch keinen Hunger hatte, versuchte man es dazu zu bringen, trotzdem zu trinken. Dadurch wurden die Hunger- und Sättigungssignale weder respektiert noch verstärkt. Das Baby begann zu lernen, diesen mächtigen Botschaften zu misstrauen. Schon zu einem so frühen Zeitpunkt kann sich in dem Kind die Furcht vor zukünftiger Entbehrung festsetzen. Wenn einem solchen Kind eine große Auswahl an Essen angeboten wird, kann es anfällig für eine Tendenz zum Überessen sein. Bei der nächsten Mahlzeit tritt wahrscheinlich eine von zwei Möglichkeiten auf. Das Kind ist zu satt und lehnt das Essen ab, oder es übergeht sein Sättigungssignal, isst noch mehr und schafft so einen Vorrat gegen die nächste Hungersnot. Wird das Kind, das als Baby zum Trinken gedrängt wurde, als Kleinkind relativ unabhängig beim Essen, gibt es wieder zwei Möglichkeiten. Entweder es isst weiter, wenn es keinen Hunger mehr hat, oder es besteht auf seiner Unabhängigkeit und weigert sich zu essen.

Zum Glück werden festgelegte Essenszeiten für Babys heute kaum noch empfohlen, aber leider mussten wir feststellen, dass Kleinkinder in den ersten Lebensjahren regelmäßig gedrängt wurden, mehr zu essen, als sie brauchten. Schließlich wogen sie irgendwann viel mehr, als gesund gewesen wäre, oder sie standen auf Kriegsfuß mit dem Essen und weigerten sich, überhaupt genug zu essen.

Um sicherzustellen, dass ein Kind seine angeborenen, mit Hunger und Sättigung zusammenhängenden Fähigkeiten behält, müssen Sie ihm vertrauen. In ihrem bahnbrechenden Buch *Child of Mine: Feeding with Love and Good Sense* (2000) stellt Ellyn Satter treffend fest, dass es die Aufgabe der Eltern ist, für das Essen zu sorgen, und die Aufgabe des Kindes, so viel oder so wenig zu essen, wie es braucht. Bei Säuglingen weichen Eltern wohl selten von diesem Prinzip ab, aber sobald die Kinder aus der »Nur-Milch«-Phase herauswachsen, wird es schwieriger, die Essenssignale des Kindes sensibel wahrzunehmen und sich danach zu richten. Es gibt jetzt viele Gründe, warum die Eltern meinen könnten, dass sie das Essen ihres Kindes kontrollieren sollten. Aufgrund des steigenden Anteils übergewichtiger und fettleibiger Kinder geben wohlmeinende Kinderärzte Eltern oft den Rat zu überwachen, was und wie viel ihr Kind isst. Auch die gegenteilige Situation kann es geben, wenn befürchtet wird, dass das Kind nicht genug zunimmt. Darüber hinaus wollen manche Eltern ihren Kindern helfen, so gesund wie möglich aufzuwachsen, und lassen sie daher nur nährwertreiche Lebensmittel und kein Spaßessen verzehren. Auch wenn hinter diesem Versuch, Menge und Art der Nahrung des Kindes zu kontrollieren, die beste Absicht steckt, kann das dazu führen, dass das Kind beginnt, seinen inneren Signalen zu misstrauen. Es werden nicht nur seine Hunger- und Sättigungssignale nicht respektiert, sondern auch seine Essensvorlieben und sein unbewusstes, angeborenes Verständnis davon, wie sich sein Körper fühlt, nachdem es verschiedene Mengen und Arten von Essen zu sich genommen hat. Anstatt auf seine eigenen körperlichen Reaktionen auf das Esserlebnis zu hören und diese zu respektieren, reagiert das Kind auf die äußeren Botschaften der Eltern. Diese Reaktionen können ein breites Spektrum umfassen, von dem »braven kleinen Mädchen«, das tut, was Mama will, bis zu dem kleinen Rebellen, der fast jedes Essen ablehnt.

Familienerfahrungen

Wir haben mit vielen Eltern und Kindern gearbeitet, deren Geschichten einige der Schwierigkeiten deutlich machen, wenn es um das Essen von Kindern und das Verhalten ihrer Eltern geht. Wir haben auch viele schöne und Mut machende Geschichten gehört. Diese Prozesse der Vorbeugung und der Heilung werden wir durch die Erlebnisse einiger unserer Klienten veranschaulichen.

Andrea und Allie

Andrea wurde von ihrem Kinderarzt an uns weitergeleitet, als ihr Baby Allie sieben Monate alt war. Andrea hatte ihrem Arzt gesagt, dass sie keine Ahnung hatte, wie sie ihr Kind ernähren sollte, da sie selbst in ihren Teenagerjahren und auch in ihren Zwanzigern an Anorexie, Bulimie und zwanghaftem Überessen gelitten hatte. Die kleine Allie war so weit, dass sie feste Nahrung essen konnte, aber Andrea wusste nicht nur nicht, was sie ihr geben sollte, sondern sie hatte vor allem eine panische Angst davor, dass sie etwas falsch machen und ihr eigenes Kind eine Essstörung bekommen könnte. Als sie zu ihrem ersten Termin in die Praxis kam, war sie voller Hoffnung und auch schon im Voraus voller Dankbarkeit und bat uns vertrauensvoll: »Bitte zeigen Sie mir, wie ich meine Tochter ernähren kann.« In den ersten Monaten der Beratung lernte Andrea nicht nur, wie sie Allie an Gemüse, Obst, Getreide, Fleisch und so weiter heranführen konnte, sondern sie wurde auch in das Konzept intuitiven Essens eingeführt, um ihr zu helfen, ihr eigenes gestörtes Essverhalten zu verändern.

Während ihrer Kleinkindjahre wurde Allie jedes erdenkliche nahrhafte Essen angeboten, das ihre Mutter gerade zubereitete. Allie saß mit ihren Eltern am Tisch, und sie aßen zusammen. Zu Hause wurde ihr kein Spaßessen angeboten, aber wenn sie bei anderen zu Besuch war, konnte sie dort alles, was es gab, erforschen, ohne dass ihre Eltern ihr irgendwelche Beschränkungen auferlegten. Mohrrüben und Eiscreme und Spinat und Süßigkeiten wurden alle gleich behandelt. Andrea kommentierte die Sachen nicht und warf Allie bei ihrer Essensauswahl keine wertenden Blicke zu. Als Folge dieser Freiheit hat Allie mit sieben Jahren nur ein mäßiges Interesse an Spaßessen und ein echtes Bedürfnis nach einer ganzen Bandbreite nahrhafter Sachen. Vor einigen Jahren wachte sie morgens auf und bat Andrea, ihr zum Frühstück Tofu mit Palmenherzen zuzubereiten! Als die Kinder in der Schule ein Bild ihres Lieblingsessens malen sollten, malte Allie Rosenkohl! Aber bekommen Sie keinen falschen Eindruck – Allie mag auch Süßigkeiten und Kekse. Sie hat nur einfach nicht das Bedürfnis, viel davon zu essen, weil sie für sie niemals eingeschränkt wurden und nie abwertend über ihren Verzehr gesprochen wurde.

Das einzige schlechte Erlebnis, das Andrea uns berichtete, war mit einem Tanzlehrer, der sah, wie Allie Tofuwürfel aß. Der Lehrer sagte etwas wie: »Bäh, ich mag keinen Tofu.« Da Allie diesen Lehrer sehr bewunderte, ist es nicht überraschend, dass sie von da ab keinen Tofu mehr aß.

Vorbildfunktion

Das eben beschriebene Tofu-Erlebnis zeigt, dass Eltern und Erwachsene die wichtigsten Vorbilder des Kindes sind und eine große Macht haben. Sie können ein Beispiel geben, indem sie essen, wenn sie Hunger haben, aufhören zu essen, wenn sie satt sind, und eine große Vielfalt verschiedener Nahrungsmittel zu sich nehmen. Hier sollte man darauf bedacht sein, einen Fall von »Tu, was ich tu« anstatt »Tu, was ich dir sage« zu schaffen. Je mehr über Essen geredet wird, ob es nun Ermutigungen sind, bestimmte Sachen zu probieren, oder Ermahnungen, von anderen Dingen nicht zu viel zu essen, desto mehr Gelegenheit gibt es für das Kind zum Widerstand oder zur Rebellion gegen die »Autoritätsfigur«. Je weniger über das Essen geredet wird und je mehr Beispiele das Kind sieht, desto eher wird es neue Sachen probieren.

Wie können Sie die angeborene Beziehung Ihres Kindes zum Essen unterstützen?

Für Eltern ist es wichtig, einige grundsätzliche Dinge über die Beziehung eines Kindes zum Essen zu wissen. Wir haben hier einiges aufgeführt, zusammen mit praktischen Tipps, wie Sie den angeborenen intuitiven Esser Ihres Kindes schützen können.

Kinder regulieren ihre Essensaufnahme selbst. Manche Kinder wachsen langsamer, manche schneller, und die Wachstumsgeschwindigkeit ist außerdem zu verschiedenen Zeiten unterschiedlich. Die Kinder essen genau das, was sie brauchen, um ihrem individuellen Weg zu folgen.

- Kinder wachsen schubweise. Manchmal essen sie so viel wie ein Erwachsener und manchmal so wenig wie eine Ameise. Wenn sie in Ruhe gelassen und nicht gedrängt werden, nehmen sie sich alles, was sie brauchen.
- Wenn Kinder körperlich aktiv sind, haben sie mehr Hunger, als wenn sie Zeit in Ruhe verbringen.
- Die Essensvorlieben von Kindern verändern sich regelmäßig. Machen Sie sich keine Sorgen, wenn Ihr Kind viele Wochen lang nur Erdnussbutter und Marmelade möchte und das Gleiche danach monatelang nicht einmal anschaut. Wenn Sie daraus keine große Sache machen (»Du mochtest das doch immer – warum willst du es jetzt nicht mehr?«), wird Ihr Kind wahrscheinlich später wieder zu diesem Essen zurückkehren.
- Wenn Sie Ihrem Kind jeden Tag das Gleiche anbieten, wird es sein Interesse daran verlieren. Zu viel von einer guten Sache kann langweilig werden (»Habituation«). Variieren Sie Ihre Gerichte, damit das Interesse des Kindes an unterschiedlichen Nahrungsmitteln erhalten bleibt.
- Wenn Sie auf die ganze Woche schauen und nicht nur auf eine bestimmte Mahlzeit oder einen Tag, dann werden Sie sehen, dass Ihr Kind alles isst, was es braucht.

Eine wichtige Entwicklungsaufgabe für ein Kind ist, nach und nach Selbstständigkeit zu erproben. Das kann sich schon bei Zweijährigen zeigen oder sogar noch früher und zieht sich durch die ganze Kindheit, bis es bei Jugendlichen seinen Höhepunkt erreicht. Bei Erwachsenen sind Selbstständigkeit und Eigenverantwortung Zeichen einer psychisch gesunden Persönlichkeit. Wenn Sie Ihrem Kind helfen, sich in einer für es sicheren Situation angemessen stark zu fühlen, dann kann diese Entwicklung schon früh einen guten Anfang nehmen.

- Lassen Sie Ihre Kinder sich selbst bedienen, sobald sie dazu in der Lage sind. So werden sie sich nehmen, was sie brauchen, ohne sich unter Druck zu fühlen, den Teller leer zu essen.
- Zum Essen Nein zu sagen ist für ein Kleinkind oft eine Art, seine Unabhängigkeit zu zeigen, vor allem wenn es keinen Hunger hat. Machen Sie sich keine Sorgen, wenn es Hunger hat, wird es auch essen!
- Wenn Sie Ihr Kind als intuitiven Esser großgezogen haben, können Sie es im Restaurant bedenkenlos für sich selbst bestellen lassen. Wenn nicht, braucht es vielleicht Ihre sanfte Unterstützung.
- Beziehen Sie Ihre Kinder beim Essenseinkauf und dem Zubereiten von Mahlzeiten mit ein. Sie werden ein größeres Interesse an den Nahrungsmitteln haben, die sie selbst aussuchen und mit zubereiten.

Neues Essen einzuführen ist eine Kunst. Eltern erwarten oft, dass Kinder ein neues Essen probieren, und wenn es nur ein Bissen ist. An diesem Punkt können die ersten Essenskonflikte entstehen, wenn es kein Verständnis für die Reaktion von Kindern gibt.

- Erlauben Sie kleinen Kindern, ein wenig mit Essen zu experimentieren, vor allem wenn es etwas Neues ist oder etwas bereits Bekanntes, das auf neue Art zubereitet ist. Ein kleines Kind möchte die Neuigkeit vielleicht in den Mund stecken, wieder herausnehmen, damit spielen und sie dann wieder probieren. Oder Ihr Kind ist dieses Mal vielleicht noch gar nicht bereit, etwas Neues zu essen. Lassen Sie kleine Kinder das Essen auch einmal anfassen, diese sinnliche Experimentierphase ist Teil einer normalen Entwicklung.

- Manchmal muss das neue Essen fünfzehnmal oder noch öfter auf dem Tisch stehen, bevor das Kind es akzeptiert. Wenn Sie etwas ein- oder zweimal anbieten und das Kind lehnt ab, geben Sie nicht auf. Servieren Sie es weiterhin ab und zu, aber ohne Druck. Irgendwann versucht das Kind es vielleicht doch.

- Wenn Sie ein neues Essen anbieten, bieten Sie es zusammen mit bekannten Sachen an. Stellen Sie nicht mehrere neue Sachen auf einmal auf den Tisch. Das kann für ein kleines Kind zu überwältigend wirken, sodass es dann keine Lust mehr hat, überhaupt etwas Neues zu probieren.

- Mit etwa zwei Jahren schrecken Kinder oft vor neuen Dingen zurück, einschließlich Essen. Machen Sie sich auch deswegen keine Sorgen, wenn Sie Ihr Kind nicht drängen, wird es schließlich auch neue Sachen probieren, wenn es so weit ist.

- Es wird einige Nahrungsmittel geben, die Ihr Kind einfach nicht mag, genau wie bei Erwachsenen.

Eltern spielen eine mächtige Rolle. Ein Kind aufzuziehen ist eine große und verantwortungsvolle Aufgabe. Was das Essverhalten Ihres Kindes angeht, wird es den Weg zu einem positiven Ergebnis ebnen, wenn Sie ein paar grundlegende Richtlinien befolgen.

- Wenn Sie Essen servieren, bleiben Sie neutral und drängen Sie Ihr Kind nicht. Wenn Sie Ihrem Kind sagen, was und wie viel es essen soll, reagiert es auf Sie und nicht auf seine Signale.
- Essen Sie selbst eine Vielfalt unterschiedlicher Nahrungsmittel, zeigen Sie Ihren Respekt für das Essen und genießen Sie es als Familie mit Ihrem Kind zusammen.
- Vor allem aber setzen Sie Essen nie ein, um Ihr Kind zu bestechen, zu belohnen oder zu trösten. Essen ist dazu da, unseren Hunger zu stillen, uns ein Gefühl der Zufriedenheit zu geben und uns zu ernähren. Helfen Sie Ihrem Kind zu lernen, wie es seine Gefühle aushalten kann. Lassen Sie es wissen und spüren, dass seine Gefühle etwas Reales sind, das akzeptiert und geschätzt wird. Zeigen Sie ihm, dass es getröstet werden kann, ohne Essen dafür zu benutzen.

Die Macht der Einschränkung und Entbehrung

Klienten, die noch immer mit ihrem eigenen gestörten Essverhalten kämpfen, haben oft Probleme, ihren Kindern positive Botschaften zu vermitteln.

Es gibt zahlreiche Studien, die darauf hinweisen, dass Nahrungsmitteleinschränkungen bei Kindern unerwünschte Folgen haben können. Dazu gehören Gewichtszunahme, essen, ohne Hunger zu haben, zwanghafte Beschäftigung mit Essen und schließlich eine niedrige Selbstachtung (Eneli, Crum und Tylka 2008). Ein Kind zum Essen zu drängen, wenn es keinen Hunger hat, in normalem Gewicht schon Übergewicht zu sehen, bestimmte Nahrungsmittel einzuschränken und Kinder mit Essen zu beruhigen – all dies schwächt das Vertrauen der Kinder in ihre inneren Essenssignale. Ellyn Satter hält zu viel Kontrolle und zu wenig Unterstützung für die Ursache vieler Gewichtsprobleme bei Kindern (Satter 2005).

Nancy

Die Macht der Entbehrung kann ein wichtiger psychologischer Faktor sein und ein Kind (ebenso wie einen Erwachsenen) dazu bringen, eine sehr ungesunde Essensauswahl zu treffen. Diesen Mechanismus verdeutlicht die Geschichte einer Klientin. Sie ist Lehrerin an einer Vorschule, und in ihrer Klasse gab es ein kleines Mädchen, Nancy, ein hübsches Kind mit anmutigen Händen. Nancys Mutter war der Ansicht, dass Zucker ein gefährliches Nahrungsmittel sei, und verbot Nancy, irgendetwas zu essen, was Zucker enthielt. Sie ging sogar so weit, auch den Lehrerinnen zu sagen, dass sie Nancy niemals etwas geben sollten, das Zucker enthielt. Eines Tages bemerkte meine Klientin, dass Nancy nicht mit den anderen Kindern auf den Spielplatz gegangen war. Sie war im Klassenraum geblieben, hockte auf dem Boden und las die Krümel auf, die von den Snacks der anderen übrig geblieben waren. Doch Nancys zarte kleine Finger sammelten nicht nur die Krümel auf, sondern auch kleine Stückchen schmutziger roher Reiskörner und getrockneter Bohnen, die die Kinder zum Spielen benutzten. Das Mädchen war so sehr darauf erpicht, das zu kosten, was sie nie bekam, dass sie Krümel vom Boden aß, um ihr Gefühl der Entbehrung zu beschwichtigen. Als die Lehrer dieses Verhalten an Nancy öfter beobachteten, sprachen sie mit ihrer Mutter. Doch sogar nachdem die Mutter von Nancys Verhalten in der Schule erfahren hatte, blieb sie hart und erlaubte Nancy weiterhin nicht, Zucker zu essen!

Das intuitive Esserlebnis Ihres Kindes bestärken

Während es auch traurige Beispiele zum gesteuerten Essverhalten von Kindern gibt, wie das von Nancy, können Eltern eine ganze Menge tun, um den intuitiven Esser in ihren Kindern von Anfang an zu stärken:

Führen Sie Nahrungsmittel entsprechend den Empfehlungen Ihres Kinderarztes ein. Bieten Sie Ihrem Baby verschiedene nahrhafte Mahlzeiten an, sobald Ihr Kinderarzt Ihnen empfiehlt, ihm feste Nahrung zu geben. Beginnen Sie mit Getreide oder Gemüse, je nachdem, was Ihr Arzt Ihnen rät. Wenn Sie Ihrem Kind Getreide geben, wählen Sie so oft wie möglich Vollkorngetreide, damit es sich an den Geschmack gewöhnt. Wenn Sie mit Gemüse anfangen, beginnen Sie mit den milderen grünen Gemüsen, und erst wenn Ihr Kind daran gewöhnt ist, bieten Sie ihm auch die orangefarbenen süßeren an. Wenn

Ihr Arzt es Ihnen sagt, führen Sie auch Obst ein und dann alle anderen Nahrungsmittel.

Wenn Ihr Kind Durst hat, bieten Sie ihm Wasser anstatt Saft an. Saft wurde überhaupt erst im frühen neunzehnten Jahrhundert den Nahrungsmitteln hinzugefügt. Bevor der Saft erfunden wurde, aßen die Menschen Früchte und tranken Wasser (*Los Angeles Times* 2009). Saft kann den Magen des Kindes füllen und es von seinen Hungersignalen ablenken. Wenn das Kind innerhalb von einer Stunde vor einer Mahlzeit Saft trinkt, wird es sich satt fühlen, wenn die Essenszeit gekommen ist.

Bereiten Sie ausgewogene Mahlzeiten zu. Wenn Ihr Kind so weit ist, dass es alles essen kann, bereiten Sie ausgewogene Mahlzeiten zu, die Eiweiß, komplexe Kohlenhydrate (vor allem Vollkorngetreide), Fette, Obst und Gemüse sowie Milchprodukte enthalten.

Warten Sie mit der Einführung von Spaßessen, bis Ihr Kind etwas älter ist. Es gibt keinen Grund, sehr kleinen Kindern schon Spaßessen zu offerieren. Sie werden noch viele Möglichkeiten haben, diese Nahrungsmittel kennenzulernen. Wenn jedoch jemand anders einem Kleinkind Spaßessen anbietet und es ist in einem Alter, in dem es dies essen kann, dann verbieten Sie es ihm nicht und kommentieren Sie es nicht (weder negativ noch ermutigend). Wenn Ihr Kind eine Vielfalt verschiedener Nahrungsmittel kennengelernt hat, dann wird bei ihm Spaßessen keinen besonderen Stellenwert haben und trotzdem einen Platz in der gesunden und unbefangenen Beziehung des Kindes zum Essen einnehmen.

Teilen Sie schon früh das Wissen von der Macht der Ernährung. Bringen Sie Ihren Kindern bei, dass Essen die Macht haben kann, ihnen Energie zu liefern, ihre Knochen und Muskeln stark zu machen, ihnen beim Wachsen zu helfen, ihnen zu helfen, gesund zu bleiben, in der Schule gut denken zu können und ihre Wunden zu heilen. Man kann solche Nahrungsmittel als nahrhaft oder nährstoffreich bezeichnen, als Wachstumsnahrung oder mit einem Begriff, den man selbst passend findet.

Reden Sie über Essen in moralisch neutralen Begriffen und nicht von »gutem« oder »schlechtem« Essen. Wenn Sie einem Kind sagen, dass ein Nahrungsmittel schlecht ist, kann sich dadurch ein Gefühl von Schuld einschleichen. Sagen Sie dem Kind stattdessen, dass es Nahrungsmittel gibt, die dem Körper bei seinen Aufgaben nicht unbedingt helfen, die aber da sind, nur damit sie gut schmecken. Sie können diese Nahrungsmittel Spaßessen nennen. Sagen Sie Ihrem Kind zum Beispiel, dass es ähnlich ist wie mit der Schule und dem Lernen. So wie es nicht jeden Tag des Jahres zur Schule geht, ohne Wochenenden oder Ferien, so spielt es auch nicht das ganze Jahr über, ohne zur Schule zu gehen. Sein Kopf braucht die Schule, um ihm beim Lernen zu helfen, so wie sein Körper nahrhafte Lebensmittel braucht. Sagen Sie dem Kind, dass es vielleicht auch etwas Spaßessen möchte, nur um seine Freude daran zu haben, so wie es neben seiner Lernzeit auch Spielzeit hat. Auf diese Art geben Sie ihm einen Grund, gesunde Nahrungsmittel zu essen und Spaßessen nicht überzubewerten.

Stellen Sie immer mehrere unterschiedliche Esssachen auf den Tisch. Bereiten Sie Ihren Kindern ausgewogene Mahlzeiten zu und versuchen Sie, wann immer möglich mit ihnen zusammen zu essen. Wenn die Kinder Spaßessen schon kennen, stellen Sie auch davon ab und zu etwas auf den Tisch. Kommentieren Sie nicht, welche Sachen und wie viel davon ein Kind essen sollte. An manchen Tagen möchte es vielleicht nur Spaßessen, aber die meisten Tage wird es von den meisten Sachen essen, die auf dem Tisch stehen. Sagen Sie Ihren Kindern nicht, dass sie erst die nahrhaften Dinge essen sollen, bevor sie sich ihren Nachtisch nehmen. Sonst wird das Kind wahrscheinlich zu verhandeln beginnen, und dann haben Sie beim Essen eine angespannte Situation.

Packen Sie Essensboxen mit verschiedenen Sachen, einschließlich einer kleinen Süßigkeit. Wenn Sie Ihrem Kind in den Kindergarten oder die Schule Essen mitgeben und ihm nie etwas Süßes mit einpacken, können Sie sicher sein, dass es mit einem anderen Kind tauschen wird, um zu bekommen, was es will.

Achten Sie darauf, dass gesunde Snacks bereitstehen. Stellen Sie etwas Gesundes bereit, falls Ihr Kind zwischen den Mahlzeiten Hunger bekommt, etwa klein geschnittenes Obst und Gemüse, Nüsse, Käse, Hummus oder Vollkorn-Kräcker.

Kochen Sie nicht auf Bestellung jedem etwas anderes. Bereiten Sie eine Mahlzeit für die ganze Familie zu, aber stellen Sie eine Auswahl an Beilagen daneben, sodass jedes Kind etwas zu essen bekommt, was es mag, falls der Hauptgang ihm nicht schmeckt. Versichern Sie Ihren Kindern, dass Sie ausgewogene Mahlzeiten zubereiten, die ihnen helfen, groß und stark zu werden und sie gesund zu halten. Sagen Sie ihnen, dass Sie nicht verschiedene Abendessen für die Familie zubereiten, aber dass es neben dem Hauptgericht immer auch Sachen geben wird, von denen Sie wissen, dass jeder sie mag. Versichern Sie ihnen, dass Sie nicht überwachen, welche der angebotenen Sachen oder wie viel davon sie essen. Erklären Sie, dass das ihre eigene Aufgabe ist.

Wenn die Beziehung zum Essen schon geschädigt ist

Eltern kommen oft wegen ihrer Kinder zur Ernährungsberatung und möchten gern, dass diese entweder lernen, mehr unterschiedliche Sachen zu essen, oder dass sie abnehmen. Oft ist es gar nicht nötig, mit dem Kind selbst zu arbeiten. Stattdessen bringen wir den Eltern die Philosophie intuitiven Essens nahe und geben ihnen praktische Richtlinien. Manchmal ist es allerdings unumgänglich, dem Kind direkt zu helfen, seine Essgewohnheiten und die Gefühle in Zusammenhang mit Essen zu verändern.

Fünf Tipps für Eltern,
um zu Hause etwas zu verändern

Unsere Empfehlungen können bei Kindern von etwa fünf Jahren an bis ins späte Teenageralter umgesetzt werden. Vor allem sind sie bei denjenigen Kindern sinnvoll, die sich der »Essensregeln« zu Hause schon bewusst sind. Bei jüngeren

Kindern können Veränderungen eingeführt werden, ohne überhaupt darüber zu sprechen. Den älteren erklären Sie Folgendes:

1. Sagen Sie Ihrem Kind, dass Sie ein Buch gelesen oder mit einer Expertin gesprochen haben und dass Sie dadurch ganz neue Ideen über den Umgang mit Essen bekommen haben, die sich von dem unterscheiden, was bisher praktiziert wurde. Räumen Sie ein, dass auch Eltern Neues lernen können, und erklären Sie, dass Sie gerne einige der neuen Ideen umsetzen möchten.

2. Kinder wissen, wie viel Essen sie brauchen, aber wenn ihre Eltern diese Entscheidung für sie übernehmen, wird ihre innere Weisheit dadurch zeitweise außer Kraft gesetzt. Sagen Sie dem Kind, dass es von jetzt an selbst entscheiden kann, wie viel es bei einer Mahlzeit isst, und dass Sie jedes Mal mehrere Dinge bereitstellen werden, einschließlich bisher verbotener Nahrungsmittel. Das Kind darf entscheiden, welche Sachen es essen möchte und wie viel davon. Sie können hinzufügen, dass sein Körper dem Kind sagen wird, was und wie viel es braucht.

3. Machen Sie klar, dass Sie nicht auf Bestellung kochen werden, dass aber bei jeder Mahlzeit etwas dabei ist, das das Kind mag.

4. Fragen Sie Ihr Kind, ob es gerne möchte, dass Sie einige Sachen im Haus haben, die normalerweise nicht vorrätig sind. An dieser Stelle werden Sie in seinem Gesicht eine Mischung aus Freude und Ungläubigkeit sehen.

5. Und am wichtigsten – halten Sie Ihr Versprechen. Ihr Kind wird Sie testen. Bestimmt erwartet es, dass Sie ihm bald wieder sagen werden, dass es jetzt nicht noch mehr essen soll oder dass es das Gemüse essen soll oder dass es erst eine bestimmte Menge nahrhafter Sachen zu sich nehmen muss, bevor es seinen Nachtisch bekommt. Es wird einige Zeit dauern, bis Ihr Kind Ihnen wirklich glaubt, dass Sie sich nicht mehr in sein Essverhalten einmischen.

Die Umsetzung dieser Empfehlung kann bei einigen Eltern Angst hervorrufen. Sie können befürchten, dass andere sie für schlechte Eltern halten, weil sie keine strengen Essensregeln anwenden, oder sie haben vielleicht Angst, dass ihr Kind dann gar nicht mehr aufhört zu essen oder dass es nur noch Süßigkeiten isst oder dass es nicht genug isst.

Für manche Eltern ist es gut, sich Unterstützung bei einem Ernährungstherapeuten oder Psychotherapeuten zu holen, der hinter der Philosophie des intuitiven Essens steht. So kann man Sorgen beim Experten abladen anstatt beim Kind. Es ist auch sehr wichtig, dass beide Eltern das Gleiche vertreten. So bieten sie dem Kind Sicherheit und verhindern, dass es sich verwirrt fühlt.

Zusätzlich zu diesen Richtlinien sollten Eltern unbedingt ihre eigenen Einstellungen zum Essen, zum Essverhalten und zu ihrem Körper überprüfen. Wenn es in der Familie eine Form gestörten Essverhaltens gibt, kann die Heilung beim Kind schwierig werden. Bedenken Sie, dass Eltern eine wichtige Vorbildfunktion haben, die entscheidend ist, wenn das Kind zu den Wurzeln seines intuitiven Essens zurückkehrt.

Regelmäßige Mahlzeiten in familiärer Umgebung sind dabei eine große Hilfe. Das gibt dem Kind die Gelegenheit, Eltern und Geschwister nahrhafte Dinge essen zu sehen, auch wenn es selbst noch nicht so weit ist, sie zu probieren. Herrscht gleichzeitig eine neutrale, angenehme Atmosphäre und wird dem Kind nichts aufgedrängt oder verboten, dann wird es sich schließlich ausgewogen ernähren.

Wenn Ihr Kind übergewichtig ist

Übergewichtigen Kindern Essenseinschränkungen aufzuerlegen kann das Entstehen künftigen gestörten Essverhaltens und eines gestörten Körperbildes begünstigen. Ausführlich untersucht wurde diese Problematik von Leann L. Birch, Professorin für Entwicklungspsychologie an der Pennsylvania State University, und ihrem Team. Untersucht wurde eine Gruppe von anfangs fünfjährigen Mädchen, die aus übergewichtigen und normalgewichtigen Kindern zusammengesetzt war. Es zeigte sich, dass diejenigen, deren Mütter das Essen einschränkten, im Alter von neun Jahren stärker als die Mädchen der Vergleichsgruppe zum Überessen neigten (Birch, Fisher und Davidson 2003).

Eine andere Studie fünfjähriger Mädchen ergab, dass elterlicher Druck, was und wie viel ihre Kinder essen sollten, dazu führte, dass die Mädchen nicht mehr auf ihre inneren Hunger- und Sättigungssignale reagierten. Sie begannen, das Essen bestimmter Nahrungsmittel ganz zu verweigern, aus emotionalen Gründen zu essen und übermäßig zu essen (Carper, Fisher und Birch 2000).

Es kann sehr schwer und sogar angsterregend für Eltern sein, das Essverhalten ihres Kindes nicht mehr zu überwachen, vor allem wenn das Kind übergewichtig ist. Aber hier gilt das Gleiche wie bei jedem anderen Verhalten auch: Je mehr Druck auf das Kind ausgeübt wird, sein Verhalten zu verändern, desto unwahrscheinlicher wird diese Veränderung.

Im Fall eines Kindes, das sich überisst und/oder übergewichtig ist, kann die Einschränkung der Essensmenge oder -art nur dazu führen, dass das Kind Gefühle von Entbehrung entwickelt und in der Folge rebelliert – das gleiche Verhalten, das Diäten bei Erwachsenen hervorrufen. Das Kind wird sich heimlich Essen nehmen, bei Freunden so viel essen, wie es kann, oder schließlich eine ernsthafte Essstörung entwickeln. Darüber hinaus kann es sein, dass das Kind Scham empfindet, wenn es die Regeln einer kontrollierenden Essensumgebung bricht (was es trotzdem tun wird). Und schließlich kann auch noch die Beziehung zwischen Kind und Eltern darunter leiden.

Die Lösung ist – wieder einmal – dem Kind zu helfen, seine eigenen Hunger- und Sättigungssignale wahrzunehmen und sich danach zu richten. Dabei muss das Kind zunächst seine Angst vor Entbehrung wieder loswerden und die Haltung der Rebellion ablegen, die entstanden ist, weil ihm immer gesagt wurde, was und wie es essen soll. Danach kann das Kind lernen, seinen Hunger- und Sättigungssignalen zu trauen.

Ein solches Vorgehen erfordert von Seiten der Eltern einen sehr großen Vertrauensvorschuss, und den meisten Eltern wird es schwerfallen, das Essen ihres Kindes nicht mehr zu kontrollieren, vor allem wenn es übergewichtig ist. Aber es ist der richtige Weg.

Zehn Schritte, um Ihrem Kind zu helfen, wenn es ein Überesser ist

Mit den oben beschriebenen Richtlinien haben Sie Hilfen an der Hand, Essprobleme für Ihr Kind zu verhindern. Wenn Ihr Kind sich jedoch schon überisst, können Sie das möglicherweise lösen, indem Sie die folgenden zehn Schritte anwenden – eventuell mithilfe eines Ernährungstherapeuten für intuitives Essen.

1. Fragen Sie Ihr Kind, wie sich Hunger anfühlt und wo in seinem Körper es den Hunger spürt. Sagen Sie ihm, dass es den Hunger meistens in seinem Magen fühlen wird, aber manchmal auch in seiner Kehle. Wenn es den Hunger nicht beachtet, kann es den Hunger auch im Kopf fühlen! Sagen Sie ihm, dass Menschen manchmal Kopfschmerzen bekommen, wenn sie nicht auf den Hunger reagieren, obwohl sie Essen brauchen.

2. Wenn Ihr Kind zu jung ist, um sich selbst Essen zu beschaffen, sagen Sie ihm, dass es auf jeden Fall einem Erwachsenen Bescheid sagen soll, wenn es Hunger hat, damit es das Essen bekommt, das es braucht.

3. Fragen Sie Ihr Kind, ob es weiß, wie sich Sattsein anfühlt. Sagen Sie ihm, dass sein Magen wie ein mit Luft gefüllter Ballon ist. Der Ballon kann ein bisschen voll sein, sodass noch viel Platz ist, um mehr Luft hineinzufüllen, genau wie sein Magen nur ein bisschen gefüllt sein kann mit Platz für mehr Essen. Der Ballon kann mit noch mehr Luft gefüllt werden, um ihn größer zu machen, so wie sein Magen mit mehr Essen

gefüllt werden kann, um ihn voller zu machen. Und beide können mit so viel Luft oder Essen gefüllt werden, dass es den Anschein hat, sie könnten platzen!

4. Erklären Sie Ihrem Kind, dass das Füllen seines Magens mit genug Essen ihm viel Energie zum Rennen und Spielen gibt, dass aber das Füllen des Magens mit zu viel Essen ihm Magenschmerzen bereiten kann. Zum Veranschaulichen können Sie ihm sagen, dass sein Körper Nahrung braucht, um aktiv zu sein, so wie ein Auto Benzin braucht, damit es fahren kann. Wenn das Auto mit zu viel Benzin gefüllt wird, läuft das extra Benzin an den Seiten des Tanks hinaus. Aber bei ihm, dem Kind, kann anders als bei dem Tank viel Nahrung dazu führen, dass es sich unwohl oder sogar krank fühlt.

5. Fragen Sie Ihr Kind, ob es glaubt, dass sein Körper noch mehr Nahrung braucht, wenn sich sein Magen schon gut gefüllt anfühlt. Wenn es mit Nein antwortet, fragen Sie, was es dann wirklich braucht, wenn der Körper offenbar genug Essen hat. Falls Ihr Kind keine Antwort weiß, sagen Sie ihm, dass Menschen manchmal zu viel essen, weil sie sich langweilen oder weil sie irgendetwas möchten, um sich besser zu fühlen, wenn sie traurig oder ängstlich sind. Helfen Sie Ihrem Kind, Alternativen zum Essen zu finden für Situationen, in denen es etwas fühlt, das es nicht fühlen möchte und versucht mit Essen zu beschwichtigen.

6. Reden Sie niemals mit Ihrem Kind über sein Gewicht und wiegen Sie es nicht! Reden Sie über den sofortigen Nutzen, den es ihm bringt, wenn es sich in seinem

Körper wohlfühlt, weil es aufgrund seiner Hunger- und Sättigungssignale isst.

7. Fragen Sie Ihr Kind, ob es möchte, dass Sie Essen im Haus haben, das vorher verboten war. Sagen Sie ihm, dass Sie es kaufen und immer dahaben werden.

8. Versichern Sie Ihrem Kind, dass Sie ihm nicht mehr sagen werden, was es essen soll, was es nicht essen soll und wie viel es essen soll. Sagen Sie ihm, dass Sie es bei einer Mahlzeit mit mehreren Esssachen versorgen werden, darunter nahrhafte Sachen und Spaßessen. Es kann selbst entscheiden, was es möchte und wie viel es essen will.

9. Lassen Sie Ihr Kind wissen, dass Sie ihm vertrauen, dass es schließlich von seiner inneren Stimme geleitet werden wird, die ihm seinen Hunger, seine Sättigung und seine Essensvorlieben signalisieren kann. Sagen Sie ihm, dass Sie wissen, dass sein Körper ihm helfen wird zu wissen, wie es sich ausgewogen ernährt. Je sicherer Ihr Kind ist, dass Sie seiner inneren Weisheit vertrauen, desto mehr wird es seiner inneren Stimme folgen und desto weniger wird sein Essverhalten eine Reaktion auf Sie sein.

10. Fragen Sie Ihr Kind, ob es sich irgendeine Hilfe vorstellen kann, die Sie ihm geben könnten. Sie möchten nicht, dass es sich von Ihnen verlassen fühlt. Sie möchten nur, dass es weiß, dass Sie sein Essen nicht länger kontrollieren werden. Vielleicht möchte Ihr Kind, dass Sie es daran erinnern, auf seine Hungersignale zu achten, oder dass Sie es daran erinnern, langsam zu essen, damit es seine Sättigung besser erkennen kann. Oder es

möchte überhaupt nicht, dass Sie sich einmischen. Respektieren Sie seine Wünsche!

Wenn Ihr Kind untergewichtig ist oder nicht essen will

Kümmern Sie sich möglichst frühzeitig darum, wenn Ihr Kind Essen verweigert – so können Sie das Risiko verringern, dass es später eine ernsthafte Essstörung entwickelt. (Siehe Kapitel 16 für weitere Informationen zur Behandlung von Essstörungen.)

Wir bekommen häufig Anrufe von Eltern, die uns erzählen, dass ihre Kinder nicht genug essen oder dass sie sie nicht dazu bringen können, irgendetwas anderes als »weiße Kohlenhydrate« zu essen. Der Essenstisch wird dann zur Kampfarena. Diesen Essenskämpfen kann man vorbeugen, aber auch wenn sie schon stattfinden, kann man etwas dagegen tun.

Was geschieht, wenn die angeborenen Signale des Kindes und die Essensregeln der Eltern nicht zusammenpassen? Und was kann man tun, um Essen wieder zu einem friedlichen Erlebnis zu machen?

Fünf Schritte zum Frieden zwischen Ihnen und Ihrem Kind, das Essen verweigert

Das Bedürfnis Ihres Kindes, Selbstständigkeit zu zeigen, indem es dagegen rebelliert, genug oder nahrhafte Sachen zu essen, kann beim Kind eine vorherrschende Rolle einnehmen. Das Bedürfnis, den Eltern zu gefallen, oder das Bedürfnis, genug zum Stillen seines Hungers zu essen, können dann in den Hintergrund treten.

1. Wenn Sie aufhören, Druck auf Ihr Kind auszuüben, mehr oder »besser« zu essen, dann wird die Rebellion schwächer werden und schließlich ganz verschwinden. Hunger ist eine mächtige Motivation, und Ihr Kind wird essen, wenn es für das psychologische Bedürfnis nach Rebellion keinen Grund mehr gibt. Vertrauen Sie darauf, dass sich die Beziehung Ihres Kindes zum Essen normalisiert. Es kann einige Zeit dauern, bis Ihr Kind Ihnen vertraut, dass Sie es ernst damit meinen, sich zurückzuhalten und seine Essensentscheidungen ihm zu überlassen. Wenn nötig, suchen Sie professionelle Hilfe, um in dieser anstrengenden Zeit Unterstützung zu haben.

2. Wenden Sie die oben beschriebene Strategie an, indem Sie einen Dialog mit Ihrem Kind über die von Ihnen beabsichtigten Veränderungen beginnen. Sagen Sie ihm, dass Sie es lieben und wirklich geglaubt haben, dass Sie mit dem Versuch, sein Essverhalten zu lenken, das Richtige getan haben. Sagen Sie ihm, dass Sie in Sorge waren, dass es nicht genug nahrhafte Sachen isst, dass Sie aber eingesehen haben, dass Ihre Einmischung nur zu Spannungen geführt hat.

3. Erklären Sie ihm, dass Sie unter anderem gelernt haben, dass das Kind von Geburt an das Wissen in sich trägt, um sich gesund zu ernähren. Weil Sie das nun wissen, überlassen Sie die Entscheidung ihm, was und wie viel es isst. Sagen Sie ihm, dass Sie ihm zu jeder Mahlzeit verschiedene Dinge zur Auswahl zubereiten werden

und dass seine Aufgabe darin besteht, die inneren Signale wahrzunehmen, die sein Körper ihm sendet.

4. Versichern Sie ihm, dass Sie sich keine Sorgen mehr um sein Essen machen werden, weil all die neuen Informationen, die Sie nun haben, Sie vollkommen überzeugt haben.

5. Und auch jetzt seien Sie wieder darauf vorbereitet, dass Ihr Kind Ihnen nicht glauben wird, dass es sich freut, weil Sie keinen Druck mehr auf es ausüben, doch dass es misstrauisch sein wird, ob Sie zu Ihrem Wort stehen. Je mehr Zeit ohne Ihre Kommentare vergeht, desto mehr wird Ihr Kind daran glauben, dass die Kämpfe vorbei sind. Und dann werden Sie sehen, wie vor Ihren Augen eine bemerkenswerte Veränderung stattfindet. Ihr Kind wird mehr essen, und nach und nach wird sich ein ausgewogenes Verhältnis von Spaßessen zu nahrhaftem Essen ergeben.

Für Eltern, die ständige Essensstreitigkeiten mit ihrem Kind ausgefochten haben, stellt diese neue Herangehensweise eine große Herausforderung dar. Sie werden sich Sorgen machen, was andere von ihnen denken, wenn sie sehen, dass ihr Kind untergewichtig ist oder nicht richtig isst. Sie werden denken, dass die anderen sie für schlechte Eltern halten, weil sie ihr Kind nicht zum Essen drängen. Und vielleicht denken sie auch, dass es eigentlich ihre Aufgabe ist, das Kind dazu zu bringen, gesund zu essen. Aber erst wenn sie ihr Kontrollverhalten aufgeben und einsehen, dass sie ihrem Kind damit nicht helfen, können sie erste Schritte unternehmen, um die Beziehung ihrer Kinder zum Essen wieder zu verbessern.

Doch es gibt auch Situationen, die die Zusammenarbeit mit einem auf Kinderpsychologie und/oder Essstörungen spezialisierten Psychotherapeuten erfordern. Leider hören wir immer mehr von sehr kleinen Kindern, bei denen bereits eine Anorexia nervosa diagnostiziert wurde. Sollten Sie also merken, dass die Essensverweigerung Ihres Kindes tiefere Ursachen hat als die Rebellion gegen den von Ihnen ausgeübten Druck, dann lassen Sie sich bitte von einem Psychologen helfen. Auch wenn Sie Probleme mit der sensorischen Integration vermuten (neurologische Probleme mit dem Ordnen und Verarbeiten sinnlicher Eindrücke – zum Beispiel wenn ein Kind extreme Reaktionen auf die verschiedenen Texturen des Essens zeigt), dann brauchen Sie die Hilfe eines Therapeuten, der auf sensorische Integrationsstörungen spezialisiert ist.

Jugendliche

Jugendliche sind voller Widersprüche. Sie können an einem Tag voller Freude und fast kindlich in ihrer Offenheit und ihrem Vertrauen sein, und am nächsten sind sie mürrisch und reden kaum. Um Teenagern dabei zu helfen, wieder eine gesunde Beziehung zum Essen herzustellen, muss man verstehen, welche Entwicklungsaufgaben sie zu bewältigen haben.

Zunächst müssen sie ihre eigene Identität finden, und dazu brauchen sie das Gefühl, emotional unabhängig von den Erwachsenen in ihrem Leben zu sein. Sie werden diese Unabhängigkeit in vielen verschiedenen Bereichen anstreben, zum Beispiel werden sie ihren eigenen politischen Standpunkt entwickeln, sich Hobbys und Interessen suchen, die sich von denen in der Familie unterscheiden, oder Musik hören, die ihre Eltern hassen. Vielleicht experimentieren sie auch mit weniger gesunden Verhaltensweisen – zum Beispiel dem Konsum von Alkohol und Drogen, sexuellen Erfahrungen, ohne emotional reif dafür zu sein, oder einem Essverhalten, von dem sie wissen, dass es ihre Eltern ärgern und frustrieren wird.

Wir werden oft von Eltern um Rat gebeten, die sich Sorgen machen, weil ihre Kinder im Teenageralter zu viel essen, zu viel zunehmen oder sich ungesund ernähren. Manche Eltern wollen vermeiden, dass ihre Kinder so unglücklich werden, wie sie es als Jugendliche wegen ihres Körpers waren, anderen hat ihr Arzt geraten, das Essen ihres Kindes zu überwachen, damit es zur Vorbeugung gesundheitlicher Probleme abnimmt. Wir arbeiten auch mit vielen Jugendlichen, die von selbst eine Diät begonnen haben.

Ob die Diät nun vom Arzt empfohlen, von den Eltern angeraten oder aus eigenem Antrieb begonnen wurde, sie wird auf jeden Fall schädliche Folgen haben. Kurz gesagt – bei Teenagern, die eine Diät gemacht haben, ist die Wahrscheinlichkeit dreimal höher, dass sie in der Zukunft zunehmen, als bei denen, die keine Diät gemacht haben (Stice et al. 1999). Auch eine Studie aus dem Jahr 2007 ergab, dass Diäthalten zukünftige Gewichtszunahme wahrscheinlich macht. Außerdem zeigten sich bei den Teenagern, die eine Diät gemacht hatten, eine Zunahme von Binge Eating (periodische Heißhungeranfälle) und ein Essverhalten, bei dem morgens eher das Frühstück weggelassen wurde. Auch bei Jungen im Jugendalter wurde nach Diäten eine Zunahme von Binge Eating und eine

Abnahme der körperlichen Aktivität festgestellt (Neumark-Sztainer et al. 2007).

Da Diäten unseren Teenagern also nur schaden, wie können wir ihnen helfen, ihr angeborenes intuitives Essen beizubehalten, oder sie auf den richtigen Weg führen, um ihre intuitiven Signale wiederzuentdecken?

Zehn Schritte, um intuitives Essen bei Jugendlichen zu fördern

Machen Sie sich immer wieder bewusst, dass Jugendliche um ihre Selbstständigkeit kämpfen (so wie kleine Kinder um die zwei Jahre auch) und diese unter Beweis stellen müssen. Sie werden wahrscheinlich gegen alles rebellieren, was ihnen aufgezwungen wird.

1. Stellen Sie Ihren jugendlichen Kindern jederzeit ausgewogenes Essen bereit. Haben Sie immer eine gute Auswahl nahrhafter Sachen im Haus, ebenso das Spaßessen, das Ihre Teenager besonders gern mögen.

2. Fragen Sie Ihre größeren Kinder, wie Sie ihnen helfen können, damit sie mit dem Essen zufrieden sind. Vielleicht hätten sie gern, dass Sie ihnen ihr Frühstück oder Mittagessen zubereiten oder ihnen Snacks machen, die sie mitnehmen können.

3. Beteiligen Sie größere Kinder an Lebensmitteleinkäufen und der Zubereitung von Mahlzeiten. Viele kochen in diesem Alter gern und sind froh, wenn sie dabei eingebunden werden.

4. Tappen Sie nicht in die Falle, Ihrem Kind zu sagen,

dass es nach der Schule fernsehen kann, solange es dabei seinen Nachmittags-Snack isst. Diese beiden Aktivitäten zu verbinden kann eine gefährliche Botschaft vermitteln. Teenager brauchen nach der Schule eine Entspannungspause, bevor sie mit ihren Hausaufgaben beginnen. Wenn Sie jedoch Entspannung und Essen verbinden, kann ihr Kind lernen, mithilfe von Essen unangenehme Aufgaben aufzuschieben. Manche Teenager haben erzählt, dass diese Situation der Beginn ihres Überessens war. Solange sie noch aßen, durften sie auch noch fernsehen. Um sich eine längere Pause zu verschaffen, aßen sie weiter (und aßen und aßen). Sagen Sie Ihrem Teenager-Kind, dass Sie verstehen, dass es nach einem langen Schultag erst einmal entspannen möchte. Dann lassen Sie es zunächst einen Snack essen, wenn es Hunger hat, und schlagen vor, dass es sich danach entspannt, bevor es mit seinen Hausaufgaben beginnt.

5. Essen Sie so oft wie möglich als Familie gemeinsam. Das kann schwierig sein, weil Teenager oft viel vorhaben, sodass sie während der Familienessenszeiten nicht zu Hause sind. Aber wenn nur ein paarmal in der Woche die Familie zusammen isst, wird schon das einen positiven Einfluss auf das Essverhalten haben.

6. Während der Mahlzeiten sollten Sie weder Ermahnungen aussprechen noch zu viele Fragen stellen. Am besten ist es, die Mahlzeiten ruhig und friedlich zu gestalten, um die optimale Zufriedenheit daraus zu ziehen und die Sättigungssignale wahrnehmen zu können. Die beste Art, einen Teenager dazu zu bringen, sich zu

überessen oder das Essen zu verweigern, ist der Beginn eines Streits am Esstisch!

7. Geben Sie keine Kommentare dazu ab, was und wie viel Ihr Kind isst. Achten Sie auch auf Ihre Körpersprache und mustern Sie nicht den Körper Ihres Kindes. Kein »Augenverdrehen«! Jugendliche sind sehr empfindlich gegenüber Kritik und Urteilen. Schon die leiseste Wahrnehmung, dass Sie etwas an seinem oder ihrem Gewicht auszusetzen haben, kann zu Scham führen oder zum Beginn einer Diät, zu Rebellion oder sogar zu Essstörungen.

8. Wenn Sie merken, dass Ihr Teenager sich überisst, zu Binge Eating (periodischen Heißhungeranfällen) neigt oder ungewöhnlich schnell zunimmt, machen Sie sich klar, dass dies ein Zeichen von emotionalen Problemen oder unerfüllten Bedürfnissen ist. Verbringen Sie angenehm ausgefüllte Zeit mit ihm oder ihr. Seien Sie geduldig und lassen Sie ihn/sie wissen, dass alle Gefühle in Ordnung sind und so viel und so lange wie nötig ihren Ausdruck finden dürfen.

9. Schließen Sie medizinische Probleme aus, indem Sie regelmäßige Check-ups durchführen lassen. Wenn es kein medizinisches Problem gibt, aber klar ist, dass Ihr Kind mehr Hilfe benötigt, als Sie ihm geben können, wenden Sie sich an einen Berater, Psychotherapeuten und/oder Ernährungstherapeuten, der in intuitivem Essen geschult ist. Seien Sie sehr vorsichtig, sprechen Sie zuerst mit dem potenziellen professionellen Helfer. Erklären Sie, was Sie beobachtet haben, und fragen Sie ihn nach seiner Einstellung zu Diäten und intuitivem

Essen. Viele Jugendliche haben berichtet, dass sich bei ihnen eine Essstörung entwickelte, nachdem sie von einem professionellen Berater eine Diät oder einen Ernährungsplan verschrieben bekommen hatten.

10. Achten Sie sehr auf Ihre eigene Beziehung zum Essen und zu Ihrem Körper. Machen Sie niemals abfällige Bemerkungen über Ihren Körper und reden Sie auch nie negativ darüber, was Sie gegessen haben oder wie viel oder wie wenig Sie gegessen haben.

Bobbys Geschichte veranschaulicht, wie einem Teenager geholfen werden kann, sich von seinem Widerstand gegen Veränderungen in seinem Essverhalten zu lösen und ein intuitiver Esser zu werden.

Bobby

Bobby war fünfzehn Jahre alt, als er in die Ernährungsberatung kam. Sein Arzt hatte ihn überwiesen, weil sein Cholesterinspiegel und sein Gewicht zu hoch waren.

Es war sofort klar, dass Bobby ein sehr kluger Junge war, mit einer gehörigen Portion Skeptizismus. Als wir ihn nach seinen Zielen bei der Beratung fragten, antwortete er, dass er nur da sei, weil sein Arzt ihn geschickt hatte, fügte aber noch hinzu, dass er »mal annähme, dass er gern gesünder wäre«. Wie viele Teenager zeigte Bobby einen hohen Grad an einfühlsamer Intelligenz und schien in der Lage, das Konzept intuitiven Essens zu verstehen. Als er hörte, dass dabei kein einziges Nahrungsmittel verboten wäre, erschien ein Grinsen auf seinem Gesicht.

Nachdem wir ihm die psychologischen Grundlagen von Entbehrung und dem Bedürfnis nach Selbstständigkeit erläutert hatten, wurde er entspannter und erzählte seine Geschichte. Seine Kindheit und Jugend waren geprägt gewesen von extrem gesundheitsbewussten Eltern, die ihn zu gesundem Essen und Sport drängten und immer wieder zu erreichen versuchten, dass Bobby abnahm. Regelmäßig hatte Bobby Essanfälle, bei denen er völlig die Kontrolle verlor.

Am Anfang ging es bei Bobbys Behandlung hauptsächlich darum, ihm zu helfen, beim Essen ein Gefühl der Zufriedenheit zu empfinden. Das bedeutete in seinem Fall, dass er darauf achten musste, wann er mäßigen Hunger hatte, sodass er bei Beginn einer Mahlzeit nicht schon heißhungrig war. Außerdem war wichtig, dass er Nahrungsmittel fand, die er mochte, und dass er langsamer aß, damit er den Geschmack des Essens bewusst wahrnehmen und genießen konnte. Er setzte sich seine eigenen Ziele, womit sein Bedürfnis nach Selbstständigkeit respektiert wurde. Bobby erzählte, dass er sehr ungesunde Sachen aß, die er sich in der Schule kaufte, dass er es aber nicht wirklich genoss, sie zu essen. Eins der ersten Ziele, die er sich setzte, war das Ausfindigmachen von Nahrungsmitteln, die er wirklich mochte und mit denen er die Sachen ersetzen wollte, die ihm gar nicht schmeckten.

Es war eine Freude, mit anzusehen, wie ein junger Mann ein Interesse dafür entwickelte, gesünder zu essen, nachdem ihm gesagt worden war, dass er alles essen konnte, was er wollte. Bobby kaufte regelmäßig Spaßessen in der Schule, da seine Eltern nicht wussten, was er dort kaufte – ein Paradebeispiel jugendlicher Rebellion! Bald beschloss er, dass sein nächstes Ziel war, Essen wegzulegen, wenn er bemerkte, dass er satt war. Er hatte erkannt, dass das Essen dann nicht mehr so gut schmeckte, und er wollte daran arbeiten, an diesem Punkt seine Mahlzeit zu beenden.

Nach mehreren Behandlungsmonaten ließ Bobbys Bedürfnis, große Mengen zu essen, nach, weil ihm keine Nahrungsmittel mehr verboten waren. Er hatte jetzt das Vertrauen, dass er sie jederzeit essen konnte, wenn er es wollte.

Nachdem der von Widerstand und Rebellion ausgelöste Teil von Bobbys Essproblemen herausgefiltert war, konnte Bobby sich genauer anschauen, bei welchen Gelegenheiten er aus emotionalen Gründen aß. Er erkannte selbst, dass das Streben nach Bestleistungen in der Schule in ihm eine Versagensangst auslöste, mit der er nur schwer umgehen konnte. Da er jetzt aber essen konnte, was er wollte und wann immer er es wollte, hatte das Essen seinen Reiz als Verdrängungsmechanismus verloren. Er fand Beschäftigungen, die ihm Freude machten, und merkte, dass diese ihm beim Umgang mit seinen Gefühlen besser halfen, als es Essen früher getan hatte. Für seine schulische Arbeit bekam er jetzt mehr Unterstützung, sodass auch seine Angst in diesem Bereich abnahm.

Bald berichtete uns Bobby, dass sein Cholesterinwert auf ein normales Niveau gesunken war. Es ist wichtig zu betonen, dass Bobbys Gewichtsreduktion nie im Mittelpunkt der Behandlung stand. Der Fokus lag darauf, ihm zu helfen, seine inneren Essenssignale zu erkennen und darauf zu reagieren und zu lernen, seinen körperlichen von seinem emotionalen Hunger zu unterscheiden. (Der Psychotherapeut, mit dem Bobby gleichzeitig arbeitete, unterstützte Bobbys Prozess zum intuitiven Essen.)

Nachdem wir etwa anderthalb Jahre daran gearbeitet hatten, dass Bobby seinen intuitiven Esser zurückeroberte, kam er eines Tages in einem neuen Pullover in die Praxis. Ganz nebenher erwähnte er, dass er sich ein paar neue Sachen hatte kaufen müssen, weil all seine alten Sachen ihm jetzt zwei Nummern zu groß waren. Bobby wusste, dass dies das Ergebnis seiner eigenen Motivation zur Veränderung seines Essverhaltens war, denn – so sagte er – dies war das erste Mal in seinem Leben, dass ihn jemand nicht gedrängt hatte, eine Diät zu machen.

Bewegung

Es gibt in diesem Buch ein ganzes Kapitel über Sport, oder wie wir lieber sagen, über Bewegung. Die meisten Neugeborenen rudern gern mit Armen und Beinen. Wahrscheinlich genießen sie nach ihrem langen Aufenthalt in den beengten Grenzen des Mutterbauches ihre neue Bewegungsfreiheit. Mit der Zeit lernen sie sich zu drehen, aufzusetzen und schließlich zu krabbeln. Sie sind ganz wild danach, sich vorwärtszubewegen und all die neuen und aufregenden Dinge in ihrer Umgebung zu erforschen. Später laufen und rennen sie dann, und es wird schwer, sie vor Gefahren zu beschützen. Jeder, der ein kleines Kind erlebt hat, kann dieses natürliche Bedürfnis nach Bewegung bestätigen. Es gibt viele Erklärungen, warum Kinder heute oft irgendwann inaktiv werden, aber wir wollen sie hier nicht wiederholen. Es genügt zu sagen, dass eine aktive Familie ihren Kindern dabei hilft, ihr angeborenes Bedürfnis nach Bewegung aufrechtzuerhalten. So wie es Ihr Kind anregen kann, abwechslungsreicher zu essen, wenn die ganze Familie bei den Mahlzeiten zusammensitzt, können Sie es zur Bewegung ermuntern, wenn Sie mit ihm zusammen draußen Spiele machen oder im Haus tanzen. Auch für Teenager oder sogar besonders für Teenager ist es wichtig, dass sie sehen, wie ihre Eltern aktiv sind und ihnen so ein Beispiel für ein Leben in Bewegung geben.

Wenn Eltern nicht so sehr damit beschäftigt wären, das Essverhalten ihrer Kinder zu kontrollieren, und stattdessen mehr Wert darauf legten, mit ihren Kindern zusammen aktiv zu sein, dann gäbe es wahrscheinlich viel weniger Kinder und Teenager, die sich kaum noch bewegen, und damit auch weniger Gewichtsprobleme. Ebenso wie das intuitive Essen müssen wir unser angeborenes intuitives Bewegungsbedürfnis pflegen!

Intuitives Essen und die Rolle von körperlicher Aktivität bei Kindern und Jugendlichen

Mit diesen fünf Richtlinien können Sie dafür sorgen, dass Ihre Kinder ein Leben lang Freude an Bewegung haben.

1. Babys und Kleinkinder haben ein intuitives Gespür für Bewegung. Bauen Sie auf diesen inneren Bewegungssignalen auf, um die Gesundheit Ihrer Kinder und schließlich Teenager zu fördern und aufrechtzuerhalten. Unternehmen Sie so oft wie möglich gemeinsame Familienaktivitäten, machen Sie zum Beispiel Spaziergänge oder Wanderungen, spielen Sie Basketball oder Tennis, gehen Sie campen, fahren Sie Rad, laufen Sie Ski, gehen Sie inlineskaten, schwimmen usw.

2. Ermutigen Sie Ihre Kinder so früh wie möglich, in der Gruppe Sport zu machen, zum Beispiel zu tanzen oder Kampfsportarten zu lernen. Helfen Sie Ihrem Kind, eine Sportart zu finden, die ihm liegt und ein Gefühl von Identität und Selbstachtung vermittelt, ohne dass konkurrierendes Verhalten im Vordergrund steht.

3. Und auch bei der Bewegung spielt wie beim Essen Ihre Vorbildfunktion eine äußerst wichtige Rolle. Auch Sie sollten nicht den ganzen Tag vorm Computer oder Fernseher sitzen. Finden Sie eine Bewegungsart, die Ihnen Spaß macht, damit Ihre Kinder sehen, dass Sie praktizieren, was Sie predigen. Treiben Sie aber nicht zwanghaft Sport. Eltern zu erleben, die zu viel Sport machen, ist ein sicherer Weg, ein Kind ganz vom Sport fernzuhalten.

4. Machen Sie sich die Folgen bewusst, wenn Ihr Kind zu viel Zeit vorm Bildschirm verbringt. Ob es fernsieht, Computerspiele spielt oder auch am Computer arbeitet, diese Aktivitäten sind im Übermaß der Gesundheit abträglich. Die American Academy of Pediatrics (AAP), eine Organisation von beruflichen Vertretern der Kinder- und Jugendheilkunde, empfiehlt, dass Kinder unter zwei Jahren gar nicht fernsehen sollten und ältere Kinder höchstens ein oder zwei Stunden am Tag qualitativ hochwertige Programme.

5. Und schließlich bringen Sie Bewegung und Sport nicht in einen Zusammenhang mit dem Gewicht Ihres Kindes. Wenn ein Kind merkt, dass Eltern sich Sorgen wegen seines Gewichts machen, wird es Gewichtsreduktion auch als Ziel vermuten, wenn Sie von den

gesundheitlichen Vorteilen von Bewegung sprechen (und es wird mit Sicherheit eine ablehnende Haltung gegenüber Bewegung und Sport einnehmen).

16. Der Weg zur Heilung von Essstörungen

Bei Essstörungen handelt es sich nicht nur um eine Marotte oder eine Phase. Sie sind ernsthafte, potenziell lebensbedrohliche Krankheiten, die sich auf die emotionale und körperliche Gesundheit eines Menschen auswirken.

National Eating Disorders Association

Beim Lesen dieses Buches ist Ihnen vielleicht aufgefallen, dass häufig von Essstörungen die Rede war, vor allem im Zusammenhang mit Diäten. Sie können ein Auslöser für das Entstehen einer Essstörung sein.

Noch nie hatten wir einen Patienten, der erklärte: »Ich wollte Bulimie, Anorexie oder eine Binge-Eating-Störung haben.« Normalerweise hören wir von Patienten mit diesen Leiden: »Ich wollte nur ein paar Pfund abnehmen.« Daraus wird eine Diät, dann entwickelt sich ein gestörtes Essverhalten und schließlich eine klinischen Essstörung. Fünfunddreißig Prozent der so genannten normalen Diäthaltenden werden zu pathologisch Diäthaltenden, und von diesen wiederum entwickeln zwanzig bis fünfundzwanzig Prozent eine teilweise oder voll ausgebildete Essstörung. Man schätzt, dass es allein in den USA fünf bis zehn Millionen Mädchen und Frauen gibt, die unter einer Essstörung leiden. Außerdem haben etwa eine Million Jungen und Männer eine Essstörung. Und dabei handelt es sich noch um vorsichtige Schätzungen der *National Eating Disorders Association* (einer US-amerikanischen, gemeinnützigen Organisation mit dem Ziel, von Essstörungen Betroffene und deren Familien zu unterstützen).

Aber wir wollen uns in diesem Kapitel nicht mit Statistiken befassen. Stattdessen wollen wir das Leben und die schmerzlichen Erfahrungen einiger unserer Patienten schildern, die zunächst in die Welt der Diäten hineingezogen wurden. In der Folge entwickelten sie eine krankhafte Essstörung, und schließlich hat sie ihr Weg zu uns geführt. Bevor wir Ihnen ihre Geschichten vorstellen, lassen Sie uns noch einen Blick darauf werfen, wie und wann intuitives Essen bei der Behandlung von Essstörungen eingesetzt werden kann.

Die Einbindung von intuitivem Essen in die Behandlung von Essstörungen

Die meisten Patienten, die an Anorexia nervosa (auch Anorexie oder Magersucht), Bulimia nervosa (auch Bulimie oder Ess-Brech-Sucht) oder einer Binge-Eating-Störung (Essstörung mit Essattacken) leiden, haben den Kontakt zu ihren angeborenen Hunger- und Sättigungssignalen und ihren Geschmacksvorlieben verloren. Für manche Patienten bietet die stationäre Behandlung in einer Klinik die beste Möglichkeit, den Heilungsprozess zu beginnen. Bei anderen kann als Lösung die ambulante Behandlung als Tagespatient in Frage kommen. Für diejenigen, die ihr Arzt für gesund genug hält, um mit einer Ernährungsberaterin/Ernährungstherapeutin in einer Privatpraxis zu arbeiten, muss vorausgeschickt werden, dass der Versuch, die Prinzipien intuitiven Essens so wie hier beschrieben zu befolgen, keinen Heilungserfolg bringen kann. Das gilt ganz besonders für diejenigen, die an Anorexie leiden. Ihr Körper ist oft so extrem unterernährt, dass der Versuch, sich auf bestimmte intuitive Signale zu verlassen, zu Verwirrung und Beibehaltung des unterernährten Zustands führen kann. Diese Patienten sagen dann gern zu uns: »Ich esse ja nur, wenn ich Hunger habe, und das steht doch auch in dem Buch (und ich habe fast nie Hunger!)« oder »Ich bin nach ein paar Bissen schon satt, also brauche ich ja nicht mehr zu essen.« Wir versichern ihnen dann, dass sie ihren Hunger- und Sättigungssignalen eines Tages vertrauen können, dass ihr halbverhungerter Körper im Moment aber nicht imstande ist, ihnen die richtigen Signale zu senden. Eine der Reaktionen eines hungernden Körpers ist ein verlangsamtes Leeren des Magens. Infolgedessen kann schon die Aufnahme geringer Nahrungsmengen ein falsches Gefühl von Sättigung hervorrufen und die Hungergefühle zum Verschwinden bringen. An diesem Punkt des Heilungsprozesses von magersüchtigen Patienten betonen wir immer wieder die Sinnlosigkeit, Hungersignale abzuwarten, um zu essen.

In der frühen Behandlungsphase von Anorexie versuchen wir, die Patienten langsam und vorsichtig so zu ernähren, dass es für ihren Körper keine zu große Belastung darstellt. Die Patienten dürfen auch emotional nicht überfordert werden, es darf keine übermäßige Angst in ihnen aufkommen. Wir geben ihnen Informationen über die Physiologie des Körpers, die Rolle chemischer Substanzen im Gehirn, Grundsätze der Ernährung, den Mechanismus des Stoffwechsels und die potenziellen Gefahren von Unterernährung.

Neben unserer Rolle als Lehrerinnen versuchen wir den Patienten das Gefühl zu geben mitzubestimmen, indem sie Teil des »Ernährungsteams« werden. Sie werden ermutigt mitzuarbeiten, indem sie zum Beispiel Essen auflisten, das sie mögen, und solches, das sie nicht mögen, indem sie bestimmen, welches Essen für sie mit Angst besetzt ist und welches sie nur nicht mögen, und indem sie die Essrisiken planen, die sie bereit sind einzugehen. Sie können frei über ihre Essensängste und ihre Körperbildkämpfe sprechen und uns ihre Ess-»Geheimnisse« anvertrauen, in dem Wissen, dass wir sie niemals verurteilen werden. Sie können darüber reden, was das Ergebnis von zu wenig essen und genug essen ist, denn nicht genug zu essen ist meist ständiges Thema. So spielen die Mitglieder des »Teams« sich sozusagen gegenseitig die Bälle zu, während sie sich auf das gemeinsame Ziel hin vorwärtsbewegen. Wenn wir unseren Patienten dagegen einen vorgeschriebenen, von uns autoritär aufgestellten Essensplan geben würden, ohne dass sie mit einbezogen gewesen wären, würde es ihre Angst verstärken, dass ihnen alle Kontrolle genommen wird. Dieses Gefühl könnte zu Rebellion, Wut und fehlender Mitarbeit führen. Außerdem bestünde das Risiko, dass der von uns aufgestellte Essensplan sich in ihren Köpfen als die einzig richtige Art zu essen festsetzen würde. Wir führen die Patienten, beraten sie und versuchen sie dahin zu lenken, dass sie zu einer flexiblen, für sie angemessenen Art des Essens finden. Im Laufe der Zeit beruhen ihre Essensentscheidungen mehr und mehr auf ihren inneren Bedürfnissen.

Ein wichtiger Aspekt in dem langsamen Heilungsprozess

ist, dass die Patienten jeden Rückschlag als eine Erfahrung ansehen, aus der sie lernen können, anstatt als ein Versagen. Immer wieder sagen wir ihnen, je gesünder sie werden, desto mehr werden sie ihren Hunger- und Sättigungssignalen trauen können, und schließlich werden sie wieder in der Lage sein, ohne Angst zu essen.

Die Behandlung von Bulimie und Binge-Eating-Störungen beginnt auf etwas andere Art. Wenn Patienten mit diesen Essstörungen ein normales Gewicht haben und sich nicht in ausgehungertem Zustand befinden, werden sie schneller als Anorexie-Patienten in der Lage sein, ihre intuitiven Hunger- und Sättigungssignale wieder wahrzunehmen. Patienten mit Binge-Eating-Störungen sind daran gewöhnt, extrem viel größere Mengen von Nahrungsmitteln zu essen, als es ihrem Hungerbedürfnis entspricht. Daher ist ihre Wahrnehmung von Sättigung anfangs sehr verzerrt. Da sie selten Hunger haben, kann die Aufforderung, auf ihre Hungersignale zu hören, für sie befremdlich und frustrierend sein. Sie haben ständig ihren Hunger und ihre Sättigung ignoriert und essen aus vielen anderen Gründen, zum Beispiel aus Langeweile, Einsamkeit, Ärger und oft aus einem Schuldgefühl heraus, weil sie etwas »Verbotenes« gegessen haben.

Wir helfen unseren Patienten auch, indem wir unser Fachwissen als Ernährungsberaterinnen anwenden. Wir geben ihnen wissenschaftliche Informationen, damit sie ihre kognitiven Verzerrungen und Mythen über Essen und ihren Körper kritisch hinterfragen können.

Allen, die an einer Essstörung leiden, kann intuitives Essen als das Essensmodell dargestellt werden, das sie schließlich für sich selbst übernehmen können werden. Die Vision einer Zukunft, die frei ist von zwanghaftem Denken und Verhalten, ist eine starke Motivation. Die Hoffnung, eines Tages so weit zu sein, kann den Patienten helfen, die Geduld aufzubringen, um die für den Gesundungsprozess erforderliche Zeitspanne durchzustehen. Der Körper muss physisch gesund werden, und der Geist muss emotional gesund werden. Daher ist es meist unerlässlich, dass die Behandlung von einem Team durchgeführt wird, das heißt, die Patienten werden auch mit einem in der Behandlung von Essstörungen spezialisierten Psychotherapeuten zusammenarbeiten. In vielen Fällen erfordert der Prozess zudem einen Mediziner, der den körperlichen Zustand des Patienten überwacht. So sind wir als Ernährungstherapeutinnen Teil eines gut funktionierenden, sich untereinander austauschenden Behandlungsteams.

Carrie

Spätabends läutete das Telefon in der Praxis, und der Anrufbeantworter zeichnete Carries flehende Bitte auf. Sie entschuldigte sich, noch so spät anzurufen, und wurde sehr emotional, als sie sagte, sie wüsste, es gäbe nur einen Weg, wie sie von ihrer Magersucht geheilt werden könnte: Sie wollte lernen, eine intuitive Esserin zu werden. Sie hatte auf einer Website darüber gelesen und war überzeugt, dass dies ihre letzte Chance war.

Carrie war zu dieser Zeit fast zweiundzwanzig Jahre alt und erzählte uns später, dass sie in den letzten vier Jahren elfmal im Krankenhaus zur stationären Behandlung gewesen war. Jedes Mal behielt man sie in der Klinik, bis sie ein normales Gewicht erreicht hatte, aber kaum war sie entlassen, verlor sie sofort alles Gewicht wieder, das sie zugenommen hatte, und kam bald darauf zum wiederholten Mal ins Krankenhaus.

Als sie uns anrief, wog sie wieder sehr wenig (aber noch nicht so wenig wie in ihren schlimmsten Zeiten) und verlor weiterhin jeden Tag Gewicht. Sie war fest entschlossen, nie wieder in eine Klinik zu gehen, und wollte nun endlich wieder gesund werden. Sie wusste, dass sie nicht immer weiter das Gleiche tun und ein anderes Ergebnis erwarten könnte. Carrie erklärte, dass sie jedes Mal, wenn sie sich fest vorgenommen hatte, wieder zuzunehmen, schon vorher von der Angst geplagt wurde, dass sie bei ihrer Rückkehr zu normalem Gewicht das Gefühl der Freiheit verlöre; denn sie konnte nicht essen und darauf vertrauen, dass ihr Körper sie nicht betrügen würde. Als sie etwas über intuitives Essen las, war es, als würde es Klick machen. Zum ersten Mal hatte sie die Hoffnung auf eine Lösung.

In ihrer ersten Sitzung beschrieb Carrie ihr eigenes Verständnis ihrer Essstörung – sie diente ihr als Methode der Kontrolle, als Ablenkung, als Spannungsabfuhr, als Wegrennen vorm Leben. Carrie glaubte, dass bei ihrer Essstörung auch eine Angst davor eine Rolle spielte, erwachsen zu werden, zu heiraten und von zu Hause auszuziehen. Sie sagte: »Im Gegensatz zu der allgemeinen Auffassung über die Ursachen von Essstörungen hatte ich eine sichere Kindheit und komme nicht aus gestörten Familienverhältnissen. Ich wuchs in einer liebevollen Familie auf, und meine Kindheit war sehr glücklich.«

Bevor sich ihre Essstörung entwickelte, war Carrie selbstbewusst, unbekümmert und fröhlich. Sie mochte sich selbst und hatte keine besonderen Essens- oder Körperprobleme. Sie war etwas mäkelig mit dem Essen, aß aber genug von dem, was sie mochte, um normal zu wachsen und sich gesund zu entwickeln. Ab und zu versuchte sie eine Diät, »einfach weil es das war, was die Leute um mich herum taten, und es war auch eine Art spannende Aktivität«. Die meisten Mädchen redeten darüber, dass sie abnehmen mussten und welche Esssachen »dick machten« und deswegen eingeschränkt werden sollten. Diäten zu machen oder gezügelt zu essen gehörte einfach zu ihrer Kultur!

Als Carrie auf der Highschool war, wurde ihr wegen einer Krankheit ein Medikament verschrieben, das zusammen mit Essen eingenommen werden musste. Um Nebenwirkungen zu vermeiden, zwang Carrie sich, abends viel zu essen und viel Saft zu trinken. In dieser Zeit begann sie, manchmal auch aus emotionalen Gründen zu essen, um ihre Ängste zu lindern. Sie nahm zu und wog schließlich viel mehr als je zuvor. Also beschloss sie, eine Diät zu machen.

Nun, der Ausgang dieser Geschichte ist nicht schwer vorherzusagen. Je länger Carrie Diäten machte und Gewicht verlor, desto mehr gefiel es ihr, ihre Essensaufnahme und ihren Körper unter Kontrolle zu haben. Ihre Angst vor dem Erwachsenwerden wurde vom Stolz überdeckt, den sie fühlte, wenn sie abnahm, und von dem Gefühl der Kontrolle, das ihr die Beherrschung ihres Körpers gab. Anfangs bewunderte ihre Umgebung noch, wie sie es schaffte, so viel abzunehmen. Doch schon bald wurde offensichtlich, dass Carries Gewichtsverlust zu weit ging und sie sich in einer ernsthaften Krise befand. Aus dem beliebten, freundlichen Mädchen, das gern zur

Schule ging, wurde eine reizbare, launische und missmutige Schülerin. Bei Carrie drehte sich alles nur noch darum, was sie aß und was sie nicht aß und was die Waage morgens anzeigte. Schließlich wurde eine Anorexie diagnostiziert, und Carrie kam zum ersten Mal in eine Klinik.

Bei ihren ersten Klinikaufenthalten hatte Carrie gar nicht das Bedürfnis, etwas an ihrem Zustand zu verändern. Eine Psychotherapie führte dazu, dass sie sich schließlich bereit für eine Veränderung fühlte und diese wirklich anstrebte, als sie wieder einmal in eine Klinik ging. Aber ihre guten Absichten führten zu keinem Ergebnis. Carrie war enttäuscht und sagte uns: »Kliniken sind nicht die Antwort. Das ist nur eine ›Schnellreparatur‹. Ich bin nie dazu gekommen, alles lange genug in meinem Kopf zu bearbeiten, und ich habe mein Essen und mein Gewicht nicht lange genug stabilisiert, damit es eine bleibende Wirkung hätte haben können.« Ein Problem von Carrie war auch, dass sie vor jedem bevorstehenden Klinikaufenthalt besonders wenig aß. Wie Diäthaltende vor der Diät zum Abschied noch einmal richtig viel essen, schränkte Carrie vor jeder bevorstehenden Gewichtszunahme in der Klinik ihre Essensaufnahme extrem ein. Aber für entscheidend hielt sie, dass sie in der Klinik niemals wirklich lernte, wie sie essen konnte. Sie wusste nur, wie sie zunehmen konnte, wenn sie dort war, und wie sie alles Zugenommene wieder abnehmen konnte, sobald sie draußen war. Nach jeder Entlassung schränkte sie ihre Essensaufnahme ein, trieb exzessiv Sport, wog sich zwanghaft und verlor Gewicht – alles, was sie in der Klinik nicht durfte. Geh in die Klinik und nimm zu – komm raus und nimm ab! Carrie wusste, wenn sie nicht lernen würde, ihrem Körper zu vertrauen, würde sie immer Angst vorm Essen und vor einer Gewichtszunahme haben.

Und wo fängt man an, einer jungen Frau mit einer schweren Geschichte von Magersucht zu helfen, die lernen möchte, eine intuitive Esserin zu werden? Als ersten Schritt stellten wir in den Vordergrund, wovon sie motiviert wurde: Die Freiheit, die sie zu erreichen hoffte, wenn sie es schaffte, ihrem Körper zu vertrauen. Die Prinzipien intuitiven Essens waren die Richtschnur, mussten für Carrie jedoch teilweise grundlegend abgeändert werden:

1. Honorieren Sie Ihren Hunger – Carrie konnte darauf vertrauen, dass ihr Körper ihr die Botschaft sandte zu essen, wenn sie Hunger fühlte. Wenn sie keinen Hunger fühlte, bedeutete das allerdings nicht, dass die Botschaft ihres Körpers, nichts essen zu müssen, richtig war. Carrie musste ihren Hunger honorieren, aber auch essen, wenn sie keinen Hunger fühlte und nicht das Signal erhielt zu essen. Wenn sie nicht daran glaubte, dann wäre der »Vertrag« gebrochen.

2. Fühlen Sie Ihre Sättigung – Carrie musste akzeptieren, dass ihre Sättigungssignale zunächst nicht verlässlich waren, bis sie ein gesundes Gewicht erreicht hatte. Bei Anorexie wird der Magen verlangsamt geleert, was dazu führen kann, dass man sich sehr schnell nach dem Beginn des Essens und die meiste Zeit über satt fühlt.

3. Schließen Sie Frieden mit dem Essen – Eine Verpflichtung, Risiken einzugehen und die Sachen zu essen, die sie seit Jahren nicht mehr gegessen hatte, war etwas,

das Carrie sogar bei ihrem extrem niedrigen Gewicht praktizieren konnte. (Am Anfang ihrer Behandlung aß Carrie jeden Tag nur eine sehr begrenzte Auswahl »sicherer« Nahrungsmittel.)

4. Entdecken Sie den Genussfaktor – Lebensmittel zu essen, die sie essen wollte und die ihren Gaumen zufriedenstellten, konnte Carrie Kraft geben und die Rebellion unnötig machen, die daher rührte, dass ihr ständig vorgeschrieben worden war, was sie essen sollte. Daher gab es für sie keinen rigiden Essensplan, sondern ihr wurde geholfen herauszufinden, was sie mochte, und dann wurde sie ermuntert, diese Speisen in ihr Essen mit aufzunehmen. Sie wurde auch darin unterstützt, nach und nach die Mengen des sie zufriedenstellenden Essens zu erhöhen, damit ihr Gewicht sich langsam normalisierte.

5. Bewältigen Sie Ihre Gefühle ohne den Einsatz von Essen – In Carries Fall veränderte sich diese Richtlinie so, dass sie lernen musste, ihre Gefühle zu bewältigen, ohne ihr Essen einzuschränken oder auf die Waage zu steigen. Ihr wurde klar, dass das Unterdrücken ihres Unbehagens, indem sie Kalorien zählte, Nahrungsmittel ausschloss oder auf die Waage stieg, ihr nur ein falsches Gefühl der Kontrolle gab und ihre Probleme nicht löste. Und sie lernte, stattdessen mit ihrem Psychotherapeuten, ihrem Arzt, Familienmitgliedern und natürlich ihrer Ernährungstherapeutin zu sprechen.

6. Respektieren Sie Ihren Körper – Carrie musste akzeptieren, dass es das Gegenteil von Respekt für ihren Körper bedeutete, wenn sie ihn halb verhungern ließ. Um

ihren Körper zu respektieren, musste sie genügend essen, um ihn zu nähren und um zuzunehmen. Und es bedeutete, ihr normales, gesundes Gewicht zu akzeptieren und nicht zu versuchen, es zu verändern. Sie musste ihre »Anorexie«-Kleidung wegwerfen und mit der Tatsache Frieden schließen, dass diese ihr nie wieder passen würde. Sie musste gemütliche Kleidung kaufen, die einem gesunden Körper passte.

7. Legen Sie die Diätmentalität ab – Carrie hatte die schädlichen Auswirkungen von Diäten bei ihren Familienmitgliedern gesehen und vor allem auch verstanden, dass Diäthalten einer der Faktoren war, der bei ihr zu einer Essstörung geführt hatte. Alle, die sie kannte und die Diäten gemacht hatten, waren übergewichtig. Sie wusste daher, dass Diäten nicht wirken, und dass sie nie wieder eine Diät machen wollte, um ihr Gewicht zu kontrollieren; nur hatte sie bisher keine Alternative gehabt.

8. Sagen Sie der Essenspolizei den Kampf an – Oh, und wie viele Polizisten gab es da in Carries Kopf! Die Stimmen ihrer Anorexie waren mächtig, und sie musste ihren verzerrten Gedanken den Kampf ansagen und sie durch Gedanken ersetzen, die sich langsam von der vernünftigen intuitiven Esserin in ihr den Weg an die Oberfläche bahnten. Sie lernte, ihren Perfektionismus herunterzuschrauben. Und sie lernte, jedes Mal wenn sie in einschränkendes Verhalten zurückgefallen war, zurück auf den richtigen Weg hin zu ihrem Ziel zu gehen – das Ganze war ein Prozess und kein perfekter, gerader Weg zur Heilung!

9. Bewegung – Fühlen Sie den Unterschied – Carrie lernte, dass jeder Sport über ihre normale Bewegung hinaus ihrem Heilungsprozess im Weg stehen würde. Und sie begann sich auf die Zeit zu freuen, wenn sie ihrem Körper wieder würde vertrauen können und er ihr sagte, welche Art von Bewegung für sie richtig sein könnte; dann würde sie sich auch wieder über die positiven Auswirkungen freuen können, die Bewegung ermöglicht.

10. Erhalten Sie Ihre Gesundheit mit sanfter Ernährung – Zunächst einmal hatte Carrie ironischerweise keine Probleme damit, Spaßessen zu sich zu nehmen. Das war das, worauf sie vor allem Heißhunger hatte. Doch irgendwann kam der Zeitpunkt, an dem sie ihrer Essensauswahl mehr Eiweiß, Obst und Gemüse hinzufügte.

Während ihrer Behandlung wurde Carrie immer wieder daran erinnert, dass sie ihrer Sättigung nicht trauen konnte, solange ihr Körper kein normales Gewicht hatte. Ihr wurde aber auch gesagt, dass sie ihren Hunger immer honorieren könnte. In diesem Prozess nutzte sie jede Erfahrung als eine Gelegenheit zum Lernen, anstatt darin ein Versagen zu sehen. Auf diese Art hörte sie auf, sich selbst Vorwürfe zu machen, weil sie es »nicht perfekt machte«. Wenn sie spät am Abend großen Hunger bekam, verstand sie das als Botschaft, dass sie während des Tages nicht genug gegessen hatte. Wenn sie auf die Waage stieg, nachdem ihr gesagt worden war, sie solle es nicht mehr tun, dann lernte Carrie, dass sie danach tagelang vermehrt unter zwanghaften Gedanken rund um ihr Gewicht litt. Carrie lernte auch, dass ihre Mahlzeiten sie nicht gut versorgten, wenn sie nicht genug Protein oder zu anderen Zeiten nicht genug Fett oder Kohlenhydrate aß. Und was besonders wichtig war: Als sie ab und zu merkte, dass sie Gewicht verlor, war ihr die Botschaft klar – mehr essen! Carrie bestimmte ihren Heilungsprozess selbst. Sie wurde beraten, wie eine nährende und ausgewogene Mahlzeit aussah, aber ihr wurde nie gesagt, was oder wie viel sie essen sollte.

Carrie brauchte nicht zu rebellieren, denn sie wurde immer angeleitet, ihre eigenen Entscheidungen zu treffen und zu bestimmen, ob sie für sie die richtigen waren. Mit ihrer Freiheit vor Augen war sie motiviert, ihre Reise zur intuitiven Esserin fortzuführen.

Carrie hat inzwischen ihr Ziel erreicht und ist heute eine Frau mit gesundem Gewicht, die kürzlich geheiratet hat und hofft, bald schwanger zu werden. Sie ist überzeugt, dass das Geschenk, eine intuitive Esserin zu sein, und die Freiheit, die damit einhergeht, jeden Vorteil übersteigt, den sie je aus der Anorexie gezogen hat.

Lila

Anorexie ist eine schwerwiegende Folge, die durch Diäten verursacht werden kann. Eine andere ist Bulimia nervosa (auch Bulimie oder Ess-Brech-Sucht). Dabei wird versucht, nach einer exzessiven Aufnahme von Kalorien diese gleich wieder auszuscheiden. Fast die Hälfte derjenigen, die unter Anorexie leiden, entwickeln auch eine Bulimie und/oder eine Binge-Eating-Störung. Diese Rückwirkung kann durch physiologische oder neurochemische Vorgänge ausgelöst werden, als Folge der Absonderung bestimmter chemischer Substanzen im Gehirn wie zum Beispiel dem Neuropeptid Y. Oder es spielen psychologische Auslöser eine Rolle, um das Gefühl der Entbehrung durch die Diäten oder gezügeltes Essverhalten zu kompensieren. Meist liegt eine Kombination aus körperlichen und psychologischen Faktoren zugrunde. Wenn in der Folge von Diäten häufiger Übereissen auftritt, fühlen sich die Patienten völlig außer Kontrolle und sind entsetzt, dass all das Gewicht, das sie verloren hatten, zurückkehrt. Oder sie werden sogar von der noch schlimmeren Vorstellung geplagt, dass sie schließlich mehr wiegen werden als vor dem Beginn ihrer Diäten. In ihrer Verzweiflung suchen sie nach einem Mittel, um die Kalorien wieder loszuwerden, die sie beim Überessen oder einem Binge-Eating-Anfall zu sich genommen haben. Diese Reinigungsversuche sind zum Beispiel exzessives Sporttreiben, Erbrechen, die Anwendung von Abführmitteln oder Diuretika, Diättabletten oder ein erneuter Zeitraum des Hungerns. Abführmittel und Diuretika entziehen dem Körper vor allem Wasser, keine Kalorien. Der Wasserverlust erweckt den falschen Eindruck, dass man abgenommen hätte. Auf die Dehydrierung des Körpers folgt aber unweigerlich ein Zurückhalten von Flüssigkeit, sodass das Gewicht wieder steigt, was den Zyklus der erneuten Dehydrierung, des Flüssigkeitszurückhaltens, der weiteren Einnahme von Medikamenten, um das aufgeblähte Gefühl wieder loszuwerden, und so weiter und so weiter fortführt. Der Missbrauch von Medikamenten zur Gewichtsreduktion ebenso wie das Erbrechen nach Essanfällen und sogar exzessives Sporttreiben haben alle ernsthafte medizinische Folgen.

Lila begann mit Diäten, als sie im letzten Highschool-Jahr war und sich mit ihren Freundinnen auf den Abschlussball vorbereitete. Lila war zwar etwas größer und kräftiger als die anderen Mädchen, vor allem mit stärkeren Beinen, aber das hatte ihr bis dahin keine großen Sorgen gemacht. Die Diät vor dem Ball beschreibt Lily als eine spannende, gemeinsame Aktivität zusammen mit Freundinnen, um bei dem großen Ereignis gut auszusehen. Der Essensplan der Mädchen bestand für einen Tag aus einem Apfel zum Frühstück, Salat mit Essig zum Mittagessen und Huhn und Gemüse zum Abendbrot. Sie beschlossen, sich eine Woche lang so zu ernähren, um »zu sehen, was passieren würde«. Danach stellte Lila erfreut fest, dass sie in dieser Woche merkbar abgenommen hatte.

Nach dem Schulabschluss unternahm Lila eine dreieinhalbwöchige Reise in die Karibik. Es war das erste Mal in ihrem Leben, dass sie sich völlig frei und unabhängig fühlte. Diese Ferien waren eine Zeit der Partys, es wurde viel gegessen, und Lila hatte zum ersten Mal Sex. Sie trank viele Piña Coladas und aß große Mengen Weißbrot und Desserts – Sachen, die sie vorher nur eingeschränkt zu sich genommen hatte. Als sie nach Hause kam, hatte sie alle Pfunde wieder zugenommen, die sie vor dem Abschlussball verloren hatte, und wog sogar noch mehr als vorher.

Aus Frustration aß sie in dem Sommer, bevor sie aufs College ging, weiter zu viel. Gleichzeitig kämpfte sie mit belastenden Gefühlen; ihre neu gefundene Unabhängigkeit, die Auseinandersetzung mit ihrer Sexualität und der bevorstehende Auszug von zu Hause machten ihr Angst. Lila aß nun auch aus emotionalen Gründen und nahm weiter zu.

Im College begann sie schon bald eine Beziehung, die sie während ihrer ganzen College-Zeit weiterführte. In ihrem ersten Jahr wurde aus einer sorglosen, aktiven und sportlichen

Highschool-Schülerin eine passive College-Studentin mit Essensproblemen. Lila überaß sich weiter, bekam Essattacken und aß zeitweise heimlich. Immer wieder dachte sie: »Ich kann nicht glauben, dass ich so viel gegessen habe!«, und fing an, das Essen wieder zu erbrechen, als eine Methode, ihr unkontrolliertes Verhalten gutzumachen. Da Lilas Bulimie nicht zur Folge hatte, dass sie abnahm, sah sie darin auch nie eine Methode zur Gewichtskontrolle. Für sie war das Erbrechen nur ein Mittel, die Folgen ihrer Essattacken wieder auszulöschen. (Anmerkung: Auch wenn man sich nach einem Essanfall erbricht, wird trotzdem eine beträchtliche Kalorienmenge vom Körper aufgenommen.)

Eine riesige Menge Essen zu verzehren und sich dabei völlig außer Kontrolle zu fühlen, kann ein sehr schockierendes Erlebnis sein, und alle Folgen dieses Verhaltens wieder entfernen zu wollen, kann genauso zwanghaft werden wie das Esserlebnis selbst. Wenn die sich einer Essattacke anschließende »Reinigung« zu einem regelmäßigen Vorgang im Leben wird, schwindet das Verantwortungsgefühl für das eigene Verhalten. Das Bewältigen von Gefühlen ohne den Einsatz von Essen kann für viele eine sehr große Herausforderung bedeuten. Bulimie beginnt manchmal als aufregend erscheinende Alternative zur Auseinandersetzung mit Emotionen oder zum Überessen. Einige Patienten berichten von einem Gefühl, als würden sie »mit einem Mord davonkommen«. Wenn das Leiden jedoch anhält, wird diese »Lösung« mit ihren psychischen und körperlichen Auswirkungen (bis hin zum Tod) und der Beeinträchtigung normaler Essensmuster zum Erzfeind. Sehr schnell stellen sich Schamgefühle ein. Jeden Tag müssen Einwickelpapiere von Essen versteckt oder beseitigt werden, und für seine Essanfälle muss man sich isolieren; wenn man in der Öffentlichkeit isst, muss man sich aufs Klo davonstehlen.

Lilas Bulimie-Verhalten führte dazu, dass sie im Herbst ihres ersten College-Jahres so viel wog wie noch nie. Obwohl sie noch immer mit ihrem Freund zusammen war, fühlte sie sich unsicher wegen ihres Gewichts. Sie begann ein- bis zweimal die Woche rigide Sport zu treiben, und Phasen des Hungerns wechselten sich mit bulimischen Phasen ab. Am Ende des College-Jahres wurde Lilas Sporttreiben zwanghaft. In den Ferien suchte Lila eine Ernährungsberaterin auf, die ihr half, ihre Bulimie einzudämmen. Im zweiten Jahr am College trat sie einer Studentinnenvereinigung bei und begann einen Kreuzzug bei deren Mitgliedern, um sie vor der Gefahr zu bewahren, eine Essstörung zu entwickeln.

Den Rest ihrer College-Zeit hatte Lila keine Probleme mit dem Essen und ihrem Sport und ein normales Gewicht. Doch nach ihrem College-Abschluss bezog sie eine Wohnung mit zwei anderen Frauen, von denen die eine Überesserin war und die andere eine gezügelte Esserin. Das folgende Jahr war emotional sehr belastend für Lila, weil sie die Beziehung zu ihrem langjährigen Freund abbrach und dem üblichen Stress des Lebens nach dem College-Abschluss ausgesetzt war. Der Einfluss ihrer Mitbewohnerinnen, die beide essgestört waren, führte zusammen mit ihren Problemen dazu, dass sie sich depressiv fühlte und wieder in alte Essverhaltensmuster fiel. Zunächst aß sie eingeschränkt, dann bekam sie Essanfälle und schließlich Bulimie.

Wir erleben häufig, dass während des Heilungsprozesses von einer ernsthaften Essstörung deren Symptome in Zeiten schwerer psychischer Belastungen wieder auftreten. Diese Belastungen sind dann größer als die Fähigkeit der Betroffenen, damit umzugehen, und das Wiederauftreten der Essstörungssymptome wirkt wie eine rote Fahne, die nicht ignoriert werden darf. Sie zeigt die Notwendigkeit an, sich Hilfe zu suchen, um wieder auf den Weg zur Heilung zurückzufinden. Lila tat genau das. Sie suchte einen Psychologen für Essstörungen auf, der ihr half, keine Essens-Reinigungs-Rituale mehr durchzuführen. Gleich darauf begann Lila mit dem Prozess, der sie zum intuitiven Essen führte.

Auch wenn sich während Lilas letzter drei College-Jahre keine Essstörungssymptome zeigten, hatte sie nicht wirklich Frieden mit dem Essen geschlossen. Sie war eine vorsichtige Esserin und eine eifrige Sportlerin geworden. Doch als ihre psychischen Belastungen dramatisch anstiegen, griff sie auf das Verhalten zurück, ihr Essen zu kontrollieren, was ihr das Gefühl gab, ihr Leben unter Kontrolle zu haben. Sie begann auch wieder, sich zu überessen, um sich zu trösten und ihre schmerzlichen Gefühle zu betäuben. Und schließlich war die Bulimie zurückgekehrt. Das war der Moment, in dem Lila anfing, den Prinzipien des intuitiven Essens zu folgen. Sie musste sich verpflichten, nie wieder eine Diät zu machen oder eingeschränkt zu essen. Lila entdeckte, dass es ihr ein Gefühl der Stärke gab, wenn sie ihr Essen nach ihrem Hunger richtete und die Sättigungssignale ihres Körpers respektierte. Die Auswahl der Nahrungsmittel nach ihren Vorlieben führte dazu, dass sie sich nach den Mahlzeiten zufrieden fühlte. Sie fing an, sich mit ihren Gefühlen auseinanderzusetzen, anstatt sie zu unterdrücken. Indem sie ihren – wie sie es nannte – »emotionalen Muskel« entwickelte, war sie besser in der Lage, mit ihrem Leben klarzukommen, als sie es jemals gewesen war, während sie ihr bulimisches Verhalten praktizierte.

Heute ist Lila verheiratet und hat drei Kinder. Sie isst intuitiv, treibt mäßig Sport, wiegt sich nicht und behält ohne besondere Maßnahmen ihr normales Gewicht.

Für unsere Patientinnen aus obigen Geschichten war die Grundlage zur Veränderung die Bereitschaft, eingefahrene Gewohnheiten zu verändern und alte Bewältigungsmechanismen abzulegen. Diese Bewältigungsmechanismen abzulegen erfordert Geduld, einen großen Vertrauensvorschuss und ein Erlernen neuer Einstellungen zum Essen, zum Körper und zum Leben. All das ist möglich – die vorgestellten Patientinnen sind nur einige von den vielen, die ihre Essstörungen auf diese Art geheilt haben. Und natürlich gilt das auch für männliche Patienten mit Essstörung.

Eine Essstörung kann von relativ kurzer Dauer sein und ohne dauerhafte körperliche und/oder psychische Schäden geheilt werden, wenn sie bald nach ihrer Entstehung sowohl psychotherapeutisch als auch ernährungstherapeutisch behandelt wird. Sie kann aber auch zu lebenslangem Leiden und sogar zum Tod führen, wenn sie nicht richtig behandelt wird – was auch passieren kann, wenn die Patienten die Behandlung abbrechen.

Schlüsselmomente

Ob eine Essstörung sich bei einer Frau oder einem Mann entwickelt, ob sie beginnt, weil man eine Diät macht, um sich auf den Abschlussball vorzubereiten, oder weil man schmerzhafte Gefühle unterdrücken möchte – am wichtigsten ist in allen Fällen, dass die Betroffenen sich Hilfe bei einem Psychotherapeuten oder einer Ernährungstherapeutin suchen. Diese müssen auf jeden Fall eine spezielle Ausbildung haben, um die Hintergründe von Essstörungen zu verstehen, und sie müssen den Patienten eine Umgebung bieten, in der sie sich sicher und aufgehoben fühlen. Dann können die Gedanken und Gefühle analysiert werden, die die Beziehung der Patienten zum Essen bestimmen und in eine falsche Richtung gelenkt haben. Manchmal ergeben sich im Verlauf der Behandlung Momente, die den Heilungsprozess tiefgehend beeinflussen und einen Wendepunkt bedeuten. Der folgende Fall illustriert einen solchen Schlüsselmoment:

Die zweiundzwanzigjährige Kelly war in ihrem letzten College-Jahr, als ihre Anorexie und Bulimie einen solchen Schweregrad erreichten, dass sie ein lebensbedrohliches Untergewicht hatte und alles erbrach, was sie zu sich nahm. Um nicht ins Krankenhaus zu müssen, hatte sie es geschafft, ein wenig zuzunehmen, bevor sie zu uns zur Ernährungsberatung kam. Sie litt jedoch weiterhin massiv unter ihren Essstörungen und war extrem untergewichtig.

Obwohl Kelly starke Widerstände gegen eine Veränderung ihres Essverhaltens hatte, war sie bereit, darüber zu sprechen, und gab auf eine Frage eine Antwort, die wesentlich zu ihrer

Gesundung beitragen sollte. Wir fragten sie, was ihr an der ernährungstherapeutischen Behandlung am meisten Angst machte. Unsere Erwartung war eigentlich, dass sie sagen würde, sie hätte Angst, dass sie nie wieder aufhören würde zuzunehmen. Doch zu unserer Überraschung antwortete sie, dass sie ihre Bulimie nicht aufgeben wollte, weil sie den Akt des Erbrechens zur Verminderung ihrer Angstgefühle einsetzte.

Kelly war überwältigt vor Erleichterung, als im Gespräch zwei Dinge klar wurden: Sie kam aus einer Familie mit normalem Gewicht, und sie hatte sich vor der Entwicklung ihrer Essstörung niemals Sorgen um ihr Gewicht gemacht. Kelly konnte nun anerkennen, dass sie selbst gar nicht glaubte, dass ihr Körper exzessiv zunehmen würde. Diese Erkenntnis war der Schlüsselmoment, von dem an ihre Genesung schnell voranschritt. Sie befand sich infolge ihrer Unterernährung in einem extrem entkräfteten Zustand. Ihr war selbst bewusst, dass sie kaum Energie hatte, sich von ihren Freunden isolierte und sich nur schwer auf ihre Arbeit am College konzentrieren konnte. Wenn es mit ihrer Gesundheit so weiterging, bestand das Risiko, dass sie ins Krankenhaus müsste, was zur Folge hätte, dass sie das College nicht fortführen könnte. Aber – ihr war zum ersten Mal klar, dass sie keine Angst davor zu haben brauchte, ungeheuer viel zuzunehmen! Daher war Kelly bereit, wieder zu essen. Sie wollte daran arbeiten, ihr anorektisches und bulimisches Essverhalten abzulegen, auch wenn es lange dauern sollte. Diese Veränderung war nicht das Ergebnis äußeren Drucks. Kelly selbst entschied, dass sie wieder gesund werden und ein normales Leben führen wollte. Die Grundlage dieser Entscheidung war die Erkenntnis, dass ihre

Erbanlagen nicht dafür sprachen, dass sie dick werden würde. Von dem Moment an wurde sie zum Mitglied des Teams, das ihre Gesundung vorantrieb!

Kelly nahm nun langsam mehr und mehr Essen zu sich, erreichte schon bald ein zufriedenstellendes Gewicht und bekam auch wieder ihre Periode. Gleichzeitig erwarb sie die Fähigkeit, ihre Hunger- und Sättigungssignale wahrzunehmen, die sie seit langer Zeit nicht mehr gespürt hatte.

Als Nächstes ging es darum, dass Kelly durch das Essen auch wieder ein Gefühl der Zufriedenheit erlangte. Als wir sie nachher fragten, ob ihr während dieser Phase etwas besonders geholfen hatte, leuchteten ihre Augen auf, und sie antwortete: »Ja, das war Ihre Schilderung, im Kino den Film *Chocolat* zu sehen und dabei einen Schokoladentrüffel zu essen.« Ein weiterer Schlüsselmoment! Die Vorstellung, in dem Genuss einer köstlichen Schokoladenpraline zu schwelgen, während man einen Film über einen Schokoladenladen in Paris sah, machte Kelly glücklich. Sie kannte den Film, und während sie ihn sah, hatte sie sich gewünscht, Schokolade essen zu können – etwas, das sie sich verboten hatte. Doch nun, da sie Frieden mit dem Essen schließen wollte und volles Vertrauen in ihre Ernährungstherapeutin hatte, begann Kelly eine Erforschung all der Nahrungsmittel, die sie seit Jahren nicht mehr gegessen hatte – vor allem Schokolade!

Anderthalb Jahre später hat Kelly immer noch ein ganz normales Gewicht und isst mit einem Gefühl von Freiheit, das sie nicht mehr erlebt hat, seit ihre Anorexie begann. Ihre bulimischen Episoden sind drastisch zurückgegangen. Ihr Bulimieverhalten war zum größten Teil von Heißhungerattacken ausgelöst worden und zum Teil auch von den Einschränkungen, die Kelly sich bei den Nahrungsmitteln auferlegt hatte, die sie besonders mochte. Kellys bemerkenswerter Fortschritt beruht vor allem darauf, dass sie ihre zerstörerischen Gedanken hinterfragte, dass sie ihren Hunger honorierte und Frieden mit dem Essen schloss. Um ihr abschließendes Ziel zu erreichen und ihr bulimisches Verhalten völlig abzulegen, muss Kelly ihre psychotherapeutische Arbeit fortsetzen, damit sie Methoden erlernt, ihre Angst ohne den Einsatz von Essen zu bewältigen.

Bei Hunderten von Menschen haben wir miterlebt, was für einen großen Einfluss ihr neu erworbenes intuitives Essen auf ihr Leben hat. Bei vielen unserer Klienten kreisten ihre Gedanken hauptsächlich darum, was sie gegessen hatten und wie unzulänglich ihr Körper war. Für manche stellte diese obsessive Beschäftigung ein Mittel dar, sich von schwierigen Gefühlen abzulenken. Andere Klienten haben sich wortwörtlich mit Essen betäubt, um traumatische Erfahrungen zu überdecken. Viele fühlten Scham wegen ihres essgestörten Verhaltens oder eines Körpers, der nicht den Standards der Gesellschaft entspricht. Bei manchen war die einzige Emotion, die Überessen auslöst, ein Schuldgefühl, das das Essen selbst in ihnen verursachte. Zu ihrem großen Erstaunen blieb das Überessen aus, wenn sie erst einmal keine Schuld mehr empfanden, weil sie Frieden mit dem Essen geschlossen hatten.

Doch welche Gründe es auch hat, wenn Menschen sich überessen, zu wenig essen oder ein anderes gestörtes Essverhalten aufweisen, eine ungesunde oder ungute Beziehung zum Essen kann dazu führen, dass man im Leben auf der Stelle tritt. Wir haben oft gesehen, dass Menschen nach ihrer

Reise zum intuitiven Essen ihre Arbeitssituation veränderten, sich aus für sie negativen Beziehungen lösten, Konflikte mit Freunden oder Familienmitgliedern aufarbeiteten oder schlicht zum ersten Mal in ihrem Leben Frieden, Freude und Zufriedenheit erlebten. Jede der in diesem Kapitel erwähnten Personen würde Ihnen ohne Zögern sagen, dass das, was sie gegen ihre Essensprobleme eingetauscht hat, mehr wert ist, als sie sich jemals hätte vorstellen können!

Bereitschaft zum intuitiven Essen

Die Dauer des Heilungsprozesses einer Essstörung kann von ein paar Monaten bis zu ein paar Jahren betragen und hängt von verschiedenen Faktoren ab, zum Beispiel davon, wie lange man die Essstörung schon hat und ob man selbst bereit ist, etwas zu verändern und Hilfe anzunehmen. Wichtig ist, geduldig mit sich selbst zu sein. Kaum jemand mit einer Essstörung wird sofort mit dem Prozess zum intuitiven Essen beginnen können. Wenn man diesen Prozess zu früh und ohne professionelle Hilfe anfängt, wird man wahrscheinlich frustriert, überfordert und voller Ängste wieder aufgeben müssen.

Wir nennen Ihnen im Folgenden einige Indikatoren, die anzeigen, ob Sie so weit sind, den Prozess zum intuitiven Essen in Angriff zu nehmen. Auf jeden Fall sollten Sie sich nur zusammen mit Ihrem Team aus Gesundheitsexperten auf diese Reise machen.

- **Körperliche Wiederherstellung und Ausgeglichenheit.** Im Fall von Anorexie muss ein bestimmtes Ausgangsgewicht erreicht sein, sonst kann man realistischerweise nicht erwarten, in der Lage zu sein, regelmäßig seine Hungersignale wahrzunehmen, seinen Hunger zu honorieren und seine Sättigung zu respektieren. Bei Bulimie und einer Binge-Eating-Störung bedeutet das, dass man sein chaotisches Essverhalten durch regelmäßige Mahlzeiten abgelöst haben muss. Jede Essstörung erfordert zu Beginn normalerweise eine Ernährungsberatung bei einem Ernährungstherapeuten, um sein Essverhalten ins Gleichgewicht zu bringen.

- **Das Anerkennen, dass es bei der Essstörung nicht um das Körpergewicht oder das Essen geht, sondern um etwas Tieferliegendes.** Wenn man das akzeptiert hat, kann man das Essen als Mittel der Fürsorge für sich selbst sehen und aufhören, es dafür einzusetzen, andere Probleme zu lösen.

- **Fähigkeit zur Einsicht und Bereitschaft, sich mit seinen Gefühlen auseinanderzusetzen.** Wenn Sie in der Lage sind, Ihre Gefühle zu identifizieren und angemessen mit ihnen umzugehen, wird die Notwendigkeit zu essgestörtem Verhalten geringer werden.

- **Fähigkeit, seine Wünsche und Bedürfnisse zu erkennen.** Wenn Sie in der Lage sind, Ihre Wünsche und Bedürfnisse zu identifizieren, werden Sie Ihr gestörtes Essverhalten immer weniger brauchen, um eine unbestimmte Leere zu füllen.

- **Fähigkeit, ein Risiko einzugehen.** Während der Heilungsprozess beginnt, sowohl körperlich als auch psychisch, werden Sie Risiken auf sich nehmen und aushalten müssen. Für jemanden mit Anorexie kann dies bedeuten, etwas zu essen, ohne zu wissen, wie viele Kalorien es enthält. Für jemanden mit Bulimie kann es zum Beispiel heißen, zum ersten Mal (wieder) Schokolade zu essen.

Tabelle intuitiven Essens

Anwendung der Prinzipien intuitiven Essens bei Essstörungen

Prinzip	Anorexie	Bulimie/Binge-Eating-Störung
1. **Legen Sie die Diätmentalität ab**	Essensverzicht ist das Kernthema und kann tödlich sein.	Essensverzicht wirkt nicht und löst Heißhunger aus, der Binge-Eating zur Folge hat.
2. **Honorieren Sie Ihren Hunger**	Gewichtszunahme ist wesentlich. Das Gehirn kann sonst nicht funktionieren und normal denken. Ihre Gedanken kreisen wahrscheinlich obsessiv ums Essen, und Sie können kaum Entscheidungen treffen. Ihr Körper und Ihr Gehirn brauchen Kalorien, um zu funktionieren. Ihr Ernährungstherapeut erarbeitet mit Ihnen eine Art zu essen, mit der Sie sich sicher fühlen.	Essen Sie regelmäßig – drei Mahlzeiten und zwei bis drei Snacks am Tag. Regelmäßiges Essen lässt Sie leichten Hunger spüren, sodass kein Hungerextrem wie oft bei chaotischem Essverhalten auftritt. Irgendwann können Sie Ihren eigenen Hungersignalen vertrauen, auch wenn Sie von dieser Routine abweichen.
3. **Schließen Sie Frieden mit dem Essen**	Gehen Sie Risiken ein; fügen Sie nach und nach Ihrem Essensplan neue Nahrungsmittel hinzu, wenn Sie bereit dazu	Gehen Sie Risiken ein, probieren Sie »Angst«-Essen, wenn Sie dazu bereit sind und nicht verletzlich. (Verletzlichkeit

Prinzip	Anorexie	Bulimie/Binge-Eating-Störung
	sind. Gehen Sie in Minischritten voran.	wäre zum Beispiel: Heißhunger, großer Stress oder labiler Gefühlszustand.)
4. Sagen Sie der Essenspolizei den Kampf an	Hinterfragen Sie Ihre Gedanken und Ansichten über Essen. Keine moralischen, verurteilenden und strengen Kommentare zum Essen.	Hinterfragen Sie Ihre Gedanken und Ansichten über Essen. Keine moralischen und verurteilenden Kommentare zum Essen.
5. Spüren Sie Ihre Sättigung	Sie können sich in der Anfangsphase Ihrer Gesundung nicht auf Ihre Sättigungssignale verlassen, da Ihr Körper sich wahrscheinlich vorzeitig satt fühlt – eine Folge verlangsamter Verdauung und Magenleerung. Auch führt das Zurückhalten des Wassers im Körper zu einem aufgeblähten Gefühl.	Eine Abkehr von der extremen Sättigung beim Binge Eating. Wenn regelmäßiges Essen stattfindet, werden Sie bald auch eine leichte Sättigung spüren. Wenn Sie aufgehört haben, sich zu erbrechen und Abführmittel zu nehmen, kann das Sättigungsgefühl zeitweise gestört sein, weil Sie sich durch das Zurückhalten von Wasser im Körper aufgebläht fühlen.
6. Entdecken Sie den Genussfaktor	Häufig gibt es Ängste oder Widerstände, den Genuss beim Essen zu erleben (sowie auch andere Freuden im Leben).	Wenn regelmäßig befriedigende Essenserlebnisse stattfinden, reduzieren sich die Essanfälle.
7. Bewältigen Sie Ihre Gefühle ohne den Einsatz von Essen	Gefühle sind oft unterdrückt. Essenseinschränkung, Essensrituale und obsessive Gedanken über Essen sind die Bewältigungsmechanismen. Wenn Ihr Körper	Binge Eating, Erbrechen und exzessives Sporttreiben werden als Bewältigungsmechanismen eingesetzt. Wenn diese Verhaltensweisen weniger werden, kann man

Prinzip	Anorexie	Bulimie/Binge-Eating-Störung
	wieder genährt wird, sind Sie besser in der Lage, mit aufkommenden Gefühlen umzugehen.	anfangen, seine Gefühle zu erleben und damit umzugehen.
8. Respektieren Sie Ihren Körper	Die verzerrte Körperwahrnehmung muss geheilt werden.	Respektieren Sie Ihren Körper, wie er gerade ist.
9. Bewegung	Wahrscheinlich muss Sport abgesetzt werden, vielleicht kann sanfte Bewegung betrieben werden.	Exzessiver Sport kann ein Reinigungsverhalten sein. Maßvoller Sport kann helfen, mit Stress und Ängsten umzugehen.
10. Erhalten Sie Ihre Gesundheit	Keine Strenge in der Ernährung, falls strikt an »Ernährungsprinzipien« festgehalten wird, egal, woher sie stammen. Einsicht, dass der Körper Folgendes braucht: Essentielle Fette Kohlenhydrate Eiweiß Eine Vielfalt an Nahrungsmitteln	Keine strengen Ernährungsrichtlinien. Der starre Glauben, was gesundes Essen ist, kann bei einem Verstoß dagegen Reinigungsrituale auslösen (bei Bulimie). Einsicht, dass der Körper Folgendes braucht: Essentielle Fette Kohlenhydrate Eiweiß

Anlaufstellen für Essstörungen

Bundeszentrale für gesundheitliche Aufklärung
Internet: www.bzga-essstoerungen.de

BFE Bundes Fachverband Essstörungen
Pilotystraße 6/Rgb.
80538 München
Internet: www.bundesfachverbandessstoerungen.de

Dick & Dünn e. V.
Beratungszentrum bei Ess-Störungen
Innsbrucker Straße 37
10825 Berlin
Internet: www.dick-und-duenn-berlin.de

17. Wissenschaftliche Untersuchungen zu intuitivem Essen

Aufgrund der Forschung bis zum heutigen Tag lässt sich feststellen, dass intuitives Essen ein messbarer Essstil ist, der positive Auswirkungen auf mehrere Gesundheitsindikatoren haben kann...

Steven Hawks

Als wir am Anfang unseres Projekts zusammentrugen, was intuitives Essen ausmacht, sichteten wir Hunderte von Studien, die zusammen mit unserer klinischen Erfahrung schließlich die Grundlage für die zehn Prinzipien des intuitiven Essens bildeten. Obwohl unser Konzept sich auf wissenschaftliche Untersuchungen und deren Ergebnisse stützte (oder genauer gesagt, von ihnen inspiriert war), ist das nicht das Gleiche, als wenn man sagt: »Untersuchungen zeigen, dass intuitives Essen funktioniert.« Inzwischen gibt es etwa fünfundzwanzig wissenschaftliche Untersuchungen zu intuitivem Essen, und weitere werden momentan durchgeführt. In diesem Kapitel werden wir einige Studien ausführlicher vorstellen, und am Kapitelende finden Sie eine komplette Liste mit kurzen Zusammenfassungen.

Breites öffentliches und wissenschaftliches Interesse nach Medienbericht

Obwohl unser Buch bereits 1995 zum ersten Mal veröffentlicht wurde, erwachte erst zehn Jahre später ein breites Interesse der Forschung und Öffentlichkeit an unserer Arbeit. Ausgelöst wurde es von der Veröffentlichung zweier Studien zum intuitiven Essen, deren Ergebnisse globale Aufmerksamkeit in den Medien fanden.

Steven Hawks, Professor für Gesundheitswissenschaft an der Brigham Young University in Provo (Utah) und seine Kollegen veröffentlichten 2005 eine der ersten Untersuchungen, die den Zusammenhang von intuitivem Essen und Gesundheit bei College-Studenten erforschte (Hawks et al. 2005). Für diese relativ kleine Studie entwickelten Hawks und Kollegen eine Skala, um intuitive Esser zu definieren (2004a), und es zeigte sich, dass diejenigen Frauen, die auf der Skala oben angesiedelt waren, einen geringeren Body-Mass-Index, niedrigere Blutfettwerte und ein geringeres Herzerkrankungsrisiko hatten als diejenigen Studentinnen, die auf der Skala unten angesiedelt waren. Es gab also einen deutlichen Zusammenhang von intuitivem Essen und positiven Gesundheitsindikatoren.

Bei einem Interview mit der amerikanischen Presseagentur Associated Press bekannte Hawks auch, dass er selbst lange Zeit mit Übergewicht gekämpft hatte. Trotz seiner umfangreichen Fachkenntnisse als Ernährungsexperte hatte er es einfach nicht geschafft abzunehmen, bis er intuitives Essen praktizierte, was zu einem anhaltenden Gewichtsverlust von fünfzig

Pfund führte. Die Überschrift der Presseagentur über dieses Interview lautete: *Professor verliert dauerhaft Gewicht, indem er isst, was er möchte* (Vergakis 2005) – kein Wunder, dass das einen großen Medienwirbel auslöste und ihm zu Interviews bei US-weiten Fernsehsendern und Zeitungen verhalf.

Wissenschaftliche Definition und Messung intuitiven Essens

Im Jahr 2006 veröffentlichte Dr. Tracy Tylka von der Ohio State University eine große Untersuchung mit fast tausendeinhundert College-Studentinnen, die sich auf drei Hauptmerkmale intuitiven Essens stützte (Tylka 2006):

1. Bedingungslose Erlaubnis zu essen, wenn man Hunger hat, und das zu essen, was man möchte.
2. Essen aus körperlichen Gründen und nicht aus emotionalen.
3. Verlass auf innere Hunger- und Sättigungssignale, die Zeit und Menge des Essens bestimmen.

Tylkas Untersuchung war ein umfangreiches Unternehmen, denn um die Hauptkriterien intuitiven Essens festzulegen und zu überprüfen, wurde eine Reihe von vier Studien durchgeführt. Im ersten Teil wurde die »Intuitive Eating Scale (IES)« (Skala intuitiven Essens) aufgestellt und überprüft, um damit intuitive Esser messen und identifizieren zu können. Unser Quiz im zweiten Kapitel »Sind Sie ein intuitiver Esser?« beruht auf den Ergebnissen dieser Studie.

Als Nächstes füllten die Studentinnen die Skala intuitiven Essens zusammen mit einer Reihe anderer Tests aus, um auf dieser Grundlage den Zusammenhang zwischen intuitivem Essen und mehreren Indikatoren zu überprüfen, die die geistige Gesundheit, das Körperbewusstsein und Essstörungssymptome widerspiegeln.

Frauen, die auf der Skala hoch angesiedelt waren, wurden als intuitive Esser identifiziert. Verglichen mit denjenigen Frauen, die auf der Skala niedrig angesiedelt waren, waren die intuitiven Esserinnen zufriedener mit ihrem Körper, ohne das Ideal von Magerkeit zu verinnerlichen, was darauf hinweist, dass das Selbstwertgefühl intuitiver Esser mit geringerer Wahrscheinlichkeit darauf beruht, dünn zu sein. Personen, die alle Punkte auf der Skala erreichten, hatten ein hohes Selbstwertgefühl, waren mit ihrem Leben zufrieden, zeigten Optimismus und lösungsorientierte Bewältigungsmechanismen.

Intuitive Esser besaßen auch ein besseres Körperbewusstsein oder *interozeptives Bewusstsein*, bei dem das Gehirn körperliche Gefühle und Zustände wahrnimmt, zum Beispiel einen schnelleren Herzschlag, schweres Atmen, Hunger und Sättigung. Interozeptives Bewusstsein umfasst auch körperliche Gefühle, die von Emotionen ausgelöst werden. Zu jeder Emotion gehört ein Körpergefühl. Wenn Ihnen zum Beispiel etwas Angst einjagt, nehmen Sie vielleicht lautes und schnelles Herzklopfen wahr, oder vielleicht empfinden Sie eine Anspannung im ganzen Körper oder in der Brust. Diese emotional-körperliche Verbindung ist so eng (und wahrnehmbar), dass der Psychiater Daniel Siegel sie therapeutisch einsetzt. Er hilft seinen Patienten, eine Verbindung mit ihren Emotionen aufzunehmen, indem er sie zunächst die körperlichen Gefühle bestimmen lässt, die sie empfinden. (Dieser Vorgang wird von Daniel Siegel in seinem Buch *Mindsight* beschrieben.)

Als Nächstes wertete Tylka den Zusammenhang zwischen dem Body-Mass-Index (BMI) und den auf der Skala intuitiven Essens erreichten Punktzahl aus. Sie ging davon aus, dass die intuitiven Esser mit geringerer Wahrscheinlichkeit ein Verhalten annehmen, das zu Gewichtszunahme führt (wie zum Beispiel Essen ohne Hunger, Essen als Reaktion auf Emotionen und situative Faktoren), verglichen mit denjenigen, die Diäten machten oder gezügelt aßen. Wie erwartet hatten Frauen, die auf der Skala weit oben rangierten, einen niedrigeren BMI; richtet man sich also nach seinen Körpersignalen, um zu entscheiden, was, wann und wie viel gegessen wird, geht das mit einem niedrigeren BMI einher. (Wie schon erwähnt, zeigen mehrere Studien, dass die Einhaltung von Diäten höhere Gewichtszunahme voraussagen lässt, daher ist Tylkas Ergebnis nicht überraschend, aber doch ein weiterer Beleg.)

Tylka und Hawks entwickelten unabhängig voneinander verschiedene Werkzeuge, um die Merkmale intuitiven Essens zu erfassen. Hawks' Skala intuitiven Essens (2004a) umfasst vier Komponenten:

1. Intrinsisches Essen (Essen aufgrund innerer Signale).
2. Extrinsisches Essen (Essen aufgrund äußerer Einflüsse wie Stimmung, Gemeinschaft und Essenszugänglichkeit).
3. Anti-Diät-Verhalten (Essen nicht aufgrund von Diäten, Kalorienzählen oder dem Wunsch abzunehmen).
4. Selbstfürsorge (Körperakzeptanz, sich unabhängig von der Körperform um seinen Körper kümmern).

Die Entwicklung dieser Zuordnungsskalen hat anderen For-
schern Möglichkeiten eröffnet, weitere mit intuitivem Essen
zusammenhängende Themen zu untersuchen. Diese Studien
werden im nächsten Abschnitt vorgestellt.

Studien verweisen auf Vorteile und Merkmale intuitiven Essens

Jugendliche

Sally Dockendorff und Kollegen (2011) wandten Tylkas Skala
für intuitives Essen (2006) auf Jugendliche an und stellten
ihre Ergebnisse auf der 119. Jahreskonferenz der *American
Psychological Association* vor. Dockendorff identifizierte eine
zusätzliche Hauptkomponente intuitiven Essens, und zwar
Vertrauen – die Fähigkeit, den angeborenen Hunger- und
Sättigungssignalen des Körpers zu vertrauen. Das heißt, intuitiven Essern dieser Altersgruppe reichte es nicht, sich ihrer Hunger- und Sättigungsanzeichen bewusst zu sein, für die
Jugendlichen war es auch wichtig, dass sie diesen Signalen
genügend vertrauten, um sich nach ihnen zu richten. Wenn
man die wachsende Essens- und Fettfeindlichkeit bedenkt,
könnte diese Art Vertrauen ein unerlässliches Merkmal aller
intuitiven Esser sein, unabhängig von deren Alter.

Dockendorffs Ergebnisse für diese Gruppe von über fünf-
hundert Mittelschuljugendlichen stimmten mit denen Tylkas
bei College-Studentinnen (2006) überein. Jugendliche, die auf
Dockendorffs Skala intuitiven Essens weit oben angesiedelt
waren, hatten im Vergleich zur Kontrollgruppe einen niedrigeren BMI, ohne kulturelle Schlankheitsideale verinnerlicht zu

haben, waren weniger unzufrieden mit ihrem Körper und hatten weniger Stimmungsprobleme. Intuitive Esser waren insgesamt zufriedener mit ihrem Leben und erlebten sich selbst häufiger als gut gelaunt. Dies ist besonders bemerkenswert, weil Jugendliche stark von Hormonschwankungen beeinflusst und außerdem einem hohen Anpassungsdruck in der Peergroup ausgesetzt sind, was ihre Stimmung und ihre Zufriedenheit mit dem Leben beeinflussen kann.

Wie gesund ist die Essensauswahl intuitiver Esser?

Eine Hauptsorge von Kritikern intuitiven Essens gilt einer der wichtigsten Komponenten dieses Essstils – der bedingungslosen Erlaubnis zu essen, was man möchte und immer wenn man Hunger hat. Die Kritiker befürchten, dass die »Erlaubnis« zu essen, was man möchte, zu ungesunder Ernährung und Gewichtszunahme führen würde. Diese Annahme war der Ausgangspunkt einer Studie von Smith und Hawks (2006), die bei einer Gruppe von fast 350 College-Studentinnen und -Studenten untersuchte, welchen Zusammenhang es zwischen den gesundheitlichen Folgen der Essensauswahl und intuitivem Essen gibt. Entgegen den Erwartungen der Kritiker war die Ernährung derjenigen, die hoch auf der Skala angesiedelt waren, vielfältiger als die der Kontrollgruppe. Auch der BMI der intuitiven Esser war niedriger. Darüber hinaus gab es keinen Zusammenhang zwischen der Menge an »Junkfood« innerhalb der Gesamternährung. Die intuitiven Esser ernährten sich also nicht ungesund. Intuitive Esser berichteten auch von mehr Genuss beim Essen. Interessanterweise wurden mehr Männer als Frauen als intuitive Esser identifiziert.

Gesundheit und Wohlbefinden

Positive Gesundheitspsychologie stellt die angenehme Seite emotionaler Zustände dar. Dazu gehören Optimismus, Glück, Genussfähigkeit – alles Eigenschaften, von denen mehrere Studien gezeigt haben, dass sie Indikatoren für den zukünftigen Grad an Gesundheit und Wohlbefinden sind. Darüber hinaus verstärken und verbinden sich deren Auswirkungen im Laufe der Zeit, sodass die Betroffenen gesünder werden, besser sozial integriert sind und widerstandsfähiger sind. Auch körperliche Gesundheitsvorteile resultieren nachgewiesenermaßen aus diesen psychischen Zuständen, zum Beispiel ein niedrigerer Spiegel des Stresshormons Cortisol und weniger Entzündungen. Eine Studie von Tylka und Wilcox (2006) mit 340 College-Studentinnen zeigte, dass zwei Hauptmerkmale intuitiven Essens (1. Essen aus körperlichem Grund anstatt aus emotionalen Gründen und 2. Verlass auf innere Hunger- und Sättigungssignale bei der Entscheidung, wann und wie viel gegessen wird) sehr zum psychischen Wohlbefinden beitrugen: Studentinnen mit diesen beiden Merkmalen zeigten mehr Optimismus, psychische Widerstandsfähigkeit, bedingungslose Selbstachtung, positive Emotionen, lösungsorientierte Bewältigungsmechanismen und soziale Problemlösefähigkeit.

Die Ergebnisse dieser Studie betonen einmal mehr, wie wichtig es ist, die eigenen Gefühle wahrzunehmen, sich mit ihnen auseinanderzusetzen und ebenso seine biologischen Hinweise auf Hunger und Sättigung zu respektieren. Diese Ergebnisse bestätigen viele Prinzipien intuitiven Essens *(Honorieren Sie Ihren Hunger, Respektieren Sie Ihre Sättigung,*

Bewältigen Sie Ihre Gefühle ohne den Einsatz von Essen, Legen Sie die Diätmentalität ab).

Faktoren, die intuitives Essen fördern oder behindern

Studien zeigen, dass viele Faktoren einen Einfluss auf intuitives Essen haben, zum Beispiel Kommentare und Ernährungsstile der Eltern oder anderer Fürsorgepersonen, selbst auferlegtes Schweigen über Gedanken und Gefühle, Körperakzeptanz und -wertschätzung sowie kulturelle Einflüsse. Diese Studien werden im folgenden Abschnitt näher beleuchtet.

Ernährungspraktiken und Essensbotschaften von Eltern/Fürsorgepersonen

Elterliche Ernährungsmethoden. Galloway und Kollegen (2010) untersuchten den Einfluss elterlicher Ernährungsweisen auf intuitives Essen und den Body-Mass-Index mit einem neuen Untersuchungsmodell. Fast einhundert College-Studentinnen und -Studenten *und* deren Eltern füllten einen Fragebogen aus, der sich auf die Ernährungsgewohnheiten der Eltern während der Kindheit der Studenten und Studentinnen bezog. Fragen waren zum Beispiel: Passten Ihre Eltern auf, wie viele

- Süßigkeiten (Bonbons, Eiscreme, Kuchen und Gebäck) Sie aßen?
- Knabbereien (wie z. B. Kartoffelchips) Sie aßen?
- Nahrungsmittel mit hohem Fettgehalt Sie aßen?

Als Nächstes maßen die Forscher den aktuellen Body-Mass-Index der Studentinnen und Studenten und bewerteten deren Grad an intuitivem Essen aufgrund von Tylkas Skala intuitiven Essens. Die Ergebnisse zeigten, dass das Überwachen der Eltern und ihre Einschränkung bei der Essensaufnahme einen signifikanten Einfluss auf den Body-Mass-Index, das emotionale Essen und die Punkte auf der Skala intuitiven Essens der Studentinnen und Studenten hatten.

Eltern, die das Essen ihrer Töchter überwachten und einschränkten, hatten Töchter, die a) von signifikant mehr emotionalem Essen berichteten, b) einen höheren Body-Mass-Index hatten und c) weniger aufgrund von körperlichen Hunger- und Sättigungssignalen aßen. Bei männlichen Studenten war der Zusammenhang etwas anders. Eltern, die sich erinnerten, die Essensaufnahme ihres Sohnes eingeschränkt zu haben, hatten Söhne mit signifikant höherem Body-Mass-Index, aber diese berichteten nicht von mehr emotionalem Essen als die Kontrollgruppe.

Damit zeigt erneut eine Untersuchung, dass intuitives Essen mit einem niedrigeren Body-Mass-Index in Zusammenhang gebracht werden kann. Die Forscher folgerten, dass kontrollierende Ernährungspraktiken von Eltern potenziell langfristige Folgen haben und zur Entwicklung emotionalen Essens beitragen können.

Einfluss von Essensbotschaften von Eltern/Fürsorgepersonen. Koon Van Diest und Tylka (2010) kamen in einer Studie mit College-Studentinnen und -Studenten zu ähnlichen Ergebnissen. Sie entwickelten einen Fragebogen, in dem die Probanden bewerten sollten, in welchem Maß in ihrer Kindheit ihre Eltern/Fürsorgepersonen die folgenden Verhaltensweisen zeigten:

- Sie sagten ihnen, dass sie bestimmte Nahrungsmittel nicht essen sollten, weil sie sie »fett machen würden«.
- Sie redeten über Diäten oder das Einschränken bestimmter hochkalorischer Nahrungsmittel.
- Sie ermahnten, dass sie zu viel aßen.

Die Forscherinnen fanden heraus, dass ein hohes Maß an kritischen und einschränkenden Essensbotschaften von Fürsorgepersonen in Zusammenhang stand mit niedrigen Werten auf der Skala intuitiven Essens und höheren Body-Mass-Index-Zahlen.

Diese Studien zum Ernährungsverhalten von Eltern bestätigen die Forschungsarbeiten von L. L. Birch, die zeigen, dass der Versuch von Eltern, das Essen ihrer Kinder einzuschränken, sich als Bumerang erweist, weil er eine Entfremdung der Kinder von ihren natürlichen Hunger- und Sättigungssignalen bewirkt und schließlich genau die Probleme herbeiführt, die vermieden werden sollten. Die Untersuchungsergebnisse stützen auch viele Prinzipien intuitiven Essens, zum Beispiel *Sagen Sie der Essenspolizei den Kampf an, Schließen Sie Frieden mit dem Essen, Honorieren Sie Ihren Hunger* und *Fühlen Sie Ihre Sättigung.*

Selbst auferlegtes Schweigen

Selbst auferlegtes Schweigen (Self Silencing) ist das Unterdrücken eigener Gedanken, Gefühle oder Bedürfnisse. Es handelt sich hier um ein Problem von Frauen, das deren psychische Gesundheit beeinflusst. Es wird angenommen, dass der Prozess des selbst auferlegten Schweigens in der Jugend beginnt, einer verletzlichen Zeit, in der die Unzufriedenheit mit dem eigenen Körper und sozialer Druck entstehen. Wenn sie ihre eigene Stimme zum Verstummen bringen, beginnen junge Frauen, körperliche oder Hungerhinweise zu ignorieren oder zu unterdrücken, sobald sie mit gesellschaftlichen Vorstellungen von Magerkeit nicht zusammenpassen. Das Ausdrücken von Gedanken, Gefühlen oder Bedürfnissen scheint jedoch ein wesentlicher Aspekt gesunden Essverhaltens zu sein. Shouse und Nilsson (2011) untersuchten die Beziehung zwischen gestörtem Essverhalten, intuitivem Essen und selbst auferlegtem Schweigen und fanden heraus, dass intuitives Essen maximiert wird, wenn eine Frau ein hohes Maß an emotionalem Bewusstsein und ein niedriges Maß an selbst auferlegtem Schweigen aufweist. War das hohe emotionale Bewusstsein jedoch mit stärkerem selbst auferlegtem Schweigen verbunden, wiesen die Testpersonen mehr gestörtes Essverhalten und weniger intuitives Essen auf. Die Forscherinnen vermuten, dass bei einer bei den Frauen vorhandenen Klarheit über ihre Gedanken und Gefühle und gleichzeitiger Unterdrückung ihrer Stimme die Essenssignale einer Verwirrung unterliegen, welche das Vertrauen in innere Hunger- und Sättigungssignale verringert. Die intuitivsten und am wenigsten essgestörten Frauen der Studie wiesen ein hohes emotionales Bewusstsein und kaum selbst auferlegtes Schweigen auf.

Die Ergebnisse dieser Studie stützen die Prinzipien *Sagen Sie der Essenspolizei den Kampf an* und *Bewältigen Sie Ihre Emotionen ohne den Einsatz von Essen.*

Akzeptanz und Körperanerkennung

Während die Fähigkeit zum intuitiven Essen angeboren ist, wird das Beibehalten intuitiven Essens von der Umgebung beeinflusst, zu der auch die Familie, Freunde und Kultur gehören. Wird intuitives Essen von der Umgebung nicht akzeptiert und/oder es werden rigide Regeln fürs Essen aufgestellt, die die inneren Erlebnisse einer Person ignorieren (wie Hunger oder Zufriedenheit), kann das natürliche Essverhalten darunter leiden. Wenn darüber die Kritik am eigenen Körper von anderen bestärkt wird, kann das dazu führen (vor allem bei Frauen), in einer vom eigenen Innern abgelösten Art zu essen, um dadurch die äußere Erscheinung zu beeinflussen. Außerdem trägt auch der Druck von Familienmitgliedern, Freunden und einer Gesellschaftskultur dazu bei, durch das Essen die Körperform beeinflussen zu wollen. Viele Menschen sind überrascht, wenn sie erfahren, dass sogar Komplimente eine Art sein können, eine Person aufgrund ihrer äußeren Erscheinung zu beurteilen. Hinterfragen Sie einmal Komplimente wie »Du siehst toll aus – hast du abgenommen?« oder »Ich wünschte, ich hätte so einen Körper wie du«.

Akzeptanzmodell intuitiven Essens. Eine Reihe von Untersuchungen von Tracy Tylka und Kollegen (Avalos und Tylka 2006, Augustus-Horvath und Tylka 2011) mit fast sechshundert College-Studentinnen beziehungsweise achthundert Frauen im Alter von achtzehn bis fünfundsechzig Jahren ergab, dass eine Betonung von Körperfunktionen und Körperwertschätzung wirksame Methoden sind, um Körperakzeptanz und intuitives Essverhalten umzusetzen.

Wenn Frauen die Funktionalität ihres Körpers über dessen Äußeres stellen, ist die Wahrscheinlichkeit größer, dass sie entsprechend ihren biologischen Körpersignalen essen. Darüber hinaus ergab die Studie, dass eine Haltung, die den eigenen Körper achtete, intuitives Essen wahrscheinlicher machte. Bei einer positiven Haltung dem eigenen Körper gegenüber ist ein höheres Bewusstsein der Körpersignale vorhanden und gleichzeitig auch eine stärkere Tendenz, auf sie einzugehen. So weist diese Studie darauf hin, dass es wichtig ist, eine positive Einstellung dem eigenen Körper gegenüber zu fördern, die den Schwerpunkt auf die Achtung und seine Funktionalität legt und nicht auf seine äußere Erscheinung.

Tylka und Kollegen fanden heraus, dass es in allen Altersgruppen einen Zusammenhang von Körperachtung mit intuitivem Essen gibt. Sie bestimmten vier Hauptmerkmale für Körperachtung:

1. Eine positive Meinung vom eigenen Körper haben, unabhängig von der Körpergröße und wahrgenommenen Unvollkommenheiten.
2. Sich der Bedürfnisse des Körpers bewusst sein und sich um sie kümmern.

3. Sich auf gesunde Weise verhalten, um für den Körper zu sorgen.

4. Den Körper schützen, indem unrealistische Körperideale der Medien zurückgewiesen werden.

Tylka und Kollegen halten es für wichtig, Magerkeit als ideales Körperbild in der westlichen Welt in Frage zu stellen und stattdessen die Akzeptanz einer Vielfalt unterschiedlicher Körperformen und -größen zu fördern.

Kulturelle Akzeptanz. Eine faszinierende Reihe von Studien mit multikulturellen Probanden (Hawks et al. 2004b, Madanat und Hawks 2004) verweist auf den Einfluss der westlichen Kultur auf intuitives Essen. Personen aus anderen Kulturen, die vor und während der frühen Phase ihres Lebens in einem westlichen Kulturkreis natürliche individuelle Esser waren, opferten dieses Essverhalten für das Streben nach dem westlichen dünnen Körperideal. Während der Übernahme neuer kultureller Werte werden durch eine mediale Bombardierung mit Bildern dünner Menschen die westlichen Schönheitsstandards verinnerlicht. In der Folge wird nach und nach der ursprüngliche intuitive Essstil aufgegeben, und äußere Essenssignale übernehmen die Regie, was zu Übergewicht und Essstörungen führen kann.

Diese Untersuchungen der Körperakzeptanz bestätigen und unterstützen Prinzip 7 – *Respektieren Sie Ihren Körper.*

Und die Männer? Viele der Untersuchungen zum intuitiven Essen wurden mit Frauen durchgeführt, der kleinere Teil mit gemischten Gruppen aus Frauen und Männern. Keine Studie bezog sich bisher nur auf Männer. Es werden aber zurzeit Studien durchgeführt, die die Thematik des intuitiven Essens bei Männern untersuchen. Eine vorläufige Studie von Gast und Kollegen (im Druck) mit 181 Studenten fand heraus, dass Männer, die auf der Skala intuitiven Essens weit oben angesiedelt waren, im Vergleich zu der weiter unten angesiedelten Kontrollgruppe einen niedrigeren Body-Mass-Index aufwiesen. Die Männer legten auch mehr Wert darauf, körperlich fit und gesund zu sein, als ein Idealgewicht zu haben. Die Forscher schlussfolgerten, dass intuitives Essen für Männer ideal geeignet ist, da es ihrer gegen Diäten eingestellten Haltung entgegenkommt (Männer sehen in Diäten und in Diäten ähnelndem Essverhalten eher etwas für Frauen).

Die Ergebnisse all dieser Studien zeigen, dass intuitive Esser viele Merkmale aufweisen, die mit körperlicher und psychischer Gesundheit in Zusammenhang stehen. In dieser Tabelle sind die wichtigsten zusammengefasst.

Kennzeichen intuitiven Essens

Diese Tabelle fasst die Untersuchungsergebnisse derjenigen Merkmale zusammen, die mit intuitivem Essen in Zusammenhang stehen.

Bei intuitiven Essern niedriger/ weniger vorhanden	Bei intuitiven Essern höher/stärker ausgeprägt
• Body-Mass-Index • verinnerlichtes kulturelles Magerkeitsideal • Triglyceridwerte • gestörtes Essverhalten • emotionales Essen • Self-Silencing (Unterdrücken eigener Gedanken, Gefühle und Bedürfnisse)	• Selbstwertgefühl • Wohlgefühl und Optimismus • Vielfalt an Nahrungsmitteln • Körperachtung und -akzeptanz • HDL (gutes Cholesterin) • interozeptives Bewusstsein • Genuss durchs Essen • lösungsorientierte Bewältigungsmechanismen • psychische Widerstandsfähigkeit • bedingungslose Selbstachtung

Untersuchungen zur Behandlung von Binge Eating und der Prävention von Essstörungen

Bis vor kurzem standen bei der Forschung zu Essstörungen vor allem Symptomatik, Verlauf und Behandlung im Zentrum, ohne positives Essverhalten zu berücksichtigen. In einer Studie von 2006 untersuchten Tylka und Wilcox jedoch die verschiedenen Indikatoren intuitiven Essens und erbrachten den Beleg, dass sie in hohem Maß zum psychischen Wohlbefinden beitragen – und dass intuitives Essen mehr bedeutet als die Abwesenheit von Essstörungssymptomen. Darüber hinaus empfahlen sie, intuitives Essen in den Erziehungsprozess bei der Behandlung von Essstörungen mit aufzunehmen, da es die Fähigkeit des Patienten zur Gesundung fördern kann.

Eine aktuelle Studie (Young 2011) ergab, dass das Modell intuitiven Essens ein vielversprechender Ansatz für die Prävention von Essstörungen unter College-Studenten ist. Es zeigte sich auch, dass intuitives Essen einen höheren Anreiz auf Studenten ausübt, weil es nicht das Stigma von »Essstörungen« hat und so für die freiwillige Teilnahme von Studenten an Präventionsprogrammen weniger bedrohlich klingt.

Binge-Eating-Behandlung

Eine Studie von Laura Smitham von der University of Notre Dame arbeitete mit einem achtwöchigen Programm intuitiven Essens (auf der Grundlage unseres Buches) bei der Behandlung von einunddreißig Frauen, bei denen eine Binge-Eating-Störung diagnostiziert worden war (Smitham 2008). Das Ergebnis war eine so erhebliche Minderung des Binge Eating, dass die diagnostischen Kriterien für eine Binge-Eating-Störung auf diese Frauen nicht mehr zutrafen. Ein Nachteil der Studie war das Fehlen einer Kontrollgruppe.

Bei zwei größeren Untersuchungen mit Binge-Eating-Betroffenen waren auch Kontrollgruppen einbezogen (Kristeller und Wolever 2011). Der Ansatz ähnelte dem Prozess zum intuitiven Essen und führte ebenfalls zu einer deutlichen Reduktion des Binge Eating. Der angewandte Behandlungsprozess beruhte auf dem Mindfulness Based-Eating Awareness Training (MB-EAT) (Bewusstseinstraining für achtsamkeitsbasiertes Essen), das von Jean Kristeller entwickelt wurde und bei dem ein großer Teil der Merkmale denen des intuitiven Essens ähnlich ist (siehe Tabelle auf S. 372). Auch wenn das MB-EAT-Trainingsprogramm keine Komponente hat, die dem Prinzip »Legen Sie die Diätmentalität ab« entspricht, ist auch Kristeller der Meinung, dass Diäten der Einstimmung auf Körper- und Bewusstseinsvorgänge zuwiderlaufen. Dieses Risiko wird in Kristellers Programm wiederholt betont.

Intuitives Essen als Prävention von Essstörungen und Fettleibigkeit

Aufgrund der wachsenden Anzahl von Untersuchungen, die belegen, dass intuitive Esser eine Fülle unterschiedlicher Nahrungsmittel zu sich nehmen, ein höheres Selbstwertgefühl, ein gesünderes Gewicht, eine größere psychische Widerstandsfähigkeit und geringere Essstörungssymptome haben, halten wir intuitives Essen für die umfassende Lösung, um sowohl Essstörungen als auch Fettleibigkeit vorzubeugen.

Leider steht jedoch zu befürchten, dass die wohlmeinende Gesundheitspolitik der USA, die den »Krieg gegen Fettleibigkeit« führt, unabsichtlich selbst Probleme schaffen wird – von immer weiterer Gewichtszunahme bis zu einem wachsenden Risiko von Essstörungen. Dokumentiert sind diese Gefahren unserer Meinung nach in einem Positionspapier der *Academy for Eating Disorders*. Die offizielle Gesundheitspolitik propagiert Lösungen von außen, anstatt einen natürlichen Zusammenklang von Essen, Geist und Körper anzumahnen. Auch neigen offizielle Verlautbarungen dazu, die Stigmatisierung von hohem Körpergewicht und die Körperunzufriedenheit noch zu fördern, beides Risikofaktoren für Essstörungen und Fettleibigkeit.

Zusammenfassung der Studien zu intuitivem Essen

Es gibt mehr als fünfundzwanzig Studien zu intuitivem Essen, und momentan werden weitere Untersuchungen durchgeführt. Die Studien sind hier alphabetisch nach dem Namen des ersten Autors aufgeführt und jeweils mit Anmerkungen versehen.

Augustus-Horvath, C. L., und Tylka, T. L. (2011). The acceptance model of intuitive eating: A comparison of women in emerging adulthood, early adulthood, and middle adulthood. *Journal of Counceling Psychology*, 58, S. 110–125.
Körperakzeptanz durch andere Personen half Frauen dabei, ihren eigenen Körper zu achten und der Übernahme der Perspektive anderer auf ihren Körper zu widerstehen, was intuitives Essen fördert.

Avalos, L., and Tylka, T. L. (2006). Exploring a model of intuitive eating with college women. *Journal of Counseling Psychology*, 53, S. 486–497.
Bedingungslose Körperakzeptanz mit Betonung der Körperfunktion und Körperachtung ließ Vorhersagen über intuitives Essen zu.

Bacon, L. et al. (2005). Size acceptance and intuitive eating improve health for obese, female chronic dieters. *Journal of the American Dietetic Association*, 105, S. 929–936.

Die zweijährige Studie belegt, dass Methoden ohne Diäten die Gesundheit von fettleibigen, chronisch Diäthaltenden verbessert.

Cole, R.E., and Horacek, T. (2010). Effectiveness of the »my body knows when« intuitive-eating pilot program. *American Journal Health of Behavior,* 34(3), S. 286–297.
Diese Studie untersuchte die Wirkung eines Programms auf der Grundlage intuitiven Essens, das die Ehefrauen von Militärangehörigen dabei unterstützen sollte, ihre Diätmentalität abzulegen. Das Programm bewirkte eine deutliche Änderung der Einstellungen der Testpersonen weg von einer Diätmentalität und hin zu Verhaltensweisen, die dem Lebensstil des intuitiven Essens entsprachen.

Dockendorff, S.A. et al. (Aug. 2011). *Intuitive Eating Scale for Adolescents: Factorial and Construct Validity.* Auf der 119. Jahreskonferenz der *American Psychological Association* vorgestelltes Arbeitspapier, Washington, DC.
Tylkas Skala intuitiven Essens wurde für Jugendliche übernommen; die Studie ergab einen Zusammenhang zwischen intuitivem Essen und Gesundheitsvorteilen, darunter ein niedrigerer Body-Mass-Index ohne Verinnerlichung des Magerkeitsideals, positive Stimmung und größere Lebenszufriedenheit.

Galloway A.T., Farrow, C.V., and Martz D.M. (2010). Retrospective reports of child feeding practices, current eating behaviors, and BMI in college students. *Behavior and Psychology,* 18(7), S. 1330–1335.
Fast einhundert College-Studenten und ihre Eltern füllten Fragebögen aus, in denen nach den Ernährungspraktiken

in der Kindheit der Studenten gefragt wurde. Die Ergebnisse zeigten einen deutlichen Einfluss elterlicher Überwachung und Einschränkung der Essensaufnahme auf den Body-Mass-Index der Studenten, ihr emotionales Essen und ihre Ansiedelung auf der Skala intuitiven Essens.

Gast, J., Madanat H.N., and Nielson A. (im Druck). Are men more intuitive when it comes to eating and physical activity? *American Journal of Men's Health.*
Männer, die auf Hawks' Skala intuitiven Essens weit oben angesiedelt waren, wiesen einen niedrigeren Body-Mass-Index als die Kontrollgruppe auf. Außerdem legten Männer mehr Wert darauf, körperlich fit und gesund zu sein, als ein Idealgewicht zu haben.

Hahn, K.O., Wiseman M.C., Hendrickson J., Phillips J.C. and Hayden E.W. (2012). Intuitive eating and college female athletes. *Psychology of Women Quarterly.*
Vorläufige Daten weisen darauf hin, dass intuitives Essen für College-Sportlerinnen vorteilhaft ist. (Persönliche Kommunikation mit J. Phillips, 10. März 2011.)

Hawks, S.R., Madanat, H.N., Hawks, J., and Harris, A. (2005). The relationship between intuitive eating and health indicators among college women. *American Journal of Health Education*, 36, S. 331–336.
Intuitives Essen stand in Zusammenhang mit einem geringeren Body-Mass-Index, niedrigeren Triglyceridwerten und einem geringeren Herzerkrankungsrisiko.

Hawks, S.R., Merrill, R.M., and Madanat, H.N. (2004a). The intuitive eating validation scale: preliminary validation. *American Journal of Health Education*, 35, S. 90–98.

Für diese Studie wurde eine Skala zur Bestimmung und Messbarmachung von intuitivem Essen entwickelt. Intuitives Essen ist eine gültige Orientierung, die den Menschen hilft, eine normale Beziehung zum Essen zurückzugewinnen und ein gesundes Körpergewicht zu erreichen, wenn Diäten nicht gewirkt oder sogar geschadet haben.

Hawks, S.R., Merrill, R.M., Miyagawa, T., Suwanteerangkul, J., Guarin, C.M., and Shaofang, C (2004b). Intuitive eating and the nutrition transition in Asia. *Asia Pacific Journal of Clinical Nutrition*, 13, S. 194–203.
Die Skala intuitiven Essens (IES), ein Messinstrument für die Essensaufnahme, das hauptsächlich durch die Befriedigung körperlichen Hungers gekennzeichnet ist, wurde angewandt, um die Übereinstimmung mit intuitiven Essprinzipien in den USA und vier asiatischen Ländern zu bestimmen.

Heileson, J.L., and Cole, R. (2011). Assessing motivation for eating and intuitive eating in military service members. *Journal of the American Dietetic Association*, 111 (9 Supplement), S. A26.
Bei einer Studie mit einhundert aktiven Militärangehörigen in den USA wurde ein Zusammenhang zwischen intuitivem Essen und einem niedrigeren Body-Mass-Index festgestellt.

Koon Van Diest, A.M., and Tylka, T. (2010). The caregiver eating messages scale: development and psychometric investigation. *Body Image*, 7, S. 317–326.
Kritisches und einschränkendes Verhalten von Fürsorgepersonen stehen intuitivem Essen entgegen.

MacDougall, E. C. (2010). An Examination of a Culturally Relevant Model of Intuitive Eating with African-American College Women. University of Akron. Dissertation, 218 Seiten.
Untersucht das Modell intuitiven Essens bei afroamerikanischen College-Studentinnen. Die Ergebnisse zeigen, dass das Konzept intuitiven Essens auch auf unterschiedliche Kulturen ausgeweitet und verallgemeinert werden kann.

Madanat, H. N., and Hawks, S. R. (2004). Validation of the arabic version of the intuitive eating scale. *Global Health Promotion*, 11, S. 152–157.
Die Skala intuitiven Essens von Hawks wurde auf eine sehr andere Kultur angewandt und kann als angemessenes Werkzeug dienen, um den Stand intuitiven Essens bei Arabern festzustellen.

Madden, C. E., et al. (2012). Eating in response to hunger and satiety signals is related to BMI in a nationwide sample of 1601 mid-age New Zealand women. *Public Health Nutrition*, 23. März, S. 1–8.
Frauen, die auf der Skala intuitiven Essens weit oben angesiedelt waren, hatten einen deutlich niedrigeren Body-Mass-Index; das weist darauf hin, dass bei Menschen, die als Reaktion auf Hunger- und Sättigungssignale essen, sich bedingungslos erlauben zu essen und ihre Gefühle ohne Essen bewältigen, die Wahrscheinlichkeit geringer ist, dass ihr Essverhalten zu Gewichtszunahme führt.

Mensinger, J. (November 2009) Intuitive eating: A novel health promotion strategy for obese women. Arbeitspapier, vorgestellt auf der jährlichen *American-Public-Health*-Konferenz in Philadelphia.

Intuitives Essen ist eine neue Strategie zur Gesundheitsverbesserung, in deren Konzept die zeitliche Begrenztheit von Diäten und die negativen Folgen des Jo-Jo-Effekts eine Rolle spielen.

Sarah, H., Shouse S. J., and Nilsson, J. (2011). Self-silencing, emotional awareness, and eating behaviors in college women. *Psychology of Women Quarterly*, 35, S. 451–457.

Seine Gedanken, Gefühle und Bedürfnisse auszudrücken scheint ein wesentlicher Aspekt gesunden Essverhaltens zu sein. Die Unterdrückung der Stimme, kombiniert mit einem hohen emotionalen Bewusstsein, kann das Vertrauen in innere Hunger- und Sättigungssignale vermindern und dadurch intuitives Essen verhindern. Intuitives Essen wird dagegen gefördert, wenn eine Frau einen hohen Grad an emotionalem Bewusstsein und einen niedrigen Grad an Self-Silencing aufweist.

Smith M. H., et al. (Mai 2010). Validation of Two Intuitive Eating Scales Among Females Receiving Inpatient Eating Disorder Treatment. Arbeitspapier, vorgestellt bei der Jahreskonferenz 2010 der ICED in Salzburg, Österreich.

Diese Bewertung von Skalen intuitiven Essens bei einer klinischen Probandengruppe liefert eine gute Grundlage für weitere Untersuchungen der Rolle intuitiven Essens bei der Vorbeugung und Behandlung von Essstörungen. Auch die Nützlichkeit der Anwendung der Prinzipien intuitiven Essens bei der stationären, halbstationären und ambulanten Behandlung von Essstörungen wurde festgestellt.

Smith, T. S., and Hawks, S. R. (2006). Intuitive eating, diet composition, and the meaning of food in healthy weight promotion. *American Journal of Health Education*, 37, S. 130–136.
Die Ansiedlung weit oben auf der Skala intuitiven Essens ergab einen Zusammenhang mit Freude und Genuss durchs Essen, einen geringeren BMI, weniger Diäthalten und weniger Sorgen wegen des Essens.

Smitham, L. (2008). Evaluating an Intuitive Eating Program for Binge Eating Disorder: A Benchmarking Study. University of Notre Dame. Dissertation, 26. November 2008.
Einunddreißig Frauen mit diagnostizierter Binge-Eating-Störung nahmen acht Wochen lang an einem Programm intuitiven Essens teil. Insgesamt ergab sich eine signifikante Verbesserung mit einer deutlichen Reduzierung der Binge-Eating-Anfälle.

Tylka, T. L. (2006). Development and psychometric evaluation of a measure of intuitive eating. *Journal of Counseling Psychology*, 53, S. 226–240.
Diese grundlegende Studie identifizierte die drei Hauptkomponenten intuitiver Esser und fand einen Zusammenhang mit Gesundheitsvorteilen. Intuitive Esser waren optimistischer, hatten ein besseres Selbstwertgefühl, einen niedrigeren Body-Mass-Index und neigten weniger dazu, das unrealistische kulturelle Magerkeitsideal zu verinnerlichen.

Tylka, T. L., and Wilcox, J. A. (2006). Are intuitive eating and eating disorder symptomatology opposite poles of the same construct? *Journal of Counseling Psychology*, 53, S. 474–485.

Intuitives Essen und das Vertrauen auf die Reaktion auf Hunger- und Sättigungshinweise fördern die psychische Gesundheit auch bei und nach essgestörtem Verhalten.

Tylka, T. L. (im Druck). A psychometric evaluation of the Intuitive Eating scale with college men.
Zwei vorläufige Studien zu Männern und intuitivem Essen und zur Skala intuitiven Essens weisen auf Erfolg versprechende Anwendbarkeit hin.

Tylka, T. L., and Wei, M. (im Druck). Do perceived social support and self-esteem mediate the relationship between attachment and Intuitive Eating?

Wei, M., and Tylka, T. L. (im Druck). Do perceived body acceptance by others and body appreciation mediate the relationship between attachment and Intuitive Eating?

Weigensberg, M. J. (2009). Intuitive Eating Is Associated with Decreased Adiposity (Abstract). http://professional.diabetes.org/Abstracts_Display.
aspx?TYP=1&CID=72812 [Zugriff 30.12.2011].
Intuitives Essen wies einen Zusammenhang auf mit geringerer Fettleibigkeit und geringerer Insulinresistenz, vor allem bei Mädchen, die größeren Wert auf allgemeine Gesundheit als auf äußere Erscheinung legten.

Young, S. (2011). Promoting healthy eating among college women: Effectiveness of an intuitive eating intervention. Iowa State University. 147 Seiten. Dissertation. AAT 3418683.
Dies ist die erste Studie, die die Wirksamkeit eines Programms intuitiven Essens untersucht, das entwickelt wurde, um ein normales Essverhalten zu stärken und die

Risikofaktoren für Essstörungen zu verringern. Die Ergebnisse weisen darauf hin, dass das Modell intuitiven Essens ein Erfolg versprechender Ansatz sein kann, um bei College-Studenten Essstörungen vorzubeugen.

Epilog

Dies mag das Ende des Buches sein, aber wenn Sie sich entschlossen haben, ein intuitiver Esser zu werden, dann ist es für Sie erst der Anfang.

Auf Ihrer Reise zum intuitiven Esser werden Sie einen Prozess durchlaufen, der einige Ihrer fest verwurzelten Vorstellungen hinterfragen und vielleicht auch einige tief verborgene Gefühle und Ängste aufwühlen wird. Sie wissen, dass das Leben in der chaotischen Welt der Diäten mit ständigen Selbstvorwürfen und Versagensgefühlen nicht funktioniert. Es funktioniert nicht, was Ihren Stoffwechsel angeht, es funktioniert emotional nicht, und es funktioniert ganz bestimmt auch nicht geistig. Klienten erzählen uns immer wieder, wie niedergeschlagen und besiegt sie sich fühlen – als würden ihre Seelen schmerzen. Wenn sie auf das Konzept des intuitiven Essens stoßen, haben viele die Hoffnung schon aufgegeben, jemals normal essen zu können.

Intuitives Essen ist ein stärkender Prozess, der nicht nur die Gesundheit fördert, sondern auch das Tor zur Freiheit ist. Wenn Sie frei sind von der Tyrannei des Essens und von der dauernden Sorge um Ihren Körper, dann haben Sie den Kopf frei und neue Energie, um Ihre Träume zu verfolgen und Ihren Sinn im Leben zu entdecken. Aber ein intuitiver Esser zu werden erfordert eine sehr bewusste Entscheidung und ein starkes Engagement. Es bedeutet, dass Sie Ihre alte Überlebensmethode aufgeben und sich einer neuen Sichtweise auf die Welt öffnen. Vielleicht müssen Sie den Blick tief in Ihre eigene Psyche richten, um zu entscheiden, ob das ständige Diäthalten etwas war, das Sie von bedeutenderen Lebensinhalten ferngehalten hat. Dieser Perspektivwechsel kann anfangs schwer sein, schließlich aber zu einer neuen Art Leben führen, von dem es keine Rückkehr gibt.

Um diesen Paradigmenwechsel zu beginnen, müssen Sie sich klarmachen, dass es in der Welt des Essens viel »Tauschware« gibt. Die »Willenskraft« zu haben, eine Diät durchzuführen, kann Ihnen ein zeitlich begrenztes Gefühl von Macht und Kontrolle verleihen, dagegen kann das intuitive Essen Ihnen das lebenslange Gefühl geben, selbst die Macht über sich zu haben und selbst über sich zu bestimmen. Eine Diät zu beginnen und sogar einem Essanfall nachzugeben kann aufregend sein, genau wie das Essen verbotener Nahrungsmittel. Aber wenn die Aufregung durch das Essen oder die Diäten nicht mehr Ihr Leben beherrscht, dann sind Sie frei, andere Aspekte zu erforschen. Wenn Sie Essen oder die Obsession, die das ständige Diäthalten hervorruft, die meiste Zeit einsetzen, um sich zu betäuben oder von Ihren Gefühlen abzulenken, dann fühlen Sie sich dadurch vielleicht kurze Zeit ruhiger, und der Stress lässt nach, aber Ihr Leben kann Ihnen wie ein verschwommener, schlecht gedrehter Film vorkommen. Sie wissen, dass Sie am Leben sind und durchs Leben rasen, aber Sie erfahren selten seine Höhen und Tiefen und die Feinheiten der Gefühle. Wenn Sie jedoch erst einmal die Schichten der Diäten und die Taubheit des Überessens entfernt haben, dann werden Sie wieder einen Reichtum entdecken, der für viele Monate oder Jahre nicht mehr sichtbar war.

Wenn Sie ein intuitiver Esser werden, der auf seine angeborenen biologischen Signale und auf seine Essensvorlieben eingeht, dann werden Sie in einen intensiven Kontakt mit Ihrem Körper, Ihren Gedanken und Ihren Gefühlen kommen. Und schließlich kann diese Sensibilität sich auch auf den Rest Ihres Lebens übertragen.

Sie werden auf Ihrem Weg eher einen Standpunkt der Neugier als einen des Urteilens einnehmen. Beim Diäthalten wird jedes Abweichen vom Ernährungsplan zum Anlass, sich selbst zu kritisieren. Und Kritik kann tödlich und ansteckend sein. Oft nimmt man diesen kritischen Standpunkt dann auch anderem Verhalten gegenüber ein, manchmal sogar gegenüber Familienmitgliedern und Freunden. Als intuitiver Esser sehen Sie jede neue Essenserfahrung als eine Gelegenheit, mehr über Ihre Gedanken und Gefühle zu erfahren. Und vielleicht führt diese Neugier ja auch zur Erforschung anderer Teile Ihres Lebens. Sie könnten sich sogar entscheiden, wichtige Veränderungen vorzunehmen, in Bereichen, die Sie belastet oder unglücklich gemacht haben. Manche unserer Klienten haben ihre Arbeitssituation verändert oder sich aus für sie schädlichen Beziehungen gelöst, weil sie die Bedeutung des Lebens mit anderen Augen sehen gelernt haben. Einige haben sich auch entschieden, eine Psychotherapie zu beginnen.

Eine unserer Klientinnen bemerkte treffend, dass es beim intuitiven Essen darum geht, zu *warten* und zu lernen, Geduld zu haben. Sie *wartet* mit dem Essen, bis sie Hunger hat. Dann *wartet* sie während einer kurzen Pause in der Mitte einer Mahlzeit, um zu spüren, wie satt sie schon ist. Wenn sie von einem schwer zu ertragenden Gefühl erfasst wird, das sie früher mit Überessen überdeckte, setzt sie sich jetzt hin, hält das Gefühl aus und *wartet*, bis es ihr wieder besser geht. Und auf den ganzen Prozess bezogen, *wartet* sie darauf, dass ihr Essverhalten sich völlig normalisiert, damit sie die Freiheit und den Frieden in ihrem Leben genießen kann, nach denen sie sich so sehr gesehnt hat. Sie sagt, dass sie auf ihrer Reise schon jetzt gelernt hat, geduldiger zu sein, als sie es jemals in ihrem Leben war. Für sie ist diese Geduld Gold wert, und das, was sie über sich selbst lernt, während sie »geduldig *wartet*«, ist für sie wertvoller als all die Pfunde, die sie verloren hat (und wieder zugenommen), und all das Geld, das sie für ihre gescheiterten Diäten ausgegeben hat. Warten zu lernen hat sie von der Last der Diäten befreit und von einem Leben, in dem sie sich gefangen und in der Falle fühlte, ohne einen Ausweg zu sehen.

Wir hoffen fest, dass auch Sie sich aus dem Gefängnis der Diäten befreien können, indem Sie die Fähigkeit des intuitiven Essens, mit der Sie einst geboren wurden, zurückgewinnen.

Anhang A:
Häufige Fragen zum intuitiven Essen und die Antworten darauf

Wir haben einige der Fragen zusammengestellt, die von unseren Klienten am häufigsten gestellt werden, während sie den Prozess des intuitiven Essens durchlaufen. Wir hoffen, dass diese Antworten auch einige Ihrer Fragen beantworten können.

Frage Nr. 1: Wie lange wird dieser Prozess dauern?
Antwort: Leider kann man diese Frage nicht pauschal beantworten. Die Dauer des Prozesses hängt davon ab, wie lange Sie schon Diäten machen und wie tief verankert die Stimmen der Essenspolizei in Ihnen sind. Eine Rolle spielt auch, wie bereit Sie sind, das Abnehmen zurückzustellen und sich auf die Veränderung Ihrer Beziehung zum Essen zu konzentrieren. Wir haben mit Klienten gearbeitet, die sehr schnell eine Verbindung zum Konzept intuitiven Essens herstellen konnten und nur einen Monat oder zwei brauchten, um ein neues Essverhalten zu etablieren. Bei anderen dauerte es drei oder sogar fünf Jahre, um die Prinzipien zu akzeptieren und tiefgreifende Veränderungen zu erreichen.

Frage Nr. 2: Wenn ich mich essen lasse, was immer ich möchte, werde ich dann nicht unkontrolliert essen und ganz viel zunehmen?

Antwort: Wenn Sie echten Frieden mit dem Essen geschlossen haben und wissen, dass alles, was Sie gerne essen, Ihnen immer zur Verfügung steht, dann werden Sie nach einer mäßigen Menge davon aufhören können. Falls Sie sich aber nur eine Pseudo-Erlaubnis gegeben haben, wird es nicht funktionieren, weil Sie nicht wirklich glauben, dass Sie dieses Nahrungsmittel immer werden essen können. Überprüfen Sie, wie echt Ihre selbst gegebene Erlaubnis ist. Schuldgefühle können leicht dazu führen, dass man sich überisst. Intuitives Essen bedeutet, keine Schuldgefühle wegen des Essens zu haben. Am Anfang Ihres Prozesses kann es sein, dass Sie mehr von den Sachen essen, die Sie sich vorher verboten haben oder nur sehr eingeschränkt essen durften. Diese Einschränkung führte zu einem Gefühl der Entbehrung, deswegen kann es passieren, dass Sie eine Zeit lang mehr von dem essen, was Sie so lange nicht genügend bekamen. Ist das Gefühl der Entbehrung verschwunden, werden diese Sachen in Ihrem genussvollen neuen Essensleben einen angemessenen Raum einnehmen.

Frage Nr. 3: Werden meine Freunde mein neues Essverhalten nicht kritisch und abfällig beäugen?

Antwort: Wahrscheinlich werden einige nicht verstehen, was Sie tun. Viele Menschen sind heutzutage darauf konditioniert, Diäten als Teil des Lebens anzusehen. Manche Leute reden sogar ständig darüber, welche Diät sie gerade machen, oder davon, dass sie eigentlich eine Diät machen sollten. Also ja, wahrscheinlich werden einige voreingenommen reagieren, und vielleicht fällt es Ihnen schwer, ihnen zu erklären, was Sie tun. Das liegt daran, dass das Ganze ein intuitiver Prozess ist, manchmal werden Sie Ihren Weg hindurch einfach »erspüren« und wissen, dass es sich für Sie richtig anfühlt. Und das ist die Hauptsache!

Frage Nr. 4: Sollte ich versuchen zu erklären, was ich tue?
Antwort: Sie können es versuchen, aber es kann frustrierend für Sie sein. Sätze, die Sie verwenden können, sind:

- Diäten führen zu einem Gefühl der Entbehrung, Entbehrung führt zu starken Gelüsten, und diese können zu unkontrolliertem Verhalten führen.
- Ich esse, was ich möchte, immer wenn ich Hunger habe, und ich kann leichter mit dem Essen aufhören, wenn ich satt bin.
- Wenn mich das, was ich esse, zufrieden macht, esse ich weniger.
- Ich lerne, mit meinen Emotionen fertigzuwerden, ohne Essen einzusetzen.

Frage Nr. 5: Werde ich auf diese Art jemals abnehmen?
Antwort: Die allerwichtigste Aussage zu dieser Frage ist, dass das Abnehmen zurückgestellt werden muss, wenn man den Prozess zum intuitiven Essen durchläuft. Wenn Sie sich aufs Abnehmen konzentrieren, wird das Ihre Entscheidungen beeinflussen und dem Prozess schaden. Wenn Sie sich beim Essen nicht nach Ihren intuitiven Signalen gerichtet und aus emotionalen Gründen gegessen haben, dann haben Sie im

Moment wahrscheinlich nicht Ihr *natürliches, gesundes Gewicht*. Während Sie die Diätmentalität hinter sich lassen, wird sich Ihr Gewicht wahrscheinlich normalisieren. Wenn Sie jedoch eine unrealistische Ansicht davon haben, was normales Gewicht ist, und versuchen, dünner zu sein, als Ihr natürliches, gesundes Gewicht wäre, dann werden Sie nicht abnehmen.

Frage Nr. 6: Und wenn ich nicht abnehmen kann? Wozu ist das Ganze dann gut?

Antwort: Wenn Sie genetisch so veranlagt sind, dass Ihr natürliches, gesundes Gewicht höher ist als der gesellschaftliche Standard (oder Ihr eigener unrealistischer Standard), und deswegen nicht abnehmen können, dann werden Sie trotzdem durch den Prozess des intuitiven Essens mehr Frieden und Zufriedenheit finden. Sie werden aus der »Tretmühle« aus Entbehrung und Schuldgefühlen aussteigen. Sie werden auf eine Art essen, die Ihnen Freude bereitet und Sie zufrieden macht. Sie werden sich nicht mehr schuldig fühlen wegen Ihres Essens, und Sie werden sich keine Vorwürfe mehr machen, weil Sie übergewichtig sind. Sie werden sich nicht mehr überessen und sich daher nicht mehr unwohl und aufgebläht fühlen. Sie werden nicht zwischendurch zu wenig essen und sich daher nicht mehr ausgehungert und unwohl fühlen. Alles in allem wird der intuitive Essstil Ihren Kopf frei machen für neue, bereichernde Gedanken und Gefühle (anstatt Sorgen ums Essen und Schuldgefühle). Für viele bedeutet das letztlich, dass sie sich glücklicher fühlen.

Frage Nr. 7: Und wenn ich niemals Hunger habe?

Antwort: Manche berichten, dass sie niemals Hunger im Magen fühlen, aber irgendwann rasende Kopfschmerzen oder andere Symptome bekommen, die anzeigen, dass ihr Körper Nahrung braucht. Wenn man zu lange Diäten gemacht oder sich ständig übergessen hat, kann es sein, dass man gar keinen Hunger mehr spürt. Wenn das bei Ihnen der Fall ist, essen Sie eine Zeit lang alle drei oder vier Stunden etwas, dann werden sich Ihre Hungersignale mit der Zeit wieder einstellen. In etwa diesen Abständen braucht Ihr Körper Essen, und wahrscheinlich wird er nach einer Weile Vertrauen fassen, dass Sie ihn ernähren, und Ihnen als Reaktion seinen Hunger signalisieren.

Frage Nr. 8: Woher weiß ich, wann ich satt bin?

Antwort: Wenn Sie gelernt haben, *Ihren Hunger zu honorieren*, dann werden Sie feststellen, dass Ihre Sättigungssignale für Sie sehr viel deutlicher wahrnehmbar werden. Solange Sie die ganze Zeit essen und keinen Hunger spüren, ist es auch schwer, Sättigung wahrzunehmen. Sie haben keine Grundlage, um den Unterschied festzustellen. Es hilft, wenn Sie in der Mitte einer Mahlzeit eine Pause machen und versuchen zu spüren, wie satt Sie schon sind.

Frage Nr. 9: Kann ich etwas essen, nur weil es gut aussieht, auch wenn ich keinen Hunger habe?

Antwort: Der Prozess zum intuitiven Essen ist keine weitere Diät mit einer Reihe absoluter Regeln. Auch wenn das Honorieren Ihres Hungers eines der ersten Prinzipien ist, wird es häufig Zeiten geben, in denen Sie entscheiden, etwas nur wegen des Geschmacks oder des sinnlichen Vergnügens zu essen, ohne dass Sie Hunger haben. Wir nennen das Probier-Hunger. Wenn Sie sich die Erlaubnis geben, ab und zu aus Probier-Hunger zu essen, dann werden Sie sich mit Ihrer gesamten Essenserfahrung noch zufriedener fühlen und schließlich im Allgemeinen kleinere Essensmengen zu sich nehmen.

Frage Nr. 10: Was ist mit Süßigkeiten? Kann ich sie essen, wenn ich Hunger habe?

Antwort: Wenn Sie Süßigkeiten erst dann essen, wenn Sie Hunger haben, werden Sie wahrscheinlich größere Mengen davon essen, als Sie für die Befriedigung Ihres Süßigkeitsbedürfnisses bräuchten, weil Sie damit versuchen, biologischen Hunger zu stillen. In den meisten Kulturen werden Süßigkeiten nach den Mahlzeiten angeboten, um dem Gaumen zu schmeicheln und die Mahlzeit abzurunden. Wenn man dann etwas Süßes isst, macht man es meist aus Probier-Hunger und isst nicht allzu viel davon.

Frage Nr. 11: Und wenn ich essen möchte, weil ich nicht mit meinen Gefühlen klarkomme?

Antwort: Normalerweise ist der schnellste Weg für die Lösung eines emotionalen, inneren Konflikts, wenn man sich seine Gefühle eine Weile lang ganz intensiv spüren lässt. Aber manchmal kann das zu überwältigend sein. Manche Menschen müssen mit einem Freund oder einem Therapeuten zusammen sein, um sich sicher genug für das Ausdrücken ihrer Emotionen zu fühlen. Andere können ihre Gefühle eine Zeit lang aushalten, brauchen dann aber eine Phase der Ablenkung, bevor sie sich wieder mit ihnen beschäftigen können.

Wenn das bei Ihnen der Fall ist, suchen Sie nach gesunden Wegen, sich zu trösten und von Ihren Gefühlen abzulenken, damit Sie nicht nach Essen als Bewältigungsmechanismus greifen.

Frage Nr. 12: Was ist mit gesunder Ernährung? Wenn ich esse, was auch immer ich möchte, dann werde ich doch nicht gesund sein.

Antwort: Wir haben immer wieder feststellen können, dass die Erlaubnis zu essen, was man möchte, letztlich zu einer ausgewogenen Ernährung führt. Wenn Sie wirklich Frieden mit dem Essen geschlossen haben, werden Sie merken, dass der größte Teil Ihres Essens aus gesunden Lebensmitteln besteht und nur ein kleiner Anteil aus dem, was wir Spaßessen nennen. Die gesunden Lebensmittel sorgen für Ihren Körper, und das Spaßessen sorgt für Ihre Seele! Wenn Sie die Sachen, die Sie gerne mögen, niemals mehr entbehren müssen, dann wird Ihr Bedürfnis danach nicht so groß sein, dass Sie es übertreiben. Sie werden sich gut fühlen wollen, und Sie fühlen sich gut, wenn Sie entsprechend Ihren Hunger- und Sättigungssignalen essen, ohne sich vollzustopfen.

Frage Nr. 13: Muss ich Sport treiben, damit das Ganze funktioniert?

Antwort: Wir haben das Kapitel über Bewegung im Buch ziemlich weit hinten platziert, weil sich manche wie bei der nächsten Diät fühlen könnten, wenn am Anfang des Prozesses ein zu großes Gewicht auf Sport gelegt wird. Sport ist etwas, was Sie wahrscheinlich irgendwann tun möchten, weil Sie sich dadurch gut fühlen. Wenn man das Essen vom Sport trennt, dann landet man nicht in der alten Falle zu denken, dass man Sport macht, um abzunehmen. Sport ist für alle Menschen vorteilhaft, ob jung oder alt und ganz unabhängig vom Gewicht. Er gehört zu einem gesunden Leben. Suchen Sie sich Gelegenheiten, sich zu bewegen, die Ihnen Spaß machen. Wenn Sie jedoch auf keinen Fall Sport machen wollen, werden Sie trotzdem von diesem Prozess profitieren, denn er befreit Sie aus der Welt der Diäten. Aber warten Sie ab, es könnte sein, dass Sie sich irgendwann trotz Ihrer Abneigung mehr bewegen!

Frage Nr. 14: Sollte ich anderen sagen, dass sie diesen Prozess auch versuchen sollen?

Antwort: Die meisten Menschen mögen es nicht, wenn man ihnen sagt, was sie tun sollen. Das weckt nur allzu oft den Rebellen in ihnen. Wahrscheinlich ist es besser, Sie leben diesen Lebensstil einfach. Wenn man Sie fragt, warum Sie so ruhig sind, sich gar keine Sorgen wegen Ihres Essens machen oder warum Sie so strahlend aussehen, können Sie von Ihrem neuen Lebensstil erzählen. Vielleicht möchte dann jemand das Gleiche tun und fragt Sie um Rat.

Frage Nr. 15: Was mache ich, wenn eine Gastgeberin oder ein Gastgeber versucht, mir Essen aufzudrängen, obwohl ich nichts mehr möchte?

Antwort: Diese Person respektiert Ihre Grenzen nicht und hat kein Recht, Sie zu etwas zu drängen. Sagen Sie bestimmt: »Nein, danke.« Sagen Sie, dass Sie satt sind und sich nicht unwohl fühlen möchten. Worauf es ankommt, sind Ihre intuitiven Signale, und die sollten Sie respektieren.

Anhang B:
Schritt-für-Schritt-Anleitung

Wenn Sie jemand sind, der gerne kocht, erinnern Sie sich vielleicht noch an Ihre Anfänge. Einfach eine Rezeptkarte herauszuziehen und loszukochen war möglicherweise mit der Sorge verbunden, ob das Ergebnis dem Bild auf der Karte nur im Entferntesten ähneln würde. Um sich beim Kochen sicher zu fühlen, mussten Sie wahrscheinlich zunächst einige Grundlagen kennenlernen. Wenn im Rezept stand, eine Zutat sollte »simmernd« gekocht werden, wussten Sie den Unterschied zwischen kochen, simmern und sautieren nicht. Die folgenden Richtlinien sind etwas Ähnliches wie Ihre Rezeptkarte. Wenn Sie sie lesen, bevor Sie das ganze Buch gelesen haben, könnten sie Sie womöglich verwirren, oder Sie missverstehen sogar den Zweck eines einzelnen Prinzips. Kennen Sie sich jedoch erst einmal mit der Philosophie intuitiven Essens aus, dann können diese Richtlinien Ihnen als einfache und schnelle Nachschlaghilfe dienen.

Schritt 1 – Prinzip eins:
Legen Sie die Diätmentalität ab

Werfen Sie alle Diätbücher und Zeitschriftenartikel weg, die immer wieder die falsche Hoffnung in Ihnen wecken, dass Sie auf schnelle und leichte Art dauerhaft abnehmen können.

Werden Sie wütend auf all die Lügen, die Sie dazu gebracht haben, sich als Versagerin zu fühlen, wenn abermals eine Diät nicht funktioniert hat und Sie alle Pfunde wieder zunahmen. Wenn Sie auch nur eine winzige Hoffnung zurückbehalten, dass eine neue und bessere Diät kommen und Sie retten wird, hindert Sie das daran, endlich frei zu sein und das intuitive Essen wiederzuentdecken.

1. Geben Sie sich das feste Versprechen, nie wieder eine Diät zu machen. Solange Sie auch nur daran denken, sich noch einmal einer Diät zu unterwerfen, blockieren Sie Ihre Fähigkeit, eine intuitive Esserin zu werden.

2. Werfen Sie alle Kalorienzähler, Diätbücher und -artikel weg.

3. Wenn Freunde über die neueste Modediät reden oder Sie im Fernsehen oder einer Zeitschrift eine Werbung für eine Diät sehen, vermeiden Sie, einem eventuell aufkommenden aufgeregten Interesse nachzugeben. Atmen Sie stattdessen tief durch und sagen Sie sich, dass Sie sich einem neuen Essstil verschrieben haben.

4. Schützen Sie Ihre Essensgrenzen, indem Sie anderen nicht gestatten, Ihnen zu sagen, was, wann und wie viel Sie essen sollen. Schützen Sie Ihre Körpergrenzen, indem Sie anderen nicht gestatten, Kommentare zu Ihrem Gewicht abzugeben.

5. Wenn Sie merken, dass ein rebellisches Gefühl in Ihnen aufsteigt oder Sie essen, ohne dass Sie bewusst darauf achten, prüfen Sie sich, ob Sie noch altes Diätdenken oder alte Diätregeln im Kopf haben oder ob Ihre Grenzen von außen überschritten werden.

SCHRITT 2 – PRINZIP ZWEI:
HONORIEREN SIE IHREN HUNGER

Ernähren Sie Ihren Körper nach seinen biologischen Bedürfnissen durch eine angemessene Energie- und Kohlenhydratzufuhr. Sonst kann leicht das Bedürfnis entstehen, zu viel zu essen. Sind Sie erst einmal überhungert, treten alle guten Absichten, mäßig und bewusst zu essen, in den Hintergrund. Zu lernen, auf erste biologische Hungersignale zu hören, ist die Voraussetzung, um wieder Vertrauen zu sich selbst und seinem Körper aufzubauen.

1. Beginnen Sie, indem Sie auf leise Geräusche oder schwache Gefühle horchen, die darauf hinweisen, dass Sie Hunger bekommen, zum Beispiel ein Grummeln im Magen, leichte Kopfschmerzen, Nachlassen der Konzentration, Reizbarkeit, Energielosigkeit usw.

2. Sobald Sie erkennen, dass Sie biologischen Hunger haben, nehmen Sie sich Zeit zu essen.

3. Wenn Sie dieses ursprünglichste Signal vernachlässigen und überhungert sind, wird es schwer sein zu bestimmen, was Sie wirklich essen wollen oder wann Sie genug gegessen haben. Experimentieren Sie, indem Sie etwa bei der »3« oder der »4« auf der »Skala zum Überprüfen Ihres Hungers« zu essen beginnen.

4. Wenn Sie über lange Zeiträume überhaupt keine Hungersignale erleben, dann essen Sie etwa alle drei bis vier Stunden etwas. Ihr Körper wird sich daran gewöhnen, regelmäßig ernährt zu werden, und Ihnen wieder verlässliche Hungersignale senden.

5. Wenn Sie krank oder sehr gestresst sind, können die Hungersignale unterdrückt sein. Ernähren Sie Ihren Körper auch an diesen Tagen, selbst wenn Sie den Hunger nicht spüren.

6. Seien Sie vorbereitet – planen Sie Zeit ein, um Essen einzukaufen, zu kochen oder fertig zubereitetes Essen zu holen, um Snacks zu besorgen oder sogar Mahlzeiten, die Sie in einer Essenstüte mitnehmen. So zeigen Sie Respekt für die Signale Ihres Körpers und können angemessen für Ihre Bedürfnisse sorgen.

SCHRITT 3 – PRINZIP DREI: SCHLIESSEN SIE FRIEDEN MIT DEM ESSEN

Rufen Sie einen Waffenstillstand aus, beenden Sie den Essenskampf! Geben Sie sich die bedingungslose Erlaubnis zu essen. Wenn Sie sich ein bestimmtes Essen verbieten, kann das intensive Gefühle von Entbehrung hervorrufen, die zu unkontrollierbaren Gelüsten führen und oft in Essattacken enden. Geben Sie Ihrem Bedürfnis nach dem ersehnten Essen schließlich doch nach, ist das Ergebnis oft ein Sich-Überessen und ein starkes Schuldgefühl.

1. Geben Sie sich die bedingungslose Erlaubnis zu essen, was Sie wirklich wollen. Lassen Sie eine Avocado den gleichen emotionalen Stellenwert einnehmen wie Blattsalat und ein Stück Pfirsichkuchen den gleichen wie einen Pfirsich.

2. Geben Sie sich keine »Pseudo-Erlaubnis«, indem Sie sich sagen, Sie können essen, was Sie wollen, aber sich weiter-

hin schuldig wegen Ihrer Essenswahl fühlen. Das funktioniert nicht!

3. Verbieten Sie sich kein Nahrungsmittel, das Sie reizt.

4. Beobachten Sie, wie Ihr Körper sich fühlt, wenn Sie dieses Nahrungsmittel essen, und wie zufriedenstellend es für Ihre Zunge ist. Machen Sie sich im Kopf eine Notiz dieser Erfahrung.

5. Legen Sie einen Vorrat von all den Dingen an, von denen Sie glauben, dass Sie sie vielleicht irgendwann gern essen würden. (Füllen Sie den Vorrat wieder auf, wenn er knapp wird.)

SCHRITT 4 – PRINZIP VIER:
SAGEN SIE DER ESSENSPOLIZEI DEN KAMPF AN

Rufen Sie den Gedanken in Ihrem Kopf ein lautes »Nein!« entgegen, die Ihnen weismachen wollen, dass Sie »gut« sind, wenn Sie unter tausend Kalorien am Tag zu sich nehmen, oder dass Sie »schlecht« sind, weil Sie ein Stück Schokoladenkuchen gegessen haben. Die Essenspolizei überwacht die Einhaltung der unvernünftigen Regeln, die die Diäten hinterlassen haben. Die Polizeistation befindet sich tief in Ihrer Psyche, und ihre Lautsprecher schreien negative Kommentare und Schuldgefühle auslösende Anklagen. Die Essenspolizei davonzujagen ist ein wesentlicher Schritt, um zum intuitiven Essen zurückzukehren.

1. Machen Sie sich Ihre verzerrten Gedanken und Einstellungen zu Nahrungsmitteln, Diäten und dem Essen überhaupt klar. Werfen Sie sie raus und ersetzen Sie sie durch die Wahrheit.

2. Hören Sie sich die zerstörerischen Stimmen an, die schädliche Gedanken aussprechen:

- Die Stimme der **Essenspolizei** ist streng und kritisch und von Ihrer Diätmentalität in Gang gesetzt. Sie kann dadurch ausgelöst worden sein, dass Sie den Medien, Ihren Eltern und Ihren Freunden und Bekannten zuhörten. Sie hält Ihren Kriegszustand zum Essen und Ihrem Körper aufrecht.
- Die Stimme des **Nährwertinformanten** ist wertend und arbeitet mit der Essenspolizei zusammen. Sie versorgt Sie mit Nährwertinformationen, die Ihre Diäten rechtfertigen.
- Die Stimme des **Diät-Rebellen** ist wütend und entstand als Reaktion auf Eindringlinge, die die Grenze zu Ihrem Privatraum samt intuitiver Essenssignale und Körpergefühle missachteten. Die Stimme schützt Ihre Unabhängigkeit, verursacht aber gleichzeitig selbstzerstörerisches Essverhalten.

3. Entwickeln Sie wohlwollende Stimmen, die Ihnen durch schwierige Zeiten helfen und Ihre Beziehung zum Essen angenehmer machen:

- Die Stimme des **Essens-Anthropologen** teilt Ihnen neutrale Beobachtungen mit. Sie registriert Ihre Gedanken und Handlungen in Bezug auf Essen, um Ihnen bei der Wahl zu helfen, was, wann und wie viel Sie essen wollen. Sie legt diese Gedanken auch in einem Gedächtnisordner ab, sodass Sie auf sie zurückgreifen können, falls Sie sie für zukünftige Essensentscheidungen brauchen.

- Die Stimme des **Ernährers** ist sanft und freundlich und unterstützt Ihren Prozess zum intuitiven Essen mit beruhigenden und aufmunternden Worten.
- Die Stimme des **Rebellen-Verbündeten** entsteht aus der Stimme des Diät-Rebellen und hilft Ihnen dabei, Ihre Grenzen gegen jeden zu schützen, der in Ihren privaten Essensraum eindringen will.
- Die Stimme des **Nährwert-Verbündeten** ersetzt die Stimme des Nährwertinformanten, wenn Sie die Essenspolizei ins Exil geschickt haben. Sie hat ein Interesse an gesundem Essen, ohne dabei einen heimlichen Diätplan zu verfolgen.
- Die Stimme des **intuitiven Essers** ist die Stimme Ihrer inneren Weisheit. Mit dieser Stimme sind Sie geboren worden. Sie sendet Ihnen Botschaften und Antworten zu Ihrem Essverhalten, die nur Sie kennen können. Sie hilft Ihnen auch, Entscheidungen zu treffen, die nur Sie treffen können.

4. Achten Sie auf negative Selbstbotschaften, die auf folgenden irrationalen Einstellungen und verzerrten Denkweisen beruhen:

- Schwarz-Weiß-Denken – Denken auf eine »Alles-oder-nichts«-Art.
- Absolutistisches Denken – magisches Denken, das davon ausgeht, dass ein Verhalten zwangsweise ein anderes zur Folge hat.
- Katastrophen-Denken – alles in übertriebener Art sehen.
- Pessimistisches Denken oder »Das-Glas-ist-halb-leer«-

Denken – in jeder Situation den schlechtestmöglichen Ausgang erwarten.

- Lineares Denken – geradliniges Denken, das keine Abweichungen zulässt und nur auf das Ergebnis konzentriert ist.

5. Ersetzen Sie negative Selbstbotschaften durch positive, die auf vernünftigem Denken beruhen. Hier sind einige Beispiele:

- Im grauen Bereich leben – gemäßigte Gedanken, keine Schwarz-Weiß-Malerei.
- Unterstützende und freundliche Gedanken.
- Neutral beobachtende, keine übertriebenen Gedanken.
- »Das-Glas-ist-halb-voll«-Gedanken – den besten Ausgang einer Situation annehmen.
- Prozessdenken – Stellen Sie kontinuierliche Veränderung und beständiges Lernen ins Zentrum, legen Sie das Gewicht auf den jeweiligen Erfolg, anstatt aufs Ende zu schauen.

SCHRITT 5 – PRINZIP FÜNF
SPÜREN SIE IHRE SÄTTIGUNG

Hören Sie auf Ihre Körpersignale, die Ihnen sagen, dass Sie keinen Hunger mehr haben. Beobachten Sie die Zeichen, die Ihnen zeigen, dass Sie angenehm satt sind. Machen Sie in der Mitte einer Mahlzeit oder eines Snacks eine Pause und fragen Sie sich, wie das Essen schmeckt und wie hoch Ihr Sättigungsgrad ist.

1. Achten Sie auf Ihre Sättigungssignale. Aber denken Sie
daran, das können Sie nur, wenn Sie sich bedingungslose
Erlaubnis zum Essen geben. Um mit dem Essen aufhören zu können, wenn Sie satt sind, müssen Sie fest daran
glauben, dass Sie wieder essen können, wenn Sie Hunger
haben.

2. Stellen Sie sicher, dass Sie Ihren Hunger honorieren. Wenn
Sie überhungert sind, wird die Dringlichkeit zu essen es
Ihnen schwer machen, Ihre Sättigungssignale zu erkennen. Wenn Sie andererseits mit dem Essen beginnen, bevor Sie richtigen Hunger haben, werden Ihre Sättigungssignale erstickt werden – Sie sind dann wahrscheinlich
eher von Ihrer Zunge als von Ihrem Magen geleitet.

3. Befreien Sie sich von der Vorstellung, dass Sie alles auf Ihrem Teller aufessen müssen, um kein Essen zu verschwenden. Sie richten viel größeren Schaden an Ihrem Körper
und Ihrer Psyche an, wenn Sie über Ihren Hunger hinaus-
essen, als wenn Sie den Rest wegwerfen (Sie können ihn
auch aufheben).

4. Seien Sie mit ganzem Bewusstsein beim Essen, damit Sie
Ihre Sättigung besser wahrnehmen können.

   • Versuchen Sie, ohne Ablenkung zu essen, und widmen
   Sie Ihre ganze Aufmerksamkeit Ihrer Mahlzeit.

   • Machen Sie in der Mitte einer Mahlzeit oder eines Snacks
   eine Pause, um den Grad Ihrer Sättigung zu überprüfen.
   Damit verpflichten Sie sich nicht, mit dem Essen aufzuhören, sondern nur, Ihr Gefühl im Körper und das Befinden Ihrer Geschmacksknospen zu überprüfen.

   • Machen Sie eine Geschmacksüberprüfung: Fragen Sie:

»Wie schmeckt das Essen? Entspricht es meinen Erwartungen? Stellt es meine Geschmacksknospen zufrieden? Oder will ich nur weiteressen, weil das Essen da ist?«

- Machen Sie eine Sättigungsüberprüfung. Achten Sie auf die Signale Ihres Magens, die darauf hinweisen, dass Sie langsam angenehm satt werden. Fragen Sie: »Wie hoch ist der Grad meines Hungers oder meiner Sättigung? Habe ich noch Hunger? Lässt der Hunger nach? Fühle ich mich unersättlich? Fühle ich mich langsam zufrieden?«

- Versuchen Sie, bei Nummer »6« oder »7« auf der »Skala zum Überprüfen Ihrer Sättigung« mit dem Essen aufzuhören.

- Spüren Sie die *Letzte-Bissen-Schwelle*. Dies ist der Endpunkt – Sie wissen, dass der Bissen in Ihrem Mund der letzte ist. Aber keine Sorge, wenn Sie das anfangs nicht schaffen – irgendwann geschieht es intuitiv. Wenn Sie enttäuscht sind, dass Sie an diesem Punkt aufhören sollen, denken Sie daran, dass Sie dieses oder jedes andere Essen wieder haben können, wenn Ihr Hunger wiederkehrt. Das Essen ist sehr viel zufriedenstellender, wenn Sie behaglich satt anstatt richtig voll sind.

- Setzen Sie ein konkretes Zeichen für sich selbst, dass Sie die Letzte-Bissen-Schwelle erreicht haben, indem Sie Messer und Gabel auf den Teller legen oder den Teller wegschieben.

- Lassen Sie sich im Restaurant Ihre Reste zum Mitnehmen einpacken oder stellen Sie sie zu Hause in den Kühlschrank.

- Sagen Sie bestimmt »Nein, danke« zu Ihrem Gastgeber,

wenn man Ihnen mehr Essen, als Sie möchten, aufdrängen will.

5. Stellen Sie sicher, dass Ihre Mahlzeiten immer ausreichend bemessen sind. Wenn sie zu klein sind, werden Sie sich nie zufrieden oder satt fühlen. Sie brauchen nicht »zu viel« Essen, aber »zu wenig« stört den Prozess.

6. Wählen Sie Essen, das Gehalt hat. Wenn Sie nur »Luftessen« wählen wie zum Beispiel Reiswaffeln oder rohes Gemüse, dann entsteht ein falsches Gefühl von Sättigung, und Sie werden schnell wieder Hunger bekommen.

SCHRITT 6 – PRINZIP SECHS
ENTDECKEN SIE DEN GENUSSFAKTOR

In unserem verbissenen Eifer, dünn und gesund zu sein, übersehen wir oft eins der größten Geschenke des Lebens – Genuss und Zufriedenheit, die uns Essen geben kann. Wenn Sie in einer einladenden, angenehmen Umgebung essen, was Sie wirklich möchten, dann wird der Genuss dabei zu einer mächtigen Kraft, die sehr zu Ihrer allgemeinen Zufriedenheit beitragen kann. Gönnen Sie sich dieses Erlebnis, und Sie werden merken, dass Sie viel weniger essen, bevor Sie entscheiden, dass Sie »genug« haben.

1. Erwarten Sie sich von Ihrem Essen Genuss. Je genussreicher Ihr Essen ist, desto zufriedener wird Sie Ihr Esserlebnis machen. (Je zufriedener Sie sind, desto weniger werden Sie essen – vor allem wenn Sie wissen, dass dieses Essen für Sie nie wieder verboten sein wird.)

2. Finden Sie heraus, was Sie *wirklich* essen wollen, indem Sie auf folgende Sinneseindrücke achten:

   - Geschmack – süß, herzhaft, salzig, sauer, bitter
   - Textur – hart, knusprig, glatt, cremig usw.
   - Aroma – süß, scharf, mild usw.
   - Aussehen – Farbe, Form, attraktiv für die Augen usw.
   - Temperatur – heiß, kalt, eisig, mittel
   - Volumen oder Füllfähigkeit – luftig, leicht, dicht

3. Überlegen Sie, wie Ihr Körper sich fühlen wird, wenn Sie zu Ende gegessen haben:

   - Wird Ihre Wahl Sie körperlich zufriedenstellen?
   - Werden Sie sich nach einem »dichten« Essen später unangenehm voll fühlen oder nach einem »Luftessen« leer?
   - Wird eine sehr reichhaltige Mahlzeit Ihnen später Magenbeschwerden machen?
   - Wird eine hauptsächlich süße Mahlzeit Ihren Blutzucker auf eine Berg-und-Tal-Fahrt schicken?

4. Gestalten Sie sich Ihre Essensumgebung angenehm:

   - Schaffen Sie sich eine ästhetische Umgebung – zum Beispiel mit Tischsets, Kerzen, klassischer Musik. Halten Sie den Geräuschpegel niedrig.
   - Setzen Sie sich hin, um zu essen.
   - Nehmen Sie ein paar tiefe Atemzüge, bevor Sie anfangen.
   - Genießen Sie Ihr Essen. Vermeiden Sie Anspannung oder Streit.

- Essen Sie so langsam, wie es geht.
- Schmecken Sie jeden einzelnen Bissen.
- Gestalten Sie Ihre Mahlzeit abwechslungsreich.

5. Geben Sie sich nicht zufrieden. Lassen Sie Essen, das Ihnen nicht gefällt, liegen oder entfernen Sie es – *wenn Sie es nicht mögen, essen Sie es nicht, und wenn Sie es mögen, genießen Sie es!*

6. Überprüfen Sie mit Ihren Geschmacksknospen in der Mitte der Mahlzeit, ob das Essen noch genauso gut schmeckt wie zu Beginn.

7. Es muss nicht immer perfekt sein – das gilt auch hier! Manchmal liegt die Gestaltung der Mahlzeit nicht in Ihrer Macht. Es gibt noch viele Gelegenheiten, um alles zu Ihrer Zufriedenheit anzurichten.

SCHRITT 7 – PRINZIP SIEBEN
BEWÄLTIGEN SIE IHRE GEFÜHLE OHNE
DEN EINSATZ VON ESSEN

Finden Sie Wege, um sich zu trösten oder abzulenken und Ihre emotionalen Schwierigkeiten zu bewältigen, ohne dafür Essen einzusetzen. Angst, Einsamkeit, Langeweile und Ärger sind Gefühle, die wir alle im Leben immer wieder erfahren. Jedes hat seine eigenen Auslöser, und jedes lässt sich auf andere Art vertreiben oder wenigstens mildern. Essen bewältigt keines dieser Gefühle. Es kann kurzfristig ein Trost sein, von Schmerz ablenken oder durch einen »Essens-Kater« betäuben. Aber Essen löst das Problem nicht. Wenn man emotionalen Hunger mit Essen stillt, wird man sich langfristig nur noch schlechter fühlen. Letztlich muss man sich doch mit der Quelle der Emotion befassen und nun auch noch mit dem Unbehagen, sich übergessen zu haben.

1. Fragen Sie sich: »Habe ich biologischen Hunger?« Wenn die Antwort Ja lautet, honorieren Sie Ihren Hunger und essen Sie!
2. Wenn Sie gerne etwas essen möchten, aber merken, dass Sie keinen biologischen Hunger haben, halten Sie einen Moment inne und fragen Sie sich: »Was fühle ich gerade?«

   - Empfinden Sie Angst, Besorgnis, Ärger, Langeweile, Schmerz, Einsamkeit, Niedergeschlagenheit? Oder sind Sie glücklich, aufgeregt, brauchen Sie eine Belohnung oder möchten Sie etwas feiern?
   - Damit Sie Ihre Gefühle besser bestimmen können, nehmen Sie sich etwas Zeit, um in Ihr Tagebuch zu schreiben. Oder wenn es einfacher für Sie ist, im Gespräch mit einer anderen Person in Kontakt mit Ihren Gefühlen zu kommen, rufen Sie eine Freundin an. Vielleicht müssen Sie auch mit Ihrer Psychotherapeutin oder Ihrer Ernährungstherapeutin sprechen. Schreiben Sie eine E-Mail, wenn das für Sie einfacher ist.

3. Dann fragen Sie sich: »Was brauche ich wirklich?«

   - Brauchen Sie vielleicht eine Umarmung oder eine intellektuelle Anregung? Essen stillt diese Bedürfnisse nicht.

4. Damit Ihre Bedürfnisse gestillt werden, fragen Sie jemanden: »Würdest du bitte...?« Manchmal ist es nötig, um Hilfe zu bitten, damit ein Bedürfnis gestillt werden kann.

5. Sie können Ihre Bedürfnisse ohne den Einsatz von Essen zum Beispiel auf folgende Arten stillen:

   - Verwöhnen Sie sich selbst, nehmen Sie ein Schaumbad, lauschen Sie beruhigender Musik, lassen Sie sich massieren, machen Sie Yoga, kaufen Sie sich Blumen usw.
   - Kümmern Sie sich um Ihre Gefühle. Erkennen Sie an, was Ihnen Sorgen bereitet. Lassen Sie Ihre Gefühle zu. Das wird Ihr Bedürfnis schmälern, sie mit Essen zu unterdrücken.
   - Wenn nötig, verschaffen Sie sich eine momentane Ablenkung. Es ist in Ordnung, sich ab und zu von seinen Gefühlen abzulenken, aber Sie müssen dafür kein Essen einsetzen. Sie können zum Beispiel einen Film ausleihen, ein spannendes Buch lesen, Musik hören, im Garten arbeiten und so weiter.

6. Wenn es dazu kommt, dass Sie Essen als Bewältigungsmechanismus einsetzen, sehen Sie es als eine rote Flagge an, dass etwas in Ihrem Leben Ihre Aufmerksamkeit braucht. Was Sie auch immer tun, schelten Sie sich dafür nicht. Die meisten setzen Essen ab und zu als Bewältigungsmechanismus ein – sehen Sie es als Gelegenheit zum Lernen.

SCHRITT 8 – PRINZIP ACHT
RESPEKTIEREN SIE IHREN KÖRPER

Akzeptieren Sie Ihre genetische Veranlagung. So wie eine Person mit Schuhgröße neununddreißig realistischerweise nicht erwarten würde, dass ihre Füße sich in Schuhe der Größe sechsunddreißig quetschen ließen, wäre es gleichermaßen vergeblich (und unbequem), eine solche Erwartung an die eigene Körpergröße und -form zu stellen. Respektieren Sie Ihren Körper, dann fühlen Sie sich auch besser mit sich selbst. Sie können kaum die Diätmentalität ablegen, wenn Sie Ihrem eigenen Körper kritisch gegenüberstehen und unrealistische Erwartungen an Ihre Körperform haben.

1. Schätzen Sie die Teile Ihres Körpers, die Sie besonders mögen – ob es Ihr Haar ist, Ihre Taille, Ihre Füße, Ihre Nase.

2. Nehmen Sie Schaumbäder und benutzen Sie Lotionen und Cremes, die sich gut anfühlen, wenn Sie sich damit einreiben.

3. Lassen Sie sich massieren und wenn möglich lassen Sie sich öfter umarmen, damit Ihr Körper die Berührung genießen kann.

4. Kaufen Sie bequeme Unterwäsche. Kaufen Sie Kleidung, die Ihnen schmeichelt und passt, ohne zu eng zu sein.

5. Verstecken Sie Ihren Körper nicht in Kleidung, die zu groß ist.

6. Machen Sie nicht mit bei dem Body-Check-Spiel – vergleichen Sie sich nicht mit allen anderen im Raum. Es hindert Sie daran, sich selbst zu schätzen, und führt zu Körperun-

zufriedenheit. Es kann sogar eine Versuchung darstellen, zu Diäten zurückzukehren.

7. Keine Kompromisse für ein »großes Ereignis«! Geben Sie nicht dem Druck nach, schnell ein paar Pfunde abzunehmen, um sich in ein spezielles Outfit zu quetschen.

8. Hören Sie auf, Ihren Körper zu kritisieren. Jedes Mal wenn Sie über Ihre nicht perfekten Körperteile schimpfen, führt das zu mehr Gehemmtheit und Stress. Wenn Sie merken, dass Sie abfällige Kommentare machen (laut oder im Kopf), ersetzen Sie sie sofort mit freundlichen Aussagen über Ihren Körper.

9. Hören Sie auf, sich zu wiegen. Dadurch werden Sie nur unzufrieden mit Ihrem Körper.

10. Respektieren Sie, dass es viele unterschiedliche Körperformen gibt, und respektieren Sie vor allem Ihre.

11. Seien Sie realistisch, wenn es um Ihre Erbanlagen geht. Akzeptieren Sie Ihre Art von Körper. Sie wissen, dass Ihr Körper schließlich sein natürliches Gewicht haben wird, wenn Sie beständig auf Ihre intuitiven Signale hören und gut für sich sorgen.

12. Seien Sie verständnisvoll mit sich selbst. Respektieren Sie die Tatsache, dass Ihr Gewicht im Moment vielleicht höher als Ihr natürliches Gewicht ist, falls Sie Essen eingesetzt haben, um mit Gefühlen klarzukommen, weil Sie keinen anderen Weg wussten. Und respektieren Sie, dass Sie ein Opfer der Diätmentalität waren. Seien Sie freundlich mit sich selbst und akzeptieren Sie, dass Ihr Körper jetzt da ist, wo er ist, weil Sie kaum eine Wahl hatten.

SCHRITT 9 – PRINZIP NEUN
BEWEGUNG – FÜHLEN SIE DEN UNTERSCHIED

Vergessen Sie exzessiven Sport. Werden Sie einfach aktiv und konzentrieren Sie sich darauf, wie es sich anfühlt, Ihren Körper zu bewegen, anstatt darauf, wie viele Kalorien verbrannt werden. Wenn Sie daran denken, wie Sie sich nach Bewegung fühlen, zum Beispiel voller Energie, kann es durchaus passieren, dass Sie sich morgens für einen Spaziergang aus dem Bett rollen, anstatt den Snooze-Knopf am Wecker zu drücken. Nach dem Aufwachen gleich ans Abnehmen zu denken ist bestimmt keine gute Motivation.

1. Durchbrechen Sie Sport-Barrieren:

- Fahnden Sie nach den Gründen für einen Widerstand gegen Sport, den Sie vielleicht haben. Wurden Sie als Kind gehänselt, haben Sie gegen eine Autorität rebelliert, fühlten Sie sich eingeschüchtert, weil Sie keinen perfekten Körper hatten?
- Konzentrieren Sie sich auf das Gefühl, wenn Sie sich bewegen. Sport macht man vor allem, um sich gut zu fühlen. Je besser Sie sich insgesamt fühlen, desto weniger benutzen Sie Essen, um mit dem Leben fertigzuwerden. Sport kann Ihnen auch mehr Energie geben, eine Wohlfühl-Aura, das Gefühl von Stärke und einen tieferen Schlaf.
- Trennen Sie Sport vom Abnehmen. Löschen Sie das Tonband in Ihrem Kopf, das abspult, wie sich Sport angefühlt hat, als Sie Diäten machten. Wahrscheinlich bekam

Ihr Körper damals nicht genügend Kalorien oder Kohlenhydrate, um gleichzeitig Sport zu machen und sich wohlzufühlen.

- Denken Sie an Sport als eine Art, sich um sich selbst zu kümmern, sich im Moment gut zu fühlen und Gesundheitsproblemen vorzubeugen.
- Lassen Sie sich nicht in falsche Gedankenspiele locken wie zum Beispiel:
- *Die Lohnt-sich-nicht-Falle* – die Meinung, dass sich Sport nicht lohnt, wenn er nicht eine bestimmte Zeit dauert.
- *Couch-Potato-Abwehr* – Immer beschäftigt zu sein ist nicht dasselbe wie körperlich aktiv zu sein.
- *Die Keine-Zeit-Falle* – Lernen Sie, Prioritäten zu setzen.
- *Die Wenn-ich-nicht-schwitze-zählt-es-nicht-Falle* – Körperliche Fitness muss nicht rigoroses Sporttreiben bedeuten.

2. Werden Sie in Ihrem Alltag aktiv:

- Parken Sie Ihr Auto ein paar Straßen von Ihrem Ziel entfernt, so können Sie Bewegung in Ihren Tag bringen.
- Gehen Sie die Treppen hoch, anstatt den Fahrstuhl zu nehmen.
- Fahren Sie mit dem Fahrrad zur Arbeit oder laufen Sie, wenn Sie nah genug wohnen.
- Wenn Sie verreisen, nehmen Sie Wanderschuhe oder ein Springseil mit. Wählen Sie möglichst Hotels mit einem Fitnessbereich.

3. Machen Sie Spaß aus Ihrem Sport.

- Überlegen Sie, ob Sie einen Mannschaftssport machen möchten, zum Beispiel Volleyball, Basketball oder Fußball.
- Wenn für Sie das Fitnessstudio in Frage kommt, gehen Sie möglichst mit anderen zusammen, die Sie motivieren.
- Kaufen Sie ein Laufband oder ein anderes Heimsportgerät und stellen Sie einen Fernseher und einen DVD-Spieler davor, damit Sie während Ihres Sports Filme oder interessante Programme sehen können. Auch Musik oder ein Hörbuch zu hören kann Ihren Sport angenehm machen.
- Finden Sie eine Partnerin oder einen Partner, mit der/ dem Sie spazieren gehen können. Sich beim Laufen zu unterhalten, macht aus dem Spaziergang etwas Besonderes.

4. Geben Sie Bewegung oder Sport eine nicht verhandelbare Priorität.
5. Ziehen Sie sich beim Sport bequem an.
6. Nehmen Sie Krafttraining mit auf, damit sich Muskeln wieder aufbauen können, die bei den Diäten verloren gingen.
7. Nehmen Sie Dehnübungen in Ihr Sportprogramm auf.
8. Denken Sie an Pausen. Legen Sie in Ihrer Sportwoche Pausentage ein. Das beugt Erschöpfung vor und gibt Ihren Muskeln die Chance, sich auszuruhen.

SCHRITT 10 – PRINZIP ZEHN
ERHALTEN SIE IHRE GESUNDHEIT
MIT SANFTER ERNÄHRUNG

Entscheiden Sie sich für Nahrungsmittel, die Ihre Gesundheit und Ihre Geschmacksknospen ehren und dazu führen, dass Sie sich wohlfühlen. Denken Sie daran, dass Sie sich nicht genau nach irgendwelchen Richtlinien ernähren müssen, um gesund zu sein. Von einem Snack, einer Mahlzeit oder einem Essenstag bekommen Sie nicht plötzlich ein Nährwertdefizit oder nehmen zu. Es kommt darauf an, was Sie regelmäßig über längere Zeit essen – auf den Fortschritt kommt es an, nicht auf Perfektion.

1. Berücksichtigen Sie die drei Grundsätze der Essensweisheit: Vielfalt, Mäßigung und Ausgewogenheit. Betrachten Sie auch Ihre Ernährung genau wie Sport als Grundlage des Wohlfühlens.
2. Tun Sie etwas für Ihren Stoffwechsel. Achten Sie darauf, das Stoffwechselfeuer zu schüren; liefern Sie ihm im Laufe des Tages genügend Brennstoff, indem Sie essen, wenn Sie Hunger haben.
3. Essen Sie viel Vollkorngetreide, Obst, Gemüse und Bohnen wegen ihrer Ballaststoffe, damit Ihr Verdauungstrakt gut arbeitet. Bohnen sind auch eine reiche Quelle für Vitamine, Mineralien und Phytochemikalien.
4. Essen Sie genügend Eiweiß (aber nicht zu viel), für die Reparatur der Zellen und die Produktion von Hormonen und Enzymen, den Aufbau von Haaren und Nägeln und so weiter.

5. Essen Sie viele Kohlenhydrate und nehmen Sie genügend Kalorien zu sich, damit das Eiweiß als Proteinquelle genutzt werden kann und nicht als Energiequelle verbrannt wird.
6. Verzehren Sie genügend Milchprodukte, um ausreichend Kalzium für starke Knochen zu bekommen.
7. Trinken Sie viel Wasser, um Ihre Verdauung zu unterstützen, Verstopfung vorzubeugen, genügend Blutvolumen zu haben und Ihre Nieren durchzuspülen.
8. Essen Sie eine angemessene Menge Fett. Für folgende Funktionen brauchen wir Fett in unserer Ernährung:

   - um das Sättigungsgefühl zu fördern,
   - um Zellwände einschließlich derjenigen der Gehirnzellen aufzubauen,
   - für die Produktion von Hormonen.
   - Wählen Sie wenn möglich qualitativ hochwertiges Fett, wie in Avocados, Olivenöl oder Nüssen.

9. Nehmen Sie auch *Spaßessen* mit auf, um Ihre gute Gesundheit mit Freude und Zufriedenheit zu genießen. Treffen Sie die meisten Essensentscheidungen in Hinblick auf Ihre körperliche Gesundheit und einige einfach nur zum Genuss.
10. Lassen Sie sich nicht in die »Fettfrei-Falle« locken. Fettfrei essen heißt nicht kalorienfrei oder mit vielen Nährwerten essen. Fettfreie Nahrungsmittel enthalten meist wenig Nährwert, aber sehr viel Zucker. Oft sind sie nicht so sättigend wie Nahrungsmittel, die Fett enthalten. Sie schaffen die Illusion, wenig Kalorien zu sich zu nehmen, und führen daher schnell dazu, dass man zu viel isst.

11. Steigen Sie von Ihrem Essens-Sockel. Sie müssen nicht perfekt sein.

Benutzen Sie die einzelnen Richtlinien wie Rezeptkarten, wie wir am Anfang dieses Anhangs vorgeschlagen haben. So wie Sie improvisieren können, während Sie Ihre Mahlzeit nach der Rezeptkarte zubereiten, können Sie auch mit diesen Richtlinien kreativ umgehen. Wenden Sie an, was sich für Sie richtig anfühlt, fügen Sie etwas hinzu, wenn Sie mögen, lassen Sie weg, was für Sie nicht passt. Das Wichtigste ist, Ihrem Bauchgefühl zu vertrauen – nutzen Sie Ihre intuitiven Talente, um sich mit Nahrungsmitteln wohlzufühlen und sich aus dem Gefängnis der Diäten zu befreien.

Danksagungen

Es gibt viele Menschen, ohne deren Ermutigung und Anregung dieses Buch nicht möglich gewesen wäre und denen wir danken möchten.

David Hale Smith, Inkwell Management, LLC, unser Agent, der entscheidend dazu beigetragen hat, ein überwältigendes Interesse an diesem Konzept zu wecken.

Jennifer Weis, unsere Redakteurin, für ihre Begeisterung und ihre Unterstützung bei der Arbeit an *Intuitiv abnehmen,* für ihre praktische Vision und ihren Einsatz.

Mollie Traver, Redaktionsassistentin, für ihre klare und prompte Kommunikation, ihre inspirierenden Ideen und grenzenlose Unterstützung bei der Realisierung der dritten Ausgabe von *Intuitiv abnehmen*; Robin Carter, Redaktionsassistent, der gut gelaunt half, die Publikation der zweiten Ausgabe von *Intuitiv abnehmen* voranzutreiben, und Tina Lee, Redaktionsassistentin, die uns bei der ersten Ausgabe bei allen Einzelheiten immer frohgemut auf dem richtigen Weg hielt.

Desy Safan Gerard, Ph. D., für ihre psychologische Unterstützung.

Marc Weigenberg, M.D., der uns bei der zweiten und dritten Ausgabe mit geistiger Führung zur Seite stand.

Sue Luke, R.D., Elaine Roberts; Diane Keddy, M.S., R.D. und

Kristin Loberg, B.A., Mitglied der Authors Guild, für Durchsicht und Kommentare.

Arthur Resnikoff, Ph. D., für sein Feedback zu den in diesem Buch angewandten psychologischen Prinzipien.

Andréa Volz, Büroassistentin, für die Stunden in der Bücherei.

Und schließlich unseren Familien und Freunden, deren selbstloses Verständnis uns erst die Freiheit gab, dieses Buch zu schreiben.

Quellen

Vorwort und Einleitung

Bacon, L., and Aphramor, L. Weight Science: Evaluating the Evidence for a Paradigm Shift. *Nutrition Journal* 10, 9 (Januar 2011), http://bit.ly/f4CKOK.

The Center for Mindful Eating's Website: http://www.tcme.org/principles.htm, abgerufen am 24. April 2011.

Kristeller, J. L., and Hallett, B. Effects of a Meditation-Based Intervention in the Treatment of Binge Eating. *Journal of Health Psychology* 4, 3 (1999): S. 357–363.

Levine, P. A. *Waking the Tiger – Healing Trauma*. North Atlantic Press, 1997.

1. Nie wieder Diät!

Field, A. E., et al. Relation between Dieting and Weight Change Among Preadolescents and Adolescents. *Pediatrics* 112 (2003): S. 900–906.

Mann, T. Medicare's search for effective Obesity Treatments: Diets Are Not the Answer. *Am. Psychologist* 62, 3 (2007): S. 220–233.

Neumark-Sztainer, D., et al. Obesity, Disordered Eating, and Eating Disorders in a Longitudinal Study of Adolescents: How Do Dieters Fare Five Years Later? *J Am Diet Assoc.* 106, 4 (2006): S. 559–568.

2. Welcher Esstyp sind Sie?

Berg, F. *The Health Risks of Weight Loss*. Hettinger, ND: Healthy Living Institute, 1993.

Birch, L.L. Children's Eating: Are Manners Enough? *Journal of Gastronomy* 7, 1 (1993): S. 19–25.

Birch, L.L. The Role of Experience in Children's Food Acceptance Patterns. *Journal of the American Dietetic Association* 87 (1987): 9 supplement: S. 36.

Birch, L.L. et al. The Variability of Young Children's Energy Intake. *New England Journal of Medicine* 324 (24 Jan. 1991): S. 232.

Eating Guilt. *Obesity and Health* 6, 2 (1992): S. 43.

Forbes, G.B. Children and Food – Order Amid Chaos. *New England Journal of Medicine* 324 (24 Jan. 1991): S. 262.

Gallup Organization. Gallup Survey of Public Opinion Regarding Diet and Health. Prepared for American Dietetic Association/International Food Information Council: Princeton, NJ: Gallup Organization, Inc. (Januar 1990).

Satter, E. Comments from a Practioner on Leann Birch's Research. *Journal of the American Dietetic Association* 87 (1987): 9 supplement: S. 41.

Satter, E. *How to Get Your Child to Eat... But Not Too Much.* Palo Alto, CA: Bull Pub, 1987: S. 6.

Tylka, T.L. Development and Psychometric Evaluation of a Measure of Intuitive Eating. *J Counseling Psych* 53, 2 (April 2006): S. 226–240.

Tufts University Diet & Nutrition Letter. Warning: Keep Dieting Out of Reach of Children. 11, 10 (1993): S. 3.

5. Prinzip 1: Legen Sie die Diätmentalität ab

Associated Press (Washington). Vitamin Retailer to Pay Fine. *AP Online* (29. April 1994).

Berdanier, C.D., and McIntosh, M.K. Weight Loss – Weight Regain: A Vicious Cyle. *Nutrition Today* 26, 5 (1991): S. 6.

Berg, F.M. *The Health Risks of Weight Loss.* Hettinger, ND: Healthy Living Institute, 1993.

Blackburn, G.L. et al. Why and How to Stop Weight Cycling in Overweight Adults. *Eating Disorders Review* 4, 1 (1993): S. 1.

Blackburn, G. L. et al. Weight Cycling: The Experience of Human Dieters. *American Journal Clinical Nutrition* 49 (1989): S. 1105.

Ciliska, D. *Beyond Dieting.* NY: Brunner/Mazel, 1990.

Field, A. E., et al. Relations Between Dieting and Weight Change Among Preadolescents and Adolescents. *Pediatrics*, 112 (2003): S. 900–906.

Foreyt, J. P. and Goodrick, G. K. Weight Management without Dieting. *Nutrition Today* (März/April 1993): S. 4.

Foreyt, J. P. and Goodrick, G. K. *Living without Dieting.* Houston, TX: Harrison Publ., 1992.

Gallup Organization. Women's Knowledge and Behavior Regarding Health and Fitness. Conducted for American Dietetic Association and Weight Watchers, Juni 1993.

Garrow, J. S. Treatment of Obesity. *The Lancet* 340 (1992): S. 409–413.

Goodrick, G. K. and Foreyt, J. P. Why Treatments for Obesity Don't Last. *Journal of the American Dietetic Association.* 91, 10 (1991): S. 1243.

Grodner, M. Forever Dieting: Chronic Dieting Syndrome. *Journal of Nutrition Education* 24, 4 (1992): S. 207–210.

Haines J., and Neumark-Sztainer, D. Prevention of Obesity and Eating Disorders: A Consideration of Shared Risk Factors. *Health Education Research,* 21(6) (2006): S. 770–782.

Hartmann, E. *Boundaries in the Mind. A New Psychology of Personality.* NY: Basic Books, 1991.

Hill, A. J. and Robinson, A. Dieting Concerns Have a Functional Effect on the Behaviour of Nine-Year-Old Girl. *British Journal of Clinical Psychology.* 30 (1991): S. 265–267.

Katherine, A. *Boundaries: Where you End and I Begin.* Park Ridge, IL: Parkside Publishing Company, 1991.

Kern, P. A., et al. The Effects of Weight Loss on the Activity and Expression of Adipose-Tissue Lipoprotein Lipase in Very Obese Human. *New England Journal of Medicine* 322, 15: S. 1053–1059.

Mann, T., et al. Medicare's Search for Effective Obesity Treatments: Diets Are Not the Answer. *American Psychologist*, 62(3) (2007): S. 220–233.

423

Neumark-Sztainer, D., et al. Obesity, Disordered Eating, and Eating Disorders in a Longitudinal Study of Adolescents: How Do Dieters Fare Five Years Later? *Journal of the American Dietetic Association,* 106(4) (2006): S. 559–568.

Patton, G.C., et al. Onset of Adolescent Eating Disorders: Population Based Cohort Study Over 3 Years. *British Medical Journal,* 318 (1999): S. 765–768.

Pietiläinen, K.H., et al. Does Dieting Make You Fat? A Twin Study. *International Journal of Obesity,* 36 (2012): S. 456–454.

Polivy, J. and Herman, C.P. Undieting: A Program to Help People Stop Dieting. *International Journal of Eating Disorders* 11, 3 (1992): S. 261–268.

Rodin, J. et al. Weight Cycling and Fat Distribution. *International Journal of Obesity* 14 (1990): S. 303–310.

Saarni, S.E., et al. Weight cycling of athletes and subsequent weight gain in middle-age. *International Journal of Obesity,* 30 (2006): S. 1639–1644.

Wilson, G.T. Short-Term Psychological Benefits and Adverse Effects of Weight Loss. *NIH Technology Assessment Conference: Methods for Voluntary Weight Loss and Control,* März–April 1992.

Wooley, S.C. and Garner, D.M. Obesity Treatment: The High Cost of False Hope. *Journal of the American Dietetic Association.* 91, 10 (1991): S. 1248.

Yanovski, S.Z. Are Anorectic Agents the Magic Bullet for Obesity (editorial). *Arch Family Medicine.* 2(Okt 1993): S. 1025–1027.

6. Prinzip 2: Honorieren Sie Ihren Hunger

Birch, L.L., Johnson, S.L., Andresen, G., Peters, J.C. and Schulte, M.C. The Variability of Young Children's Energy Intake. *New England Journal of Medicine* 324 (24. Jan. 1991): S. 232.

Boyle, M.A. and Zyla, G. *Personal Nutrition,* 2nd edition. S. 77, 217. St. Paul, MN: West Publishing, 1992.

[1] M. Ciampolini and R. Bianchi, »Training to estimate blood glu-

cose and to form associations with initial hunger«, Nutrition and Metabolism, vol. 3, article 42, 2006. [http://bit.ly/bXRdkD]

[2] M. Ciampolini, D. Lovell-Smith, R. Bianchi, et al., »Sustained Self-Regulation of Energy Intake: Initial Hunger Improves Insulin Sensitivity«, Journal of Nutrition and Metabolism, vol. 2010, Artikel ID 286952, 7 Seiten, 2010. doi:10.1155/2010/286952
[Free full text. http://bit.ly/9OYSsw]

[3] M. Ciampolini, D. Lovell-Smith, and M. Sifone, »Sustained self-regulation of energy intake. Loss of weight in overweight subjects. Maintenance of weight in normalweight subjects«, Nutrition and Metabolism, vol. 7, Artikel 4, 2010.

Drott, C. and Lundholm, K. Cardiac Effects of Caloric Restriction-mechanisms and Potential Hazards. *International Journal Obesity*, 16: (1992) S. 481– 486.

Franchina, J.J. and Slank, K.L. Effects of Deprivation on Salivary Flow in the Apparent Absence of Food Stimuli. *Appetite.* 10: (1988) S. 143–147.

Garner, D.M. and Garfinkel, P.E. (eds). *Handbook of Psychotherapy for Anorexia and Bulimia.* (1985) NY: Guilford, Kapitel 21.

Leibowitz, S., Brain Neuropeptide Y: An Integrator of Endocrine, Metabolic and Behavioral Processes. *Brain Research Bulletin*, Sept–Okt (1991): 27 (3–4) 33–7.

Marano, H. Chemistry and craving. *Psychology Today.* Jan/Feb (1993): S. 31.

Nicolaidis S. and Even, P. The Metabolic Signal of Hunger and Satiety, and Its Pharmacological Manipulation. *International Journal Obesity*, Dez. (16 suppl 3) (1992): S. 31–41.

Polivy, J. and Herman, C.P. Diagnosis and Treatment of Normal Eating. *Journal of Consulting and Clinical Psychology* (1987). 55(5): S. 635–644.

Polivy, J. and Herman, C.P. Dieting and Binging a Causal Analysis. *American Psychologist.* Feb. (1985): S. 193–201.

Scrimshaw, N.S. The Phenomenon of Famine. *Annual Review of Nutrition* (1987) 7: S. 1–21.

Wolf, N. *The Beauty Myth.* NY: Anchor Books (1991) S. 179–217. (Deutsch: Naomi Wolf: Der Mythos Schönheit, Rowohlt Taschenbuch Verlag, Reinbek 1993)

7. Prinzip 3: Schließen Sie Frieden mit dem Essen

Baldwin, A. L. *Theories of Child Development, Second Edition,* (1980). John Wiley & Sons, Inc.: NY, NY.

Berk, L. E. *Child Development, Third Edition* (1994). Allyn and Bacon: Boston, MA.

Benton D. The plausibility of Sugar Addiction and Its Role in Obesity and Eating Disorders. Clinical Nutrition 29 (2010) S. 288–303.

Berridge K. C. & Kringelbach M. L. Affective Neuroscience of Pleasure: Reward in Humans and Animals. Psychopharmacology (Berl). 2008 (August) 199(3): S. 457–480.

Epstein L. H. Habituation as a Determinant of Human Food Intake. *Psychol Rev. 2009* April; 116(2): S. 384–407.

Epstein L. H. Long-term Habituation to Food in Obese and Nonobese Women. *Am J Clin Nutrition.* 2011; doi: 10.3945/ajcn.110.009035.

Erikson, Erik H. *The Life Cycle Completed. A Review.* W. W. Norton and Company: NY, NY., 1982

Ernst M. M. Habituation of Responding for Food in Humans. Appetite (2002) 38, S. 224–234 doi:10.1006/appe.2001.0484.

Gearhardt An et al. Preliminary Validation of the Yale Food Addiction Scale. *Appetite* 2009 (52): S. 430–436.

Gilbert D. Stumbling on Happiness. Knopf. NY: NY, 2006, S. 130. (Daniel Gilbert: Ins Glück stolpern: Suche dein Glück nicht, dann findet es dich von selbst, Goldmann, München 2008)

Herman, C. P. and Polivy, J. Restrained Eating. In Stunkard. A. *Obesity.* Philadelphia, PA.: WB Saunders, (1980), S. 208–225.

Kristeller J. L., & Wolever RQ (2011). Mindfulness-based Eating Awareness Training for Treating Binge Eating Disorder: The Conceptual Foundation. *Eating Disorders, 19* (1), 49– 61 PMID: 21181579

Loro, A. D. and Orleans, C. S. (1981). Binge Eating in Obesity: Preliminary Findings and Guidelines for Behavioral Analysis and Treatment. *Addictive Behaviours.* 7, S. 155–166.

Miller, P.H. *Theories of Developmental Psychology.* (1993). W.H. Freeman and Company: NY, NY.

Mydans, S. 8: Bid Farewell to the Future: Musty Air, Roaches and Ants. *The New York Times.* 27. Sept. 1993: p. A1.

Ogden, J. and Wardle, J. Cognitive and Emotional Responses to Food. *International Journal of Eating Disorders.* 10(3) (1991): S. 297–311.

Personal Communication. Ennette Larson, M.S., R.D. Research dietitian for NIH, Phoneix, AZ.

Salimpoor V.N. Anatomically Distinct Dopamine Release During Anticipation and Experience of Peak Emotion to Music. *Nature Neuroscience.* Feb. (2011);14 (2): S. 257–262.

Satter, E. *How to Get Your Kid to Eat... But Not Too Much.* (1987) Bull Publishing Company: Palo Alto, CA.

Seamon, J.G. and Kenrick, D.T. *Psychology,* Second Edition (1994). Prentice Hall: Englewood Cliffs, N.J.

Smitham, L. Evaluating an Intuitive Eating Program for Binge Eating Disorder: A Benchmarking Study. University of Notre Dame, 26. November 2008.

Snoek H.M. et al. Obese and Normal-weight Women. *Am J Clin Nutr* Vol. 80, No. 4, Oktober 2004, S. 823– 831.

8. Prinzip 4: Sagen Sie der Essenspolizei den Kampf an

As the Chicken Turns. *Tufts University Diet and Nutrition Letter.* 11 (11) (1994):1.

Berne, Eric. *Games People Play.* Grove Press, Inc. New York, 1964.

Ellis, A. and Harper, R.A., *A New Guide to Rational Living.* 1975. Melvin Powers, Wilshire Book Company, 12015 Sherman Road, North Hollywood, CA, 91605.

Food Guilt. *Utne Reader.* Nov./Dez. (1993):53.

Hiser, E. Butter paroled, margarine charged. *Eating Well.* Nov./Dez.:104, 1993.

King, G. A., Herman, C. P., and Polivy, J. Food Perception in Dieters and Non- dieters. *Appetite*, 8 (1987): S. 147–158.

Seid, R. P. *Never Too Thin*. NY, NY: Prentice Hall Press, 1989.

9. Prinzip 5: Spüren Sie Ihre Sättigung

Bray, G. A. The Nutrient Balance Approach to Obesity. *Nutrition Today*. (1993). 28(3): S. 13–18.

De Castro, J. M. Weekly Rythms of Spontaneous Nutrient Intake and Meal Patterns of Humans. *Physiology & Behavior*. 50 (1991): S. 729–738.

De Castro, J. M. Physiological, Environmental, and Subjective Determinants of Food Intake in Humans: A Meal Pattern Analysis. *Physiology & Behavior*. (1988), 44: S. 651–659.

10. Prinzip 6: Entdecken Sie den Genussfaktor

Anderson, S. L. (1990). A look at the Japanese Dietary Guidelines. *Journal of the American Dietetic Association*, 90(11), S. 1527–1528.

Epstein L. H. Habituation as a determinant of human food intake. *Psychol Rev*. April 2009; 116(2): S. 384–407.

Oldham-Cooper R. E., et al. Playing a Computer Game During Lunch Affects Fullness, Memory for Lunch, and Later Snack Intake. *Am J Clin Nutr* 93: Februar (2011) S. 308– 313.

Visser, M. On having cake and eating it. *Journal of Gastronomy* 7(1): 5–17, 1993.

Wisniewski, L., Epstein, L. H., and Caggiula, A. R. (1992). Effect of Food Change on Consumption, Hedonics, and Salivation. *Physiology and Behavior*, 92(52), S. 21–26.

Yang, Q.: Gain weight by »going diet?« Artificial sweeteners and the neurobiology of suger cravings: Neuroscience 2010. *Yale J Biol Med*. 83 (2), Juni 2010, S. 101–108.

11. Prinzip 7: Bewältigen Sie Ihre Gefühle ohne den Einsatz von Essen

Arnow, B., Kenardy, J., and Agras, W. S. (1992). Binge Eating Among the Obese: A Descriptive Study. *Journal of Behavioral Medicine*, 15(2), S. 155–170.

Barnett, R. Appetite and the Meal. *The Journal of Gastronomy*. 7(1) (1993): S. 59–72.

De Castro, J. M. (1990). Social Facilitation of Duration and Size but Not Rate of the Spontaneous Meal Intake of Humans. Physiology and Behavior, 47, S. 1129–1135.

De Castro, J. M. and Brewer, E. M. (1991). The Amount Eaten in Meals by Humans Is a Power Function of the Number of People Present. *Physiology and Behavior*, 51, S. 121–125.

De Castro, J. M. (1991). Weekly Rhythms of Spontaneous Nutrient Intake and Meal Pattern of Humans. *Physiology and Behavior*. 50, S. 729–738.

Goldman, S. J., Herman, C. P., and Polivy, J. (1991). Is the Effect of a Social Model on Eating Attenuated by Hunger? *Appetite*. 17, S. 129–140.

Heatherton, T. F., Herman, C. P. and Polivy, J. (1992). Effects of Distress on Eating: The Importance of Ego-involvement. *Journal of Personality and Social Psychology*. 62(5), S. 801–803.

Herman, C. P. and Polivy, J. Fat Is a Psychological Issue. *New Scientist*. Nov. (1991): S. 41–45.

Herman, C. P. and Polivy, J. (1988). Psychological Factors in the Control of Appetite. *Current Concepts in Nutrition,* 16, S. 41–51.

Herman, C. P., Polivy, J., Lank, C. N., and Heatherton, T. F. (1987). Anxiety, Hunger and Eating Behavior. *Journal of Abnormal Psychology*, 96(3), S. 264–269.

Hill, A. J., Weaver, C. F. L., and Blundell, J. E. (1991). Food Craving, Dietary Restraint and Mood. *Appetite,* 17, S. 187–197.

Morton, C. J. Weight Loss Maintenance and Relapse Prevention. In:

Obesity and Weight Control by Reva T. Frankle and Mei-Uih Yang. 1988. Aspen Publishers, Inc., Rockville, Maryland.

Ogden, J. and Wardle, J. (1991). Cognitive and Emotional Responses to Food. *International Journal of Eating Disorders*, 10(3), S. 297–311.

Polivy, J., Herman, C.P., Hackett, R., and Kuleshnyk, I. (1986). The Effects of Self-attention and Public Attention on Eating in Restrained and Unrestrained Subjects. *Journal of Personality and Social Psychology.* 50(6), S. 1253–1260.

Weissenburger, J., Rush, A.J., Giles, D.E., and Stunkard, A.J. (1986). Weight Change in Depression. *Psychiatry Research*, 17, S. 275–283.

12. Prinzip 8: Respektieren Sie Ihren Körper

Bacon L. and Aphramor L. Weight Science: Evaluating the Evidence for a Paradigm Shift. [2011]. *Nutrition Journal*, Januar. 10:9. [Free full text]. http://bit.ly/f4CKOK.

Brownell, K. The Debate to Nowhere. Eingestellt 23. August 2006. [http://bit.ly/je8eFU; abgerufen 12. Juni 2011].

Diet Winners and Sinners of the Year. *People Weekly*. 10. Januar 1994.

Dietary Guideline Advisory Committee. *Report of* Puhl R.M. The Stigma of Obesity: A Review and Update. *Obesity* (2009) doi:10.1038/oby.2008.636.

Rudd Report. Weight Bias a Social Justice Issue Policy Brief. 2009. Yale University.

Stice E. et al. An Effectiveness Trial of a Dissonance-Based Eating Disorder Prevention Program for High-Risk Adolescents Girls *J Consult Clin Psychol.* October (2009); 77(5): S. 825–834. Free Full Text. [http://bit.ly/bw6gLV].

Succeed Foundation Body Image Survey 2011 [http://www.response-source.com/releases/rel_display.php?relid=63713&hilite=BOdy%20 image; abgerufen 6. Juni 2011]

Rodin, J. *Body Traps.* NY, NY: William Morrow, 1992.

The Dietary Guidelines Advisory Committee on the Dietary Guidelines for Americans 1990. USDA.

Wiseman, et al. Cultural Expectations of Thinness in Women: An Update. *International Journal of Eating Disorders.* 11(1) (1992): S. 85–89.

13. Prinzip 9: Bewegung – Fühlen Sie den Unterschied

American College of Sports Medicine. Position Stand: The Recommended Quantity and Quality of Exercise for Developing and Maintaining Cardiorespiaratory and Muscular Fitness in Healthy Adults. *Med Scie Sports Exer.* 22 (1990): S. 265–274.

American College of Sports Medicine. Position Stand: The Recommended Quantity and Quality of Exercise for Developing and Maintaining Cardiorespiratory and Muscular Fitness, and Flexibility in Healthy Adults. *Medicine & Science in Sports & Exercise.* 30(6): S. 975–991, Juni 1998.

American College of Sports Medicine. Press Release: Experts Release New Recommendations to Fight America's Epidemic of Physical Inactivity. 29. Juli 1993.

Calogero R. and Pedrotty-Stump K. (2007). Daily practices for Mindful Exercise. In L.

L'Abate, D. Embry, & M. Baggett (Eds.), Handbook of Low-cost Preventive Interventions for Physical and Mental Health: Theory, Research, and Practice, Springer-Verlag, S. 141–160.

Chaput J. C. Physical Activity Plays an Important Role in Body Weight Regulation, *Journal of Obesity,* vol. 2011, Article ID 360257, 11 Seiten, 2011. doi:10.1155/2011/360257.

Costill, D. L. Carbohydrates for Exercise: Dietary Demands for Optimal Performance. *International Journal of Sports Medicine,* 9:5, 1988.

Evans, B. and Rosenberg, I. *Biomarkers the 10 Determinants of Aging You Can Control.* Simon and Schuster: NY, NY. 1991.

Foreyt, J, et al. Response of Free-living Adults to Behavioral Treament of Obesity: Attrition and Compliance to Exercise. *Behavior Therapy* 24 (1993): S. 659–669.

Gandey A. Exercise Reduces Silent Brain Infarcts. *Medscape News.* 10. Juni 2011.

Gavin, J. *The Exericse Habit.* Champaign, IL: Human Kinetics, 1992.

Lemon, P. W. R and Mullin, J. P. Effect of Initial Muscle Glycogen Levels on Protein Catabolism During Exercise. *Journal Applied Physiology: Respitr. Environ. Exercise Physiol.*: 48(4) (1980): S. 624–629.

McGuire, K., & Ross, R. (2011). Incidental Physical Activity Is Positively Associated with Cardiorespiratory Fitness *Medicine & Science in Sports & Exercise* DOI: 10.1249/MSS.0b013e31821e4ff2

Miller, W. C. Exercise: Americans Don't Think It's Worth It. *Obesity & Health.* März/Apr.:29, 1994.

Pollock, M. L., et al. Effect of Age and Training on Aerobic Capacity and Body Composition of Master Athletes. *J Appl Physiol* 62 (1989): S. 725–731.

Tryon, W. W., Goldberg, J. L., and Morrison, D. F. Activity Decreases as Percentage Overweight Increases. *International Journal of Obesity.* 16 (1992): S. 591–595.

14. Prinzip 10: Erhalten Sie Ihre Gesundheit mit sanfter Ernährung

2010 Dietary Guidelines [http://www.cnpp.usda.gov/dietaryguidelines. htm; abgerufen 30. Mai 2011].

Calorie Control Commentary, 14(1):1–2, 1992.

Basdevant A. Prevalence of Binge Eating Disorder in Different Populations of French Women. *Int J Eat Disorders.* 1995;18(4): S. 309–315.

Beardsley E. In Paris, Culinary Education Starts In Day Care. NPR. 16. Februar 2009.

Callaway, W. The Marriage of Taste and Health: A Union Whose Time Has Come. *Nutrition Today.* 27(3): S. 37–42, 1992.

Calder P. The American Heart Association Advisory on n-6 Fatty Acids: Evidence Based or Biased Evidence? *British Journal of Nutrition,* 2010 /Volume 104(11): S. 1575–1576.

CDC. Helicobacter pylori. Fact Sheet for Health Care Providers, [http://www.cdc.gov/ulcer/files/hpfacts.PDF; abgerufen 29. Mai 2011].

Egolf, B., Lasker, J., Wolf, S., and Potvin, L. The Roseto Effect: A

50-year Comparison of Mortality Rates. *Am J Public Health* (1992) 82: S. 1089–1092

Evans, H.M. et al. A New Dietary Deficiency With Highly Purified Diets: The Beneficial Effect of Fat in the Diet. *Proceedings of the Society for Experimental Biology and Medicine* (1928); 25: S. 390–397.

Getz L. Orthorexia: When Eating Healthy Becomes an Unhealthy Obsession. *Today's Dietitian.* 2009 (Juni): S. 40.

Glore, S.R. et al. Soluble Fiber and Serum Lipids: A Literature Review. *Journal of the American Dietetic Association.* 94 (1994): S. 425–436.

Guyenet S. Butter, Margarine and Heart Disease. *Whole Health Source.* 27. Dezember 2008.
[http://www.webmd.com/diet/news/20080813/the-olympic-diet-of-michael-phelps; abgerufen 23. Mai 2011].

Ledoux, S. Eating Disorders Among Adolescents in an Unselected French Population. *International Journal of Eating Disorder.* 10(1) (1991): S. 81–89.

McCargar, L.J. et al. Physiological Effects of Weight Cycling in Female Lightweight Rowers. *Canadian Journal of Applied Physiology.* 18(3) (1993): S. 291–303.

McEwen B. Central Effects of Stress Hormones in Health and Disease: Understanding the Protective and Damaging Effects of Stress and Stress Mediators. *Eur J Pharmacol.* 2008 7. April; 583(2–3): S. 174–185.

National Research Council. *Recommended Dietary Allowances.* National Academy of Sciences: Washington, D.C., (1989), S. 46–49.

OECD (2010), *OECD Factbook 2010: Economic, Environmental and Social Statistics*, OECD Publishing.

Ramsden C.E. et al. Omega 6 Fatty Acid-specific and Mixed Polyunsaturate Dietary Interventions Have Different Effects on CHD Risk: A Meta-analysis of Randomised Controlled Trials. *British Journal of Nutrition*, 104 (2010), S. 1586–1600.

Rozin, P. Food and Cuisine: Education, Risk and Plea sure. *Journal of Gastronomy.* 7(1) (1993): S. 111–120.

Rozin, P. et al. Attitudes to Food and the Role of Food in the Life in the

USA, Japan, Flemish Belgium & France: Possible Implications for the Diet-Health debate. *Appetite*, 1999 (33): S. 163–180.

Rozin, P. et al. The Ecology of Eating: Smaller Portion Sizes in France Than in the United States Help Explain the French Paradox. *Psychological Science*. 2003;14(5): S. 450–454.

Rozin, P. Food Is fundamental, Fun, Frightening, and Far-reaching. *Social Research*, (1999). 66, S. 9–30.

Scrinis, G. On the Ideology of Nutritionism. *Gastronomica: The Journal Of Food And Culture*. 8, 1 (2008): S. 39–48.

Schardt, D. Phytochemicals: Plants Against Cancer. *Nutrition Action Health Letter*. 21, 3 (1994).

Schneeman, B. et al. The Regulatory Process to Revise Nutrient Labeling Relative to the Dietary Reference Intakes *Am J Clin Nutr* (2006) 83: 5 1228S– 1230S.

Stacey, M. *Consumed: Why Americans Love Hate And Fear Food*. Simon and Schuster: NY, NY 1994.

Stout, C., Morrow, J., Brandt, E.N., and Wolf, S. Unusually Low Incidence of Death From Myocardial Infarction: Study of an Italian American Community in Pennsylvania. *JAMA*. (1964); 188(10): S. 845–849.

Thompson, J.L. et al. Effects of Diet and Diet-Plus-Exercise Programs on Resting Metabolic Rate: A Meta-analysis. *Intl. J Sport Nutrition* 1996 (6): S. 41–61.

Urban, N. et al. Correlates of Maintenance of a Low-fat Diet Among Women in the Women's Health Trial. *Preventive Medicine* 21 (1992): S. 279– 291.

USDA. Human Nutrition Service. *USDA's Food Guide Pyramid*. Home and Garden bulletin, no. 249, April 1992.

USDHH. Healthy People 2000. *Nutrition Today*. 25(6): S. 29–39, 1990.

Wolf, S.K., L. Grace, J. Bruhn, and C. Stout. Roseto Revisited: Further Data on the Incidence of Myocardial Infarction in Roseto and Neighboring Pennsylvania Communities. *Trans Am Clin Climatol Assoc*. 85 (1974): S. 100–108.

15. Einen intuitiven Esser großziehen:
Kinder und Teenager

Birch L.L., Fisher J.O. and Davidson K.K. Learning to Overeat: Maternal Use of Restrictive Feeding Practices Promotes Girls' Eating in the Absence of Hunger. *American Journal of Clinical Nutrition.* (2003) 78: S. 215–220.

Carper J.L., Fisher J.O., Birch L.L. Young Girls' Emerging Dietary Restraint and Disinhibition Are Related to Parental Control in Child Feeding. *Appetite.* (2000) 35: S. 121–129.

Eneli, I.U., Crum, L.P. A, and Tylka, T.R. The Trust Model: A Different Feeding Paradigm for managing childhood obesity. *Obesity* 2008; 16: S. 2197–2204.

Field, A.E., et al. Relation Between Dieting and Weight Change Among Preadolescents and Adolescents. *Pediatrics.* (2003) 112: S. 900–906.

Los Angeles Times, 1. November 2009, p. A1.

Neumark-Sztainer D., Wall, M., Jaiones, J., Story, M., Eisenberg, M.E. Why Does Dieting Predict Weight Gain in Adolescents? Findings from Project EAT- II: A 5-year Longitudinal Study. *Journal of the American Dietetic Association.* (2007) 107: S. 448–455.

Rubenstein, T.B., McGinn, A.P., Wildman, R.P., Wylie- Rosett, J. Disordered Eating in Adulthood Is Associated with Reported Weight Loss Attempts in Childhood. *International Journal of Eating Disorders.* (2010) 43; S. 663–666.

Satter, E.M. *Child of Mine, Feeding with Love and Common Sense.* Bull Publishing Company: Boulder, CO, 2000.

Satter, E.M. *Your Child's Weight: Helping Without Harming.* Kelcy Press: Madison, WI, 2005.

Shunk, A.S., Birch, L.L. Girls at Risk for Overweight at Age 5 Are at Risk for Dietary Restraint, Disinhibited Overeating, Weight Concerns, and Greater Weight Gain from 5 to 9 Years. *Journal of the American Dietetic Association.* (2004) 104: S. 1120–1126.

Stice, E., et al. Naturalistic Weight-reduction Efforts Prospectively Predict Growth in Relative Weight and Onset of Obesity Among Female Adolescents. *Journal of Consulting Clinical Psychology.* (1999) 67: S. 967–974.

16. Der Weg zur Heilung von Essstörungen

American Psychiatric Association (APA). *Practice Guideline for the Treatment Of Patients with Eating Disorders.* 3rd ed. Washington (D.C.): American Psychiatric Association (APA); 2006.

Tribole, E. Intuitive Eating in the Treatment of Eating Disorders: The Journey of Attunement. *Perspectives.* Winter (2010): S. 11–14.

Tribole, E. Intuitive Eating: Can You Be Healthy and Eat Anything? *Eating Disorders Recovery Today,* Winter 2009.

Tribole, E. Intuitive Eating in the Treatment of Disordered Eating. *SCAN's Pulse.* Sommer 2006.

17. Wissenschaftliche Untersuchungen zu intuitivem Essen

AED Guidelines for Childhood Obesity Prevention Programs. [http://bit.ly/jypTHX; abgerufen 9. Juni 2011].

Augustus-Horvath, C.L. and Tylka, T. The Acceptance Model of Intuitive Eating: A Comparison of Women in Emerging Adulthood, Early Adulthood, and Middle Adulthood. *J Counseling Psychology* 2011 (Jan.) 58: S. 110–125.

Avalos, L.C., & Tylka, T.L. Exploring an Acceptance Model of Intuitive Eating With College Women. *Journal of Counseling Psychology.* (2006) 53, S. 486–497.

Bacon, L., et al. Size Acceptance and Intuitive Eating Improves Health for Obese, Female Chronic Dieters. *J Am Dietetic Assoc* (2005) 105: S. 929–936.

Cole, R.E. & Horace, K.T. Effectiveness of the »My Body Knows When« Intuitive eating Pilot Program. *Am J Health Behav.* (2010) 34(3): S. 286–297.

Hahn, Wiseman, Hendrickson, Phillips & Hayden et al. Intuitive Eating and College Female Athletes (im Druck).

Hawks, S. R. Intuitive Eating and the Nutrition Transition in Asia. *Asia Pac J Clin Nutr.* (2004) 13(2): S. 194–203.

Hawks, S. R. The Intuitive Eating Validation Scale: Preliminary Validation. *Am. J. Health Educ.* (2004) 35: S. 26–35.

Hawks, S. R. Relationship Between Intuitive Eating and Health Indicators Among College Women. *Am. J. Health Educ* 2005; (Nov/Dez): S. 331–336.

Heileson J. L. & R. Cole (2011). Assessing Motivation for Eating and Intuitive Eating in Military Service Members. *Journal of the American Dietetic Association,* 111 (9 Supplement), S. A26.

Kristeller, J. L., & Wolever, R. Q. (2011). Mindfulness-based Eating Awareness Training for Treating Binge Eating Disorder: The Conceptual Foundation. *Eating Disorders, 19* (1), S. 49–61 PMID: 21181579. Persönliche Kommunikation mit J. L. Kristeller, 20. Mai 2011.

Kroon Van Diest, A. M. & Tylka, T. The Caregiver Eating Messages Scale: Development and Psychometric Investigation. *Body Image 7* (2010) S. 317–326.

MacDougall, E. C. An Examination of a Culturally Relevant Model of Intuitive Eating with African American College Women. University of Akron, 2010. Dissertation 218 Seiten.

Madanat, H. N., Hawks, S. R. Validation of the Arabic Version of the Intuitive Eating Scale. *Promot Educ.* 11(3)(2004): S. 7–152.

Madden, C. E. Leong, S. L., Gray, A., and Horwath C. C. Eating in response to hunger and satiety signals is related to BMI in a nationwide sample of 1601 mid-age New Zealand women. *Public Health Nutrition,* (März 2012): S. 1–8.

Mensinger, J. Intuitive Eating: A Novel Health Promotion Strategy for Obese Women. Nov. 2009.

Smith M. H. et al. Validation of Two Intuitive Eating Scales Among Females Receiving Inpatient Eating Disorder Treatment. [Abstract 2010 ICED conference]

Smith, T. and Hawks, S. Intuitive Eating, Diet Composition, and the Meaning of Food in Healthy Weight Promotion. *Am J Health Educ* (Mai/Juni 2006): S. 130–134.

Smitham, L. Evaluating an Intuitive Eating Program for Binge Eating Disorder: A Benchmarking Study. University of Notre Dame, Dissertation. 26. November 2008.

Tylka, T. L. A Psychometric Evaluation of the Intuitive Eating Scale with College Men (im Druck).

Tylka, T. L. and Wilcox, J. A. Are Intuitive Eating and Eating Disorder Symptomatology Opposite Poles of the Same Construct? *J of Counseling Psychology* 53(2006): S. 474–485.

Tylka, T. L. Development and Psychometric Evaluation of a Measure of Intuitive Eating. *J Counseling Psychology* 53(2) (2006): S. 226.

Vergakis B. DIET: Professor Loses Weight, Keeps It Off by Eating Whatever He Wants. Associated Press. 5. Dez. 2005. [abgerufen 4. Mai 2011]

Wei, M., and Tylka, T. L. Do Perceived Body Acceptance by Others and Body Appreciation Mediate the Relationship Between Attachment and Intuitive Eating? (im Druck).

Weigenberg, M. J. Intuitive Eating Is Associated with Decreased Adiposity (2009, Abstract). [http://professional.diabetes.org/Abstracts_Display.aspx?TYP=1&CID=72812; abgerufen 13. Mai 2010].

Young, S. Promoting Healthy Eating Among College Women: Effectiveness of an Intuitive Eating Intervention. Iowa State University, 2011, 147 Seiten; Dissertation. AAT 3418683.

Register

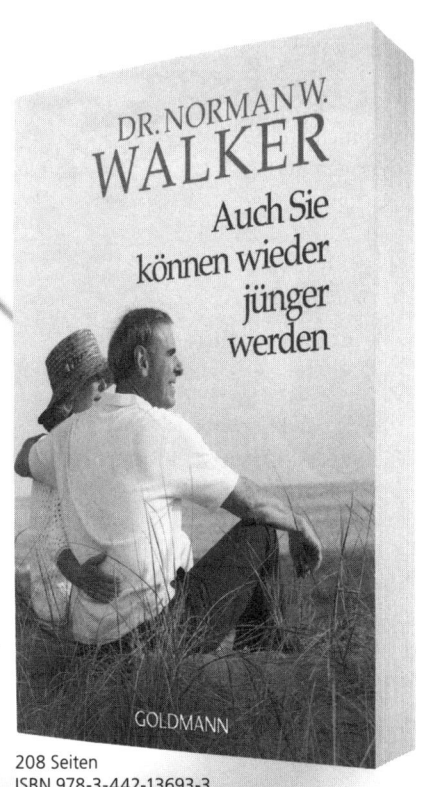

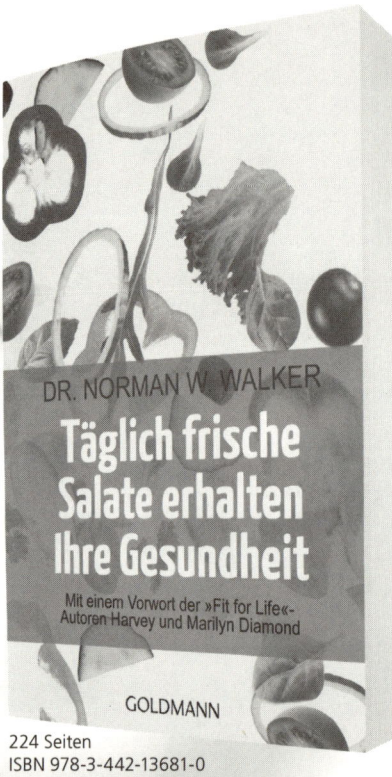
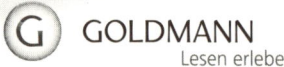